健康寿命の延伸をめざした
口腔機能への気づきと支援
ライフステージごとの機能を守り育てる

編著 向井美惠
井上美津子
安井利一
眞木吉信
深井穫博
植田耕一郎

公益財団法人ライオン歯科衛生研究所 編

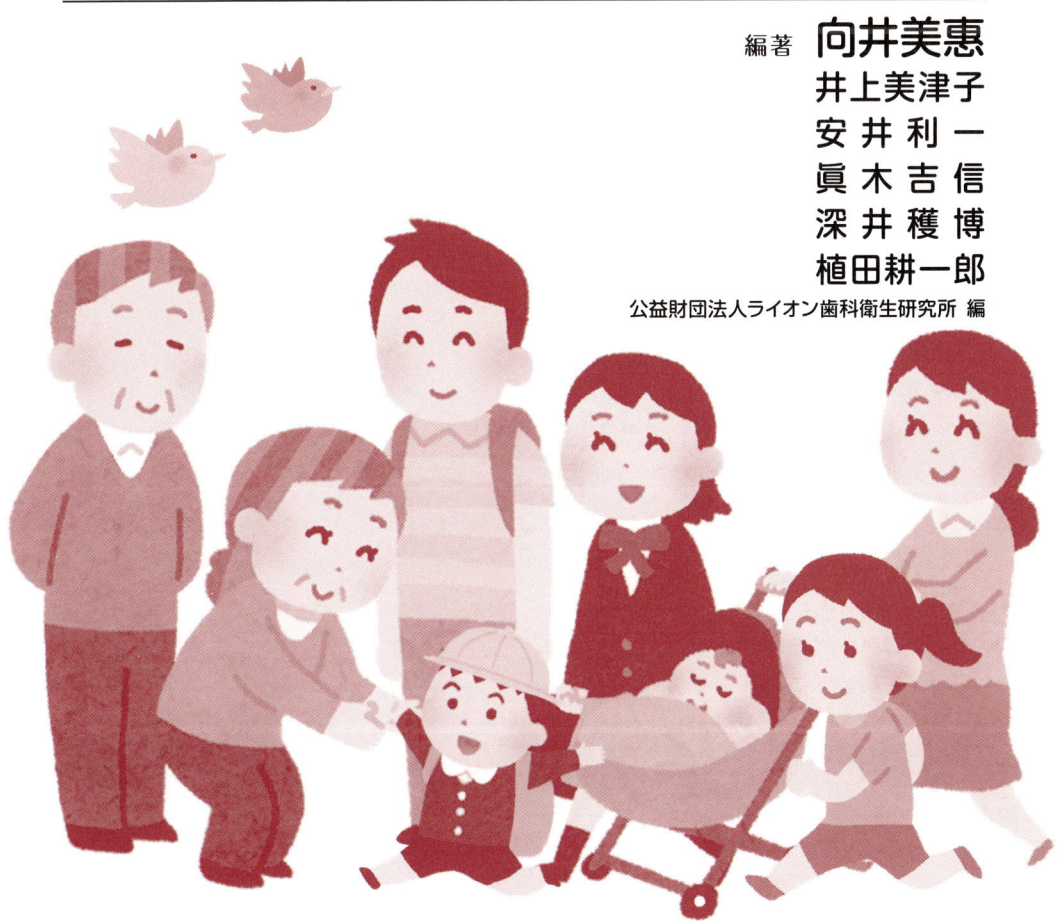

医歯薬出版株式会社

執筆者一覧（執筆順，敬称略）　　＊＊：編集代表，＊：編集委員

向井　美惠＊＊	ムカイ口腔機能研究所（千葉県浦安市），昭和大学名誉教授	
福田　雅臣	日本歯科大学生命歯学部衛生学講座 教授	
伏木　　亨	京都大学大学院農学研究科食品生物科学専攻 教授	
武井　啓一	武井歯科医院（山梨県甲府市）	
藤岡　万里	昭和大学歯学部小児成育歯科学講座 兼任講師	
井上美津子＊	昭和大学歯学部小児成育歯科学講座 教授	
板橋家頭夫	昭和大学医学部小児科学教室 教授	
吉田　弘道	専修大学人間科学部心理学科 教授	
安井　利一＊	明海大学 学長	
丸山進一郎	アリスバンビーニ小児歯科（埼玉県朝霞市）	
田中　英一	田中歯科クリニック（東京都中野区）	
武井　典子	公益財団法人 ライオン歯科衛生研究所（東京都墨田区）	
眞木　吉信＊	東京歯科大学衛生学講座 教授	
村田　光範	和洋女子大学保健室，東京女子医科大学名誉教授	
深井　穫博＊	深井歯科医院，深井保健科学研究所（埼玉県三郷市）	
安藤　雄一	国立保健医療科学院生涯健康研究部	
吉江　弘正	新潟大学大学院医歯学総合研究科摂食環境制御学講座歯周診断・再建学分野 教授	
伊藤　晴江	新潟大学大学院医歯学総合研究科摂食環境制御学講座歯周診断・再建学分野	
杉山　　勝	広島大学大学院医歯薬保健学研究院統合健康科学部門 公衆口腔保健学研究室 教授	
大野　友久	総合病院聖隷三方原病院歯科（静岡県浜松市）	
上野　尚雄	国立がん研究センター中央病院総合内科・歯科（東京都中央区）	
植田耕一郎＊	日本大学歯学部摂食機能療法学講座 教授	
北原　　稔	神奈川県厚木保健福祉事務所保健福祉部 部長	
菊谷　　武	日本歯科大学口腔リハビリテーション多摩クリニック口腔リハビリテーション科 教授	
米山　武義	米山歯科クリニック（静岡県駿東郡）	
細野　　純	細野歯科クリニック（東京都大田区）	
岸本　裕充	兵庫医科大学歯科口腔外科学講座 主任教授	

This book was originally published in Japanese
under the title of：
KENKO-JUMYO-NO ENSHIN-WO MEZASHITA KOKU-KINO HENO KIDUKI-TO SHIEN
──── RAIFU-STEJI GOTO-NO KINO-WO MAMORI SODATERU
(Supporting for the recognitions of the importance of oral functions at various stage of human life for longer healthy life expectancies)

Editor in Chief：
MUKAI, Yoshiharu
　Professor Emeritus, Showa University.
　Mukai Research Institute of Oral Function.

Ⓒ 2014 1st ed.

ISHIYAKU PUBLISHERS, INC.
　7-10, Honkomagome 1 chome, Bunkyo-ku,
　Tokyo 113-8612, Japan

序

　本書が上梓されるまでの経緯についてですが，「EBM に基づいた口腔機能を中心にしたライフサイクルに応じた歯科保健指導に関する専門職向けの書籍がほしい」，こんな話が本書の分担執筆を担当した数名で話題となっていました．そんな折に，公益財団法人ライオン歯科衛生研究所（以下，LDH．理事長；藤重貞慶氏）から，財団の設立 50 周年を記念して，歯科専門家向けの書籍を出版したいとの話があり，LDH の協力のもと，一気に実現の方向に向かいました．本書の内容については，何度かの熱い話し合いの中から，健康寿命の延伸への歯科からの対応，口腔機能の大切さへの気づき，機能を守り育てる支援方法，ライフステージを考慮した指導支援内容，などがあげられ，本書のタイトルへと結実していきました．

　わが国の現状は，平均寿命の延伸とともに人口構成が激変しており，医療・保健・福祉・教育などの環境変化には著しいものがあります．歯科領域の保健医療においても，地域で生活する住民を見守る専門的な歯科保健医療サービスが必要とされており，大きな課題となりつつあります．その中でも特に健康寿命の延伸を目指した，乳幼児から高齢者にいたる各ステージにおいて必要とされる口腔機能への専門職の対応は，その先端にあるといえます．本書が目指すのは，「生涯にわたる歯・口とその機能への支援を通して，QOL の向上に貢献する」という歯科医療の社会的使命を果たす一助になることにあります．

　本書は，歯科の保健医療領域で保健指導，口腔機能リハビリテーションを担当する歯科衛生士を読者の中心に据え，歯科医療の中心である歯科医師，そして看護師，機能療法を担当する医療職，保健師，医師などの多くの職種の皆さんに参考となるよう編集委員会において話し合い，執筆原稿の文章表現の統一，わかりやすさへのこだわり，職種間連携を視野に入れた支援の参考となりうる内容などに配慮して校正を重ね編纂しました．日常生活の中で意識することが少ない口腔機能について，気づきのポイントや，気づいたことに対する支援のポイントなどもまとめて提示し，口腔機能を守り育てる専門職としての立ち位置を明確にしています．本書を手にとっていただいた皆様には，このような編集方針をご理解いただけたら幸いです．

　本書の編集に関しては，分担執筆を兼ねた各章の分担責任者が編集委員となってそれぞれの担当領域を分担して進めてきましたが，LDH の高田康二氏，森嶋清二氏にも多大なご協力をいただきました．健康寿命の延伸を目指した口腔機能を守り育てる指導支援書として広く活用されることを願ってやみません．

2014 年 11 月

編集代表　向井美惠

健康寿命の延伸をめざした
口腔機能への気づきと支援
ライフステージごとの機能を守り育てる

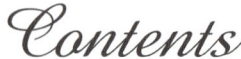

総論編：今日の歯科医療における口腔機能への支援のねらい

1 社会の変化と課題 ────────────────────── (向井美惠) 2
　🍓社会の変遷…2 ／ 🍓今後の課題…3

2 口腔機能への支援の重要性 ─────────────── (向井美惠) 4
　🍓口腔機能への支援…4 ／ 🍓口腔機能への支援の臨床…5 ／ 🍓口腔機能への支援の重要性と今後の課題…5

3 健康日本21と口腔機能への支援 ─────────── (福田雅臣) 6
　🍓口腔機能の現状…6 ／ 🍓口腔機能の維持・向上からみた健康日本21…8 ／ 🍓歯科検診のあり方を考える ～Disease Oriented から Problem Oriented へ…10

4 「美味しさ」を守り育てる ─────────────── (伏木 亨) 12
　🍓美味しさはどこにあるのか…12 ／ 🍓嗜好を育てる…15

5 食育と歯科保健 ───────────────────── (武井啓一) 16
　🍓食育と歯科保健のつながり…17 ／ 🍓味覚（五感）教育の実際…20

6 各ライフステージにおける口腔機能の変化と支援の必要性 ── (向井美惠) 23
　🍓各ライフステージにおける口腔機能への支援の実際…23

🍓*References* ─────────────────────────── 25

各論編：各ライフステージにおける口腔機能への気づきと支援

🍓 妊娠期・乳児期前半

1 妊娠期の口腔の特徴とケア ──────────────── (藤岡万里) 28
　気づきと支援の場／妊婦歯科健診，妊婦（マタニティ）教室，歯科診療室での妊婦への口腔保健指導
　🍓妊娠による変化…28 ／ 🍓妊婦の歯科健診の必要性～母子健康手帳について…29 ／ 🍓妊娠期の歯科からの支援…29

2 胎児の発育と口腔機能への支援 ──────────── (井上美津子) 30
　気づきと支援の場／妊婦歯科健診，妊婦（マタニティ）教室，歯科診療室での妊婦への歯科保健指導
　🍓胎児の歯の発育と妊娠期の栄養…30 ／ 🍓胎児の口の感覚・運動系の発達…32

3 低出生体重児の発育とその支援 ──────────── (板橋家頭夫) 33
　気づきと支援の場／NICU（新生児集中治療室），フォローアップ外来での指導
　🍓低出生体重児の発育…33 ／ 🍓低出生体重児の発育の支援…34

　Column 低出生体重児の口腔の形態特徴と支援 ──────── (向井美惠) 37

4 哺乳期（授乳期）の口腔機能への支援 ────── (井上美津子・藤岡万里) 38
　気づきと支援の場／乳児健診・乳児歯科健診，産後健診・妊産婦歯科健診，地域における子育てサークル，歯科診療室での歯科保健指導

🍓 乳児への支援…38 ／ 🍓 母親への支援…41

🍓 References ……………………………………………………………………………………… 44

🍒 乳幼児期

1 口腔機能の発達と咀嚼習慣の育成

1) 離乳期 ──────────────────────────────── (向井美惠) 46
   気づきと支援の場／家庭，保育所，乳児健診，1歳6カ月健診
   🍓 離乳期の口腔の機能発達と咀嚼習慣…46 ／ 🍓 離乳移行への口のサイン〜離乳の準備（4〜5カ月頃）…47 ／ 🍓 食べ方の発達への気づきと支援…47

2) 幼児期前半 ──────────────────────────── (向井美惠) 50
   気づきと支援の場／家庭，保育所，3歳児健診，育児サークル
   🍓 幼児期前半の口腔の機能発達と咀嚼習慣…50 ／ 🍓 食べ方の発達への気づき…52 ／ 🍓 食べ方の発達への支援…52

3) 幼児期後半 ──────────────────────────── (向井美惠) 54
   気づきと支援の場／家庭，保育所，幼稚園
   🍓 幼児期後半の口腔の機能発達と咀嚼習慣…54 ／ 🍓 食べ方の発達への気づき…55 ／ 🍓 食べ方の発達への支援…56

2 食を通じた心のケア ─────────────────────── (吉田弘道) 58
気づきと支援の場／保育所，幼稚園
🍓 食を通じて発達する心…58 ／ 🍓 食環境と子どもの心への影響，食行動の問題…60 ／ 🍓 食を通じた心のケア…61

🍓 References ……………………………………………………………………………………… 63

🐕 学齢期

1 「生きる力」をはぐくむ歯と口の健康 ──────────────── (安井利一) 66
気づきと支援の場／学校，家庭，地域
🍓 学校における歯科保健活動の意義…66 ／ 🍓 学校歯科保健活動と「生きる力」…67 ／ 🍓 学校における歯・口の健康づくりの目標と重点…67

2 幼稚園〜小学校低学年（1・2年）における口腔機能への支援 ─── (福田雅臣) 69
気づきと支援の場／学校歯科保健活動，お弁当・学校給食の時間
🍓 幼稚園〜小学校低学年の歯・口の健康づくりの課題と支援…69

3 小学校中学年（3・4年）における口腔機能への支援 ────── (丸山進一郎) 73
気づきと支援の場／学校歯科保健活動，給食指導，歯科診療室でのチェアサイド指導
🍓 小学校中学年の児童の歯科的な特徴…73 ／ 🍓 本人の気づきと支援…74 ／ 🍓 歯科専門職による支援と配慮…74 ／ 🍓 学校と家庭の場での支援…75 ／ 🍓 児童の気持ちを尊重した支援が重要…76

4 小学校高学年（5・6年）〜中学校における口腔機能への支援 ─── (田中英一) 77
気づきと支援の場／地域での啓発事業，学校での歯科保健教育，医療機関での定期健診
🍓 小学校高学年から中学校における健康支援の位置づけ…77 ／ 🍓 気づきを引き出す実践…79 ／ 🍓 食べる機能の育てと支援…79

5 学齢期の食べ方支援 ─────────────────────── (武井典子) 82
気づきと支援の場／学校歯科保健活動，歯科診療室での歯科保健指導
🍓 学齢期の食べ方支援の必要性…82 ／ 🍓 学齢期の食べ方支援の実際…83

🍓 References ……………………………………………………………………………………… 85

🌸 思春期

1　思春期の身体的特徴と口腔機能 ────────────────（眞木吉信）　*88*
　気づきと支援の場／中学校，高等学校
　🌸 思春期の一般的特徴…88 ／ 🌸 思春期の身体的特徴…88 ／ 🌸 思春期の歯科的特徴…89 ／
　🌸 思春期の口腔機能と摂食行動…89 ／ 🌸 思春期の健康と栄養…90

2　女子高校生文化にみる思春期の健康習慣と口臭 ────────（眞木吉信）　*91*
　気づきと支援の場／女子高等学校
　🌸 女子高校生文化と歯科保健の支援ポイント…92

3　口腔機能とスポーツ ────────────────（安井利一）　*95*
　気づきと支援の場／学校，家庭，地域
　🌸 スポーツと歯の外傷…95 ／ 🌸 スポーツパフォーマンスと咬合…97

4　思春期やせが健康に与える影響 ────────────（村田光範）　*98*
　気づきと支援の場／学校や職場の定期健康診断の場，歯科受診時の生活習慣に関する指導の場
　🌸 思春期とは…98 ／ 🌸 思春期やせとは…99 ／ 🌸 やせ体型の問題点…99 ／ 🌸 思春期のやせ体型がもたらすもの…101 ／ 🌸 特殊なやせ体型…103

　Column　思春期における食生活を中心とした実態調査（女子高校生対象）から ────（眞木吉信）　*104*
　◆ References ─────────────────────────────── *105*

🌳 成人期

1　成人期の口腔保健の特徴とリスク低減のための支援 ───────（深井穫博）　*108*
　気づきと支援の場／家庭，職場，（歯科）医療機関
　🌸 成人の生活習慣と口腔の特徴…108 ／ 🌸 口腔機能の低下と全身疾患のリスクとの関係を示す口腔保健情報…112 ／ 🌸 歯科医療の効果を示すエビデンスと保健指導…113

2　口腔保健支援プログラム ────────────────（深井穫博）　*115*
　気づきと支援の場／家庭，地域・職域，（歯科）医療機関
　🌸 行動変容を促すプログラム…115 ／ 🌸 標準的成人歯科健診・保健指導プログラム…117 ／
　🌸 地域と歯科医院をつなぐシステム～保健と医療のベストミックス…119

3　歯科受診行動の必要性とその支援 ────────────（安藤雄一）　*120*
　気づきと支援の場／家庭，職場，歯科診療所，医療機関（診療所・病院），地域保健活動，産業保健活動
　🌸 成人期以降の歯科受診および定期歯科受診の実態…120 ／ 🌸 定期歯科受診による歯の喪失抑制効果…122 ／ 🌸 歯科治療の中断および未受診の要因…122 ／ 🌸 定期歯科受診の啓発・支援…123

4　成人期の食行動とその支援

1）成人期の食行動の特徴 ────────────────（武井典子）　*125*
　気づきと支援の場／地域歯科保健活動，産業歯科保健活動，歯科診療室での歯科保健指導など
　🌸 成人期の食行動の特徴ならびに啓発の考え方…125 ／ 🌸 成人期の食行動とその支援…126

　Column　口腔状態と咀嚼力の関係 ─────────────────────── *127*

2）食べ方による生活習慣病（NCD）予防 ─────────────（武井典子）　*128*
　気づきと支援の場／地域歯科保健活動，産業歯科保健活動，歯科診療室での歯科保健指導など
　🌸 成人期の食べ方による生活習慣病予防の根拠を求めて…128 ／ 🌸 食べ方による生活習慣病予防の支援…130

3) 食生活とトゥースウェアおよび歯根面う蝕 ──────────────（眞木吉信）*132*
   気づきと支援の場／成人歯科健診, 産業歯科保健, 高齢者歯科健診, 高齢者施設
   ● 食生活とトゥースウェア…132 ／ ● 食生活と歯根面う蝕…133 ／ ● 酸蝕症および歯根面う蝕の予防と食生活…134

5　生活習慣病（NCD）を有する人の口腔機能への支援

1) 糖尿病と口腔 ──────────────────────（吉江弘正・伊藤晴江）*135*
   気づきと支援の場／病院, 家庭, 歯科診療所
   ● 糖尿病とは…135 ／ ● 糖尿病の症状…136 ／ ● 糖尿病と歯周病…137 ／ ● 糖尿病患者への歯科からの支援…138

2) 心疾患と口腔 ──────────────────────────（杉山　勝）*140*
   気づきと支援の場／成人・高齢者保健活動, 医科・歯科連携医療
   ● 心疾患の分類…140 ／ ● 心疾患と口腔疾患の関連…140 ／ ● 心疾患治療薬が原因となる口腔内症状…141 ／ ● 薬剤以外が原因となる口腔症状…143

3) 脳卒中と口腔 ──────────────────────────（大野友久）*145*
   気づきと支援の場／病院, 在宅, 施設
   ● 脳卒中と口腔の関連…145 ／ ● 脳卒中による直接的な口腔への影響…145 ／ ● 脳卒中患者にみられる障害とそれに対する支援…147

4) がんと口腔 ────────────────────────────（上野尚雄）*149*
   気づきと支援の場／歯科診療室
   ● 日本人とがん…149 ／ ● がん治療時に起こる口腔合併症…149 ／ ● がん患者の口腔管理…154

● *References* ─────────────────────────────── *155*

🍊 高齢期

1　高齢期における口腔機能への支援

1) 高齢者への支援の考え方

   (1) 高齢者に対する健康支援 ──────────────────（植田耕一郎）*158*
      気づきと支援の場／歯科診療室, 口腔機能訓練の評価・実施・指導
      ● 超高齢社会における歯科のあり方…158 ／ ● 平均寿命と健康寿命〜新たな健康観の構築…158 ／ ● 健康長寿のための歯科的着眼点…159 ／ ● 維持期（生活期）の摂食機能の問題…160 ／ ● 口腔機能に関する評価と訓練…162 ／ ● 通院している摂食機能障害患者への支援〜地域の歯科診療所は健康長寿のゲートキーパー…162 ／ ● かかりつけ歯科医が実施する在宅支援の方向性…163

   (2) 高齢者の口腔機能への気づきと支援 ─────────────（武井典子）*164*
      気づきと支援の場／介護予防事業における口腔機能向上サービス, 歯科診療室での歯科保健指導など
      ● 高齢期の口腔機能の維持・向上の重要性…164 ／ ● 高齢期の口腔機能の減退への気づきと支援…164

   (3) 地域支援事業としての介護予防 ───────────────（眞木吉信）*168*
      気づきと支援の場／在宅, 地域支援事業
      ● 介護保険と介護予防…168

2) 軽度の要介護者への支援の考え方

   (1) 通所施設（通所事業所）における支援 ──────────────（北原　稔）*172*
      気づきと支援の場／通所福祉施設での口腔機能向上プログラム, 介護保険給付の加算サービス
      ● 通所施設における口腔機能向上サービス…172 ／ ● 重要なのは評価と動機づけ〜参加型評価での気づき支援…174

vii

(2) 地域における支援 ―――――――――――――――――――――――――（北原　稔）*176*
　　　気づきと支援の場／地域での高齢者口腔機能向上啓発活動，介護予防ボランティア人材育成講座，地域づくり型口腔保健活動推進支援などの事業
　　　●住民主体型の口腔機能の啓発普及活動…177／●持続可能な啓発普及活動体制の構築には…179

3) 重度の要介護者への支援

　(1) 在宅歯科医療における支援 ―――――――――――――――――――――（菊谷　武）*180*
　　　気づきと支援の場／患者宅，サービス担当者会議
　　　●何を評価し，何をするのか？…180／●在宅支援における心得…181／●胃ろう患者と家族の実態…182／●在宅における食べることへの支援の実例…182

　　　Column 胃ろう患者に対する摂食嚥下リハビリテーション ――――――――――――*183*

　(2) 施設における支援 ―――――――――――――――――――――――――（米山武義）*184*
　　　気づきと支援の場／介護老人福祉施設，介護老人保健施設における日々の介護や療養の場
　　　●施設，病院における入所者の口腔管理の実態…184／●施設における口腔機能への支援…185／●施設における支援のための心得…186

　(3) エンドオブライフ期における支援 ―――――――――――――――――（細野　純）*188*
　　　気づきと支援の場／歯科診療室，地域医療機関（病院，在宅支援診療所，在宅療養支援診療所），療養の場（在宅，介護福祉施設）
　　　●看取りを前提とした在宅医療の展開とエンドオブライフ期における口腔機能への支援…188／●在宅療養のステージと終末期の軌道の理解…189／●エンドオブライフ期の患者の口腔領域の問題や苦痛，精神面への対応と臨床倫理的配慮…190

2 急性期から慢性期への連携 ―――――――――――――――――――――（岸本裕充）*191*
　　気づきと支援の場／看護師によるベッドサイドでの口腔アセスメント，栄養サポートチームや嚥下チームなど多職種によるカンファレンス
　　●急性期の患者における口腔機能の低下…191／●急性期と慢性期の病院それぞれの長所・短所を意識…193

　　Column 「急性期」と「慢性期」の用語について ――――――――――――――――*194*

3 アドバンス・ケア・プランニングと口腔機能の管理 ―――――――――（向井美惠）*195*
　　●アドバンス・ケア・プランニングとは…195／●胃ろう（腸ろう）について考える…196／●歯科医療におけるアドバンス・ケア・プランニング…196

　　Column 認知症高齢者のケアメソッド「ユマニチュード」 ――――――――――――*197*

● *References* ―――――――――――――――――――――――――――――――――*198*

Index ――――――――――――――――――――――――――――――――――――*200*

総論編

今日の歯科医療における口腔機能への支援のねらい

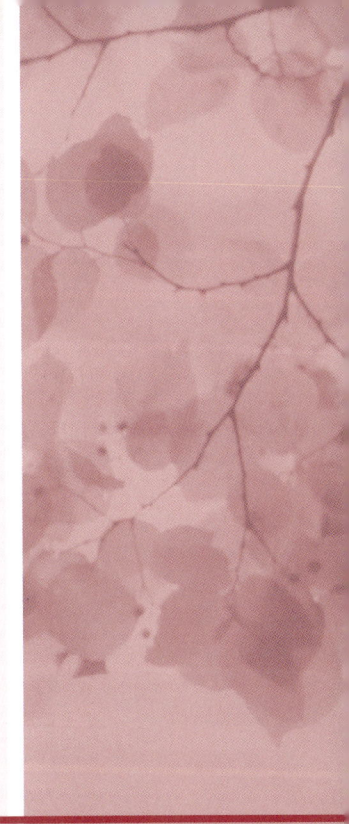

1 社会の変化と課題

Summary
地域で生活する住民を見守る歯科保健サービスは，地域の歯科医療資源や福祉資源に応じた必要とされるサービスへとこれから展開されるところである．健康寿命の延伸を目指した口腔機能への対応は，その先端にあるといえる．そして「生涯にわたる歯・口とその機能の支援を通して QOL の向上に貢献する」という歯科医療の社会的使命を果たすことが，社会環境の変化にかかわらず現在も今後もその中心課題である．

気づきのポイント　歯科医療を取り巻く社会の変化は近年著しい．歯科口腔保健を推進する法律やそれに関連した都道府県の歯科保健条例で，自分の生活する地域の条例を理解することが気づきのポイントである．

支援のポイント　生活する地域における社会の変化に応じ，保健・医療・福祉などの場で，必要とされる口腔機能の内容について他職種と連携しながら必要性を理解して支援に結びつける．

Keyword「社会変化」「口腔機能」「チーム医療」

医学の発展と国民の健康意識の向上は，少子高齢化社会の到来とあいまって，医療システムの大きな変革をもたらしている．すなわち，一方では患者を中心においたさまざまな高度医療・先端医療の提供と，他方での生活者の視点に立ったチーム医療の導入である．

このような時代背景において，歯科領域でも，歯科と産科が連携した妊娠中から母子の口腔の健康を目指すマタニティ歯科の開設や，高度歯科医療であるインプラント歯科，そしてがんなどで手術を行う患者への医科歯科連携による周術期の口腔機能管理など，先端歯科医療や連携医療において，社会の変化に応じた新たな歯科医療の対応がなされている．

社会の変遷

戦後すぐに生まれた団塊の世代が 75 歳を迎える 2025 年以後は，保健医療の受け皿が地域の在宅にならざるをえない．医療福祉に関わるいわゆる 2025 年問題である．福祉領域などとの連携による「治す医療から看取る医療へ」，「存命中の生活の質を高める医療へ」と転換がなされつつある．

このような時代背景の下で，歯科口腔保健の推進に関する施策を総合的に推進するため 2011 年 8 月に成立し実施に至った『歯科口腔保健の推進に関する法律（歯科口腔保健法）』[1]は，施策に関する基本理念，国・地方公共団体等の責務などが定められ，歯科疾患の予防や口腔の保健に関する調査研究をはじめ，国民が定期的に歯科検診を受けることなどの勧奨や，障害者・介護を必要とする高齢者が定期的に歯科検診を受けること，

または歯科医療を受けることができるようにするなどの内容であり，今後の課題である．

地域で生活する住民を見守る歯科保健サービスは，さらに地域の歯科医療資源や福祉資源に応じたこれから必要とされるサービスへと展開されるところである．地域の在宅訪問医療・歯科医療はその先端にあるといえる[2]．地域歯科診療機関が多い歯科領域は，歯・口腔の保健医療を通して地域の多職種が連携した保健医療サービスの核となる分野とも位置づけられる．

今後の課題

これからの歯科の課題は，医療・保健・福祉などの多職種と積極的に連携チームを構成して，生活そのものを支援する医療を目指すことであろう．厚生労働省のチーム医療の報告書[3]における医科歯科連携の記載には，「患者中心の質の高いチーム医療を推進していくためには，従来の医科と歯科の専門性に固執するのではなく，お互いの専門性を隔てる壁を薄く，垣根を低くする等，お互いの理解を深めるための努力が必要である．また，医科・歯科連携に際しては，お互いの専門性を尊重するとともに，お互いの専門性をふまえた連携を行う必要がある．」とあり，さらに，「口腔ケアは歯科的口腔管理の基本であり，誤嚥性肺炎等の予防に寄与し，医療・介護の現場で歯科医師・歯科衛生士をチームの一員として，医科と歯科の専門的な視点を合わせることにより，高齢患者において特に重要な合併症の予防が期待される．」と続いている．

本冊子の主題である口腔の健康管理による口腔機能の評価支援や口腔ケアの家族指導は，特別な配慮を要さない幼児，児童・生徒，成人・高齢者のみならず，生活者としての障害者や要介護高齢者の豊かな生活のための支援には不可欠である．さらに福祉領域の職種と協働することによって効率的・効果的な支援が可能となる．

このような支援においては，医療・介護スタッフの連携は専門の垣根を越えて協働することによってその成果が期待できる．異なった専門領域のお互いの一部の業務が重なり合うような「のりしろ」をもつことによって協働に厚みが増す．このようなチーム形態は相互乗り入れ型の超職種型のチームとよばれている．今後必須とされる超職種型のチーム形態を地域で作ることができるか，チームへの参加がスムーズに進められるかが，歯科領域にとっても大きな課題である．

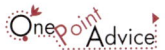

少子高齢化によって不安定な人口ピラミッドが続く現状において，歯科医療を取り巻く環境の変化も著しい．このような社会の変化に対応すべく健康寿命の延伸を目指した歯科保健医療サービスには，ライフステージごとの健全な口腔機能を守り育てる気づきと支援が，大きな課題となろう．

2 口腔機能への支援の重要性

Summary

摂食・咀嚼・嚥下，言語などの口腔機能は生涯にわたって日常生活の QOL 向上に直結した重要な機能である．これらの口腔機能を健全に営むためには，機能の発達から衰退まで，疾病の有無にかかわらず常に，歯科保健医療面からの支援が不可欠である．

またこれらの機能は，人が生きるための基本機能であることから，歯科領域にとどまらず他領域の多職種間の連携による支援が重要である．

気づきのポイント 口腔機能は，人が随意的に生きるための基本機能であり，多様な機能は日常生活に直轄することを理解することによって，機能障害の回復や機能管理に果たす歯科領域の役割に気づくことができる．

支援のポイント 口腔機能の多様性を考慮して，口腔の器質的な健康の維持回復を基盤にして，摂食・咀嚼・嚥下，言語などの口腔機能に対して発達から衰退までの機能程度に適応する支援がポイントである．

Keyword 「機能支援」「口腔機能管理」

歯・口腔は，疾病の有無にかかわらず，日常生活において摂食・咀嚼・嚥下，呼吸，言語，表情表出などの機能を営んでいる．このような多様な機能を営む口腔の健康の維持増進のための支援は，専門領域である歯科が担うのは当然であるが，疾患や障害，加齢などの影響を強く受ける機能であることから，専門的な多職種間の密な連携による機能管理が重要である[3]．

口腔機能への支援

本書における口腔の機能支援とは，前述したような口腔機能の多様性を考慮して，口腔の器質的な健康の維持回復を基盤にして，摂食・咀嚼・嚥下，言語などの口腔機能における発達から衰退までの生涯にわたる歯科保健医療面からの支援と位置づけている．

また，疾病への対応としては，急性期医療から終末期の在宅訪問医療に至るすべての疾病のステージにおいて，このような位置づけからの口腔機能の支援プランを作成して実施することによって，呼吸器感染症の予防などを含めた口腔で営まれる機能の維持のための機能支援とも位置づけている．

わが国では，肺炎の多くが嚥下性肺炎であるとの報告（東北大学・佐々木英忠ら）[4,5]から，高齢者の口腔衛生が重要視されるようになった．学際的な学会である日本摂食嚥下リハビリテーション学会が1995年に設立され，また1999年には，専門的口腔ケアによって要介護高齢者の発熱・肺炎発症が抑制できることの報告（米山武義ら）[6,7]から，高齢者の全身疾患（呼吸器感染症）予防のための器質的口腔ケアが注目されるようになっ

た．そして，脳卒中患者などへの肺炎予防の口腔ケアをはじめ，摂食・嚥下リハビリテーションとして摂食機能療法が導入され，口腔機能の支援という概念が普及することとなった．

口腔機能への支援の臨床

　　口腔を機能面からとらえ，機能獲得や機能回復を支援する医療は，それまでなされていた食事指導などと比較して，客観的な機能診断・評価と診断に基づいたリハビリテーション医療が実施されるようになり，その結果として医療保険に1994年に摂食機能療法として収載されることとなった．

　　摂食・嚥下リハビリテーションのうち，特に嚥下については，嚥下障害とそれに起因する誤嚥性肺炎との関連が解明されるに従い口腔のケアの重要性が着目され，機能と器質を合わせた口腔機能管理の重要性が認知され，その実践が急激に普遍化した．

　　また，口腔の機能面での広がりは，生活者の命を支える食と栄養に対する保健・医療サービスの1つとも位置づけられ，医科歯科連携のチーム医療の場において，栄養サポートチーム（NST）などにより，生活を支える具体的な口腔機能支援が実施されている．さらに，周術期の口腔機能管理の重要性が理解され，がんや心疾患などの患者に対する術前からの口腔機能管理によって，術後の感染症などのリスクを減らし，術後の回復を促進し，その後の口腔機能管理により日常生活におけるQOLの向上に大きく寄与している．

口腔機能への支援の重要性と今後の課題

　　国民の食と栄養の確立には，栄養摂取の入口である口腔の保健医療と摂食機能が重要な柱であり，特に摂食機能は，日常の食生活を通じてQOLの根幹をなすものである．摂食の場である口腔の健康の維持回復による全身の疾病の予防や摂食・咀嚼・嚥下などの機能面の健康維持や回復には，歯科医療従事者のみならず，看護師，言語聴覚士，栄養士などの医療関係職と介護などの福祉関連職などとの密接な連携が必要である．

　　今日，日常の食物摂取に特別な配慮を必要とし，医療と福祉の連携を必要としている高齢者と障害者について，摂食機能障害の回復や機能維持に対する職種対応の実態を把握することが求められている．

　　現状では，個々の摂食・嚥下機能の障害程度に合わない物性の食物を摂取することなどによる誤嚥や窒息，その結果としての誤嚥性肺炎，低栄養，脱水，窒息死などが引き起こされている．また，逆に胃ろうや経鼻経管による栄養摂取方法も多くなされている．こうした口を使わない栄養摂取方法は，本人の食べる意欲を損なうばかりか，生きる意欲にまで大きく影響している．このようなQOLに直結する経口摂取に対する過剰な制限の見直しも課題となっている．

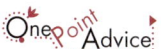
　　摂食・咀嚼・嚥下，言語などの口腔機能に対して機能評価を行う際には，必ず口腔内の器質面の評価を行うことが不可欠であり，両面から支援プログラムを立て，実施することが必要である．

3 健康日本21と口腔機能への支援

Summary

健康日本21（第2次）の「歯の健康」の1番目の目標は「口腔機能の維持・向上（60歳代における咀嚼良好者の割合の増加）」である．この目標を達成するために，乳幼児期から老年期までの生涯にわたったさまざまなう蝕予防，歯周病予防の取り組みを行い，発生を抑制し，歯の喪失防止を目指している．健康日本21（第2次）「歯の健康」は口腔機能の維持・向上を支援する施策としてとらえることができる．

気づきのポイント　「口腔機能の維持・向上」，「健全な口腔保健の確立」が，健康日本21（第2次）の基本的な方向である健康寿命の延伸，健康格差の縮小，生活習慣病予防，生活の質の向上の実現につながることに気づくことがポイントである．

支援のポイント　「健全な口腔保健の確立」のためには，各ライフステージにおける歯・口腔の健康の保持・増進対策が重要であり，その基盤行動として，定期的な歯科検診受診ができる環境整備をしていく支援が重要となってくる．

Keyword　「健康日本21（第1次・第2次）」「歯・口の健康」「口腔機能の維持・向上」「問題志向型歯科検診」

"維持・向上"と"保持・増進"について

「維持・向上」と「保持・増進」という表現については，特に施策によって異なるわけではなく，慣習的に使い分けられており，本項においても両方を使用している（健康日本21〈第2次〉通達文中には，機能に関しては「口腔機能の維持・向上」など「維持・向上」という文言が使用され，健康については「健康の増進」「健康を増進」などと表現されている）．

歯・口の機能，働きは多様である．まずあげられるのが，咀嚼・嚥下，さらに味わうという「食べること」に関わる機能であろう．さらに，話す・歌うといった発音や発声により「コミュニケーション」をとるための機能，美しさや健やかさ，さらに笑顔に欠かせない要素など「表情」を豊かにする機能，力を入れる・くいしばる・バランスをとるなど「運動」に関連する機能などがあげられる．

これらの機能は，私たちが社会生活を送っていくうえで欠かすことのできないものであり，1つでも欠くと，生活の質に大きな影響を与えることにもなってしまう．したがって，これらの機能を育み，維持・向上＊を支援していくことが歯科保健の大きな役割であることは言うまでもない．ここでは，健康の保持・増進＊にも大きく関わる咀嚼を中心とした口腔機能の維持・向上のための支援対策として，どのような活動が展開されているかを考えてみたい．

口腔機能の現状

咀嚼機能を維持していくためには，生涯にわたって健康な歯を保持していくことが重要であることはいうまでもない．現在，わが国では，8020運動が展開されており，その効果として各年齢で20本以上の歯を有する者の割合は，各世代で向上していることが報告されている．平成23〈2011〉年歯科疾患実態調査によれば，80歳で20本以上の現在歯をもつ者の割合は38.3％（推定値）となっている．

では，かむ，味わう，飲み込むなどの口腔機能についてはどうであろうか．平成23

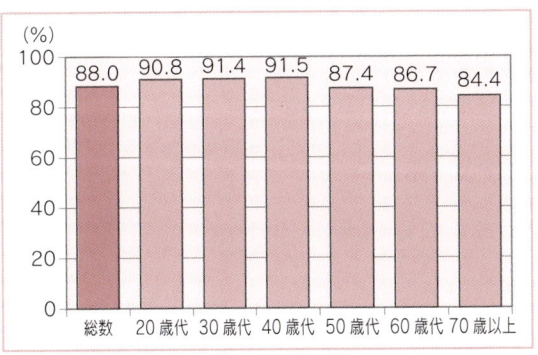

図1 年齢階級別「何でもかんで食べることのできる者」の割合〔平成23年国民健康・栄養調査報告より〕

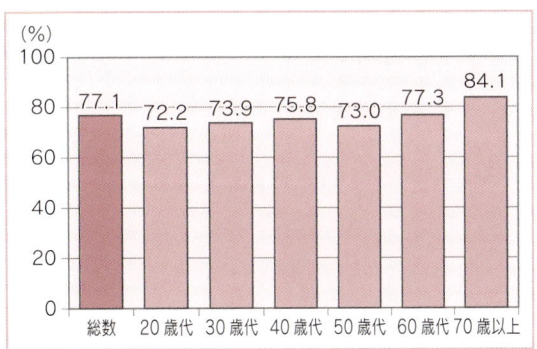

図2 年齢階級別「よくかんで味わって食べることのできる者」の割合〔平成23年国民健康・栄養調査報告より〕

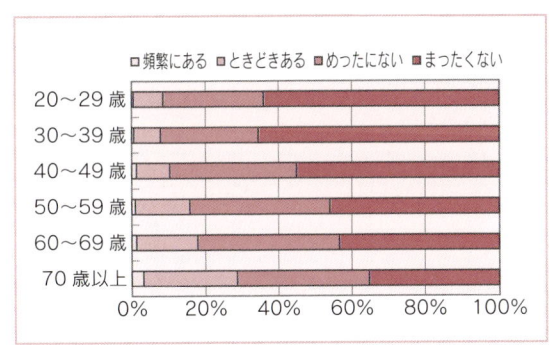

図3 年齢階級別「食べ物や飲み物が飲みにくく感じたり，食事中にむせたりすることがある者」の割合〔平成22年国民健康・栄養調査値より作図〕

年国民健康・栄養調査によれば，図1に示すように「何でもかんで食べることのできる者」は，総数で88.0%であり，20歳代から40歳代では90%以上を示している．50歳代以降，低下傾向にあるものの，70歳以上でも84.4%と高い割合を維持している[8]．

また，同調査による「よくかんで味わって食べることのできる者」の割合を図2に示す．総数で77.1%であり，20歳代から60歳代は70%台で推移していたのに対して，70歳以上では84.1%と年齢階級別での最高値を示している．すなわち，高齢になっても，よくかんで，味わうという「食を楽しむ」という行動をとっていることがわかる．

さらに，よくかんで，味わった食べ物を飲み込むという機能はどうであろうか．図3に，年齢階級別「食べ物や飲み物が飲みにくく感じたり，食事中にむせたりすることのある者」の割合を示した．「まったくない」と「めったにない」者の割合は，年齢とともに低下するものの，70歳以上でも70%以上であった．その反面，「ときどきある」「頻繁にある」は，20歳代から40歳代まで10%前後で，50歳代，60歳代では20以下で推移していたが，70歳代以上では30%近くまで増加していることがわかる．

生涯にわたって食を楽しむことはQOLの維持・向上のための重要な要素である．食を楽しむためには，「よくかむ・かめる」という咀嚼機能の維持・向上と，咀嚼によって生み出される，味わう，食感を楽しむなどのさまざまな効果を作りだすとともに，その後に続く嚥下機能を維持・向上していくことが重要になる．そのためには，単に健全な歯を保持するだけでなく，咀嚼機能，嚥下機能の低下を生じる疾病の予防を含めた健康の保持・増進対策が必要になってくることは論を待たない．

口腔機能の維持・向上からみた健康日本21

　第3次国民健康づくり対策である健康日本21（第1次）は，国民の健康づくりを総合的に推進という基本理念をもって2000年にスタートした．この健康施策の基本理念は，すべての国民が健康で明るく元気に生活できる社会を実現することであり，早世の予防，健康寿命の延伸を目指すものであった．そして2012年からは健康日本21（第1次）を受け，健康日本21（第2次）がスタートした．

　ここでは，口腔機能の維持・向上と，わが国の健康施策の中核となっている健康日本21との関わりについて見ていきたい．

1）健康日本21（第1次）と口腔機能の支援への関わり

　健康日本21（第1次）において「歯の健康」が各論の中に位置づけられた．その基本方針では，高齢者になっても歯の喪失が10歯以下であれば食生活に大きな支障を生じないという研究結果に基づいて，生涯にわたり自分の歯を20歯以上保つことによって，健全な咀嚼能力を維持できるということから，8020の実現に向けた10年間の具体的な目標を提示した旨が述べられている[9]．

　この目標としては，歯の喪失防止の目標値が示されるとともに，歯の喪失原因の9割を占めるう蝕と歯周病に対して，各ライフステージに応じた適切な予防の推進，すなわち，幼児期と学齢期のう蝕予防，成人期の歯周病予防についての行動目標が設定された．その結果，健康日本21（第1次）の最終報告では，「歯の健康」で設定された13項目の目標値に対する評価は，A：「目標値に達した」が5項目，B：「目標値に達していないが改善傾向にある」が7項目と，好評価を得ることができた．目標の1つであった「80歳で20本以上，60歳で24本以上の自分の歯を有する人の増加」は，80歳で11.5％→26.8％，64歳で44.1％→56.2％と，両年齢ともに増加し，最終評価はAであった．

　このように，健康日本21（第1次）の目標設定では，喪失歯に対する目標値，う蝕および歯周病の抑制に対する目標値，さらに，う蝕予防，歯周病予防のための行動目標が示されていた．しかし，これら目標を達成することが「歯の健康」の最終目的ではない．「歯の健康」の目的は，基本方針に示されている「健全な咀嚼能力を維持」を達成することである．そのために，乳幼児期から老年期まで，生涯にわたってのさまざまなう蝕予防，歯周病予防のための取り組みを行い，う蝕，歯周病の発生を抑制することによって，歯の喪失防止を実現することを目指しているということになる．

　すなわち，健康日本21（第1次）「歯の健康」に示された目標値は，口腔機能を維持・向上していくための方略であり，まさにその支援としてとらえることができる．さらに，「健全な咀嚼能力を維持」が，基本理念に示されている"早世の防止"，"健康寿命の延伸"に寄与することが最終的な目的であることはいうまでもない．

2）健康日本21（第2次）における「歯の健康」の目指すもの

　健康日本21（第1次）に引き続き，2012年7月に健康日本21（第2次）が公表された．健康日本21（第2次）では，国民の健康の増進の推進に関する基本的な方向として，
　①健康寿命の延伸と健康格差の縮小

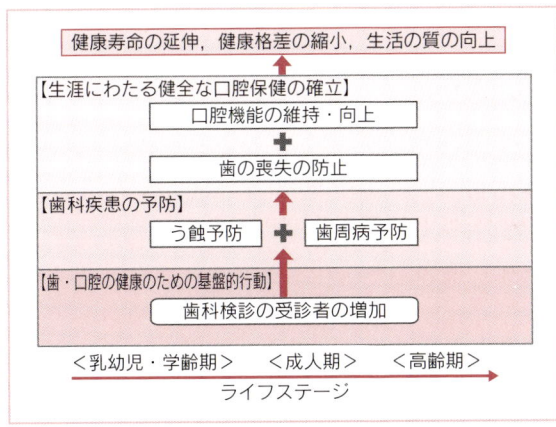

図4 健康日本21（第2次）における「歯・口腔の健康」の目標値の考え方

表1　健康日本21（第2次）における「歯・口腔の健康」の目標値

項目	現状	目標
① 口腔機能の維持・向上（60歳代における咀嚼良好者の割合の増加）	73.4%（平成21年）	80%（平成34年度）
② 歯の喪失防止		
ア）80歳代で20歯以上の自分の歯を有する者の割合の増加	25.0%（平成17年）	50%（平成34年度）
イ）60歳で24歯以上の自分の歯を有する者の割合の増加	60.2%（平成17年）	70%（平成34年度）
ウ）40歳で喪失歯のない者の割合の増加	54.1%（平成17年）	75%（平成34年度）
③ 歯周病を有する者の割合の減少		
ア）20歳代における歯肉に炎症所見を有する者の割合の減少	31.7%（平成21年）	25%（平成34年度）
イ）40歳代における進行した歯周炎を有する者の割合の減少	37.3%（平成17年）	25%（平成34年度）
ウ）60歳代における進行した歯周炎を有する者の割合の減少	54.7%（平成17年）	45%（平成34年度）
④ 乳幼児・学齢期のう蝕のない者の増加		
ア）3歳児でう蝕がない者の割合が80%以上である都道府県の増加	6都道府県（平成21年）	23都道府県（平成34年度）
イ）12歳児の一人平均う歯が1.0歯未満である都道府県の増加	7都道府県（平成23年）	24都道府県（平成34年度）
⑤ 過去1年間に歯科検診を受診した者の割合の増加	34.1%（平成21年）	65%（平成34年度）

　②生活習慣病（NCD）の発症予防と重症化予防の徹底
　③社会生活を営むために必要な機能の維持および向上
　④健康を支え，守るための社会環境の整備
　⑤栄養・食生活，身体活動・運動，休養，飲酒，喫煙および歯・口腔の健康に関する生活習慣および社会環境の改善

が掲げられた．特に⑤については，①～④までの基本的な方向性を実現するためには，⑤に示された生活習慣の改善が重要であることが述べられ，乳幼児期から高齢期までのライフステージや性差，社会経済的状況などの違いに着目し，こうした違いに基づき区分された対象集団ごとの特性やニーズ，健康課題などの十分な把握を行うこととしている[10]．

　歯・口腔の健康については「歯・口腔の健康は摂食と構音を良好に保つために重要であり，生活の質の向上にも大きく寄与する．目標は，健全な口腔機能を生涯にわたり維持することができるよう，疾病予防の観点から，歯周病予防，う蝕予防及び歯の喪失防止に加え，口腔機能の維持及び向上等について設定する．当該目標の達成に向けて，国は，歯科口腔保健に関する知識等の普及啓発や『8020運動』の更なる推進等に取り組む」

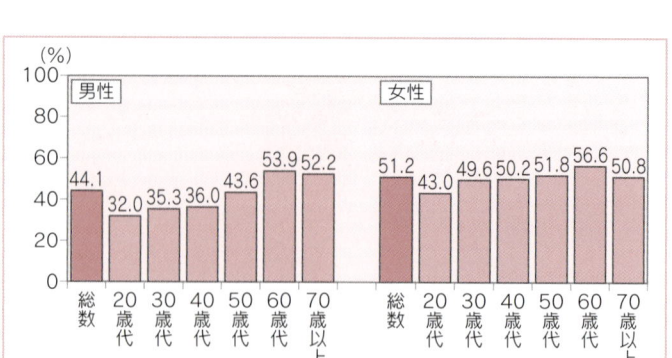

図5 男女別・階級別「過去1年間に歯科検診を受けた者」の割合
〔平成23年国民健康・栄養調査報告より〕

と示され，生涯にわたっての摂食や構音という口腔機能の維持・向上が目標であることが述べられている．

図4に健康日本21（第2次）における「歯・口の健康」の目標設定の考え方，表1に「歯・口の健康」の目標項目とその現状値と目標値を示す．ここで注目すべきは，健康日本21（第1次）では具体的な目標値として示されていなかった口腔機能に関する目標値「口腔機能の維持・向上（60歳代における咀嚼良好者の割合の増加）」が示されたことである．

図4に示すように，乳幼児期から高齢期までの各ライフステージでの歯・口腔の健康の保持・増進対策が重要であり，生涯を通じての対策が前提にあることはいうまでもない．そのうえで，歯・口腔の健康のための基盤行動として，歯科検診の受診者の増加の目標値が設定され，受診者増加という効果が，う蝕予防，歯周病予防につながり，歯の喪失防止，すなわち8020を実現させ，その結果として，生涯にわたっての健全な口腔保健の確立，具体的には「口腔機能の維持・向上」を達成することを目指したものである．さらに，「健全な口腔保健の確立」の達成が，健康寿命の延伸，健康格差の縮小，生活の質の向上につながることが最終到達点ということになる．このことからも，われわれの生活の中における口腔機能の維持・向上の重要性が理解できる[11]．

歯科検診のあり方を考える ～Disease Oriented から Problem Oriented へ

健康日本21（第2次）では，歯・口腔の健康のための基盤的行動として「歯科検診の受診者の増加」が示されている（図5）．口腔機能の維持・向上の基盤として歯科検診が位置づけられていることになる．そして目標値として「過去1年間に歯科検診を受診した割合の増加（現状34.1％→目標65％）」が掲げられている．

現行の歯科健康診査（健康診断），歯科検診制度はどのようになっているのであろうか．小児期および学齢期においては，1歳6カ月児および3歳児歯科健康診査が母子保健法に基づき実施され，学校保健分野では就学時健康診断，定期学校健康診断（歯科）が学校保健安全法に基づいて高等学校までの期間で実施されている．しかしその後20年以上，健康増進法による歯周疾患検診が開始される40歳までの間は公的な歯科検診制度

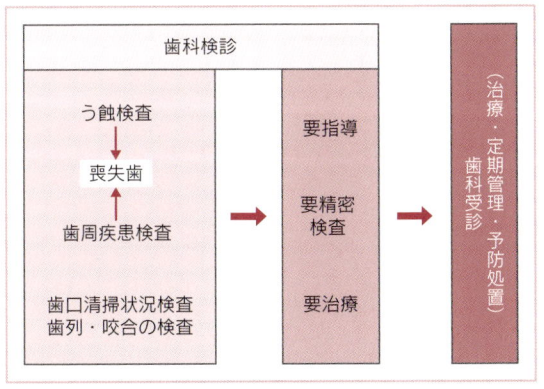

図6　従来型の歯科検診の概念図

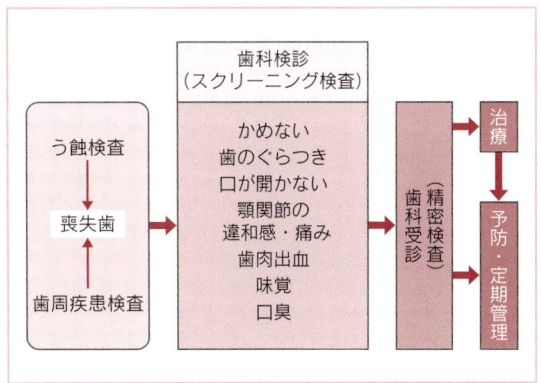

図7　今後の歯科検診のあり方の概念図（一例）

はない．歯周疾患検診は40歳，50歳，60歳，70歳と10年という長い間隔での実施となっている．したがって，成人期以降では，目標値に示されている「過去1年間に歯科検診を受診した者の割合の増加」を達成するには，個人個人での受診行動に委ねられることになる．しかし，過去1年間に歯科検診を受けた者割合は，年齢とともに増加傾向にあるものの，総数では男性が44.1％，女性が51.2％と高い受診率とはいいがたい（図5）．

　成人期の歯科検診内容についても考えてみたい．現在市町村で実施されている従来型の歯周疾患検診は，図6に示すように，う蝕・歯周疾患状況と喪失歯の検査および歯口清掃状況や歯列・咬合などを検査し，その結果に基づいて"要指導""要精密検査""要治療"などの判定を行い，歯科受診へつなげるという内容である．いわゆる疾病指向型（Disease Oriented）の歯科検診であり，口腔機能を検査・評価する項目は含まれていない．

　もう一方で，図7に示すような歯科検診も考えられる．う蝕や歯周疾患および歯の喪失などを検査するのではなく，歯科検診では，う蝕や歯周疾患および歯の喪失などの疾病の結果として生じたと考えられる"かめない""歯がぐらつく""口臭"などの歯・口腔の問題点や機能の良否を検査し，これらの症状が検出された場合，歯科受診し精密検査や治療を受けるという，スクリーニング検査機能を有した問題指向型（Problem Oriented）の歯科検診である．

　健康日本21（第2次）「歯・口腔の健康」では「口腔機能の維持・向上」を第一番目に揚げていることから，その基盤行動となる歯科検診受診において，口腔機能を検査し，国民（受診者）に気づきを与えることは，目標達成の有効な方略になると考えられる．今後，Problem Oriented の歯科検診法の開発が望まれるところである．さらに，「歯・口腔の健康」の達成だけでなく，達成した結果として，口腔機能の維持・向上を損なう全身疾病の発生予防対策の一助になることにも期待したい．

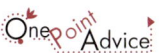

健康日本21（第2次）「歯・口腔の健康」では「口腔機能の維持・向上」を第一にあげており，その基盤行動となる歯科検診受診に口腔機能を検査し，国民に気づきを与えることが，有効な方略になると考えられる．

4 「美味しさ」を守り育てる

Summary
　美味しさは生活の質（QOL）を高めることに深く関与しており，制限のある条件のもとで，最大の喜びを与えることが食の使命である．口腔機能の維持においても，持続する甘味のような美味しさの喜びと，歯の健康維持はしばしば相反するが，美味しさを自在に操作することができれば，生活の質に関わる多くの問題が解決するはずである．少なくとも複雑にみえる美味しさの要素が明らかになれば，食の改善の大きな手がかりになる．

気づきのポイント　嗜好は遺伝しない．後天的であるので幼児期からの教育が必要である．嗜好の主役は風味（口から鼻に抜ける匂い〈香り〉）である．日本食の美味しさを会得するためには，特に出汁の風味や，魚，味噌やしょうゆ，野菜の煮ものなどの風味が重要であるが，幼児期に経験させることで教育が可能である．

支援のポイント　離乳期後から積極的に日本の伝統的な風味を子どもに与えることで，親と同じ嗜好をもった子どもが育つ．親は子どもと一緒に美味しそうに食べることで，子どもの安心感を引き出すことができる．

Keyword　「美味しさの構造」「生理的」「情報」「やみつき」「食習慣」「幼少期」

美味しさはどこにあるのか

　目の前に1皿の料理があるとする．自分が「美味しい」と思っても，まったく同じものを食べた隣の人が「美味しくない」という場合もある．美味しさが食品や料理の完全な属性だと考えると説明がつかない．むしろ，美味しさはそれを食べる人間の脳の中にあると考えるほうが自然であろう．

　美味しさは料理とそれを食べる人間の関係の中だけに出現するバーチャルで脆弱な感覚であると思われる．人が変われば美味しさは変わる．美味しさの研究は，食品や料理の成分の研究だけではなくて，それを食べている人間の脳との関係の研究といえる．

――じっくりと分析的に味わって感じる美味しさと，食べてすぐにわかる美味しさがある

　美味しさにかかわる用語は食品ごとにおびただしく存在する．味わいを表現する専門家の用語は主なものだけでも数千をはるかに超えるであろう．

　人間は，口に入れてから「美味しい！」と結論するまでの一瞬にいくつのことを判断しているのか．数千とはとても思えない．せいぜい数個でざっくりした結論を導いているはずである．この「ざっくりした美味しさ」の素早い判断は，数個の要素で説明できるのではないかと想像できる．

――「すぐにわかる美味しさ」の要素を4つに絞る

「美味しさ」の語を表題に含む過去の学術論文は無数にある．タイトルをながめると，おぼろげながら以下のような4つくらいのカテゴリーに分類できる．

> 1) 動物としての生理状態に影響されるというもの
> 2) 砂糖や油脂には常習性があるという報酬行動が後押しする美味しさ
> 3) 食べ慣れたものや幼い頃に体験した味わいは大人の嗜好に影響を与える
> 4) デザインや栄養機能表示，安全性やブランド品の魅力，あるいはCMの効果など，多様な情報の影響：情報の美味しさ

1)～4)のそれぞれは，恒常性維持，報酬行動，食体験の記憶，高次の脳の判断，と科学的にも説明が可能であり，主に対応する脳の部位とも対比ができそうである．4つの要素の統合というのは荒唐無稽ではない．

1) 生理的欲求に叶う食物は美味しい

生理的な欲求は動物に共通する基本的な美味しさ．

生理的な欠乏を補うものはすべて美味しい．空腹でスーパーに立ち寄ると，食料を買いすぎる傾向があり，反対に，満腹では脳の視床下部は買い物行動に積極的ではない．過食が習慣になった肥満や糖尿病などの病態，あるいは飢餓では生理的エネルギー欲求が顕著に現れることも多い．生理的な美味しさには抗えない強さがある．

近年の健康意識の高まりが，甘すぎる食を遠ざけている．しかし生理的な欲求である甘味嗜好は容易には消えない．むしろ，糖やカロリーを厳しく制限するほど，人間は甘味を欲求する．カロリーのない人工甘味料がこの間の折り合いをつけることには限界がある．甘味欲求はカロリー欲求だからである．

2) やみつきになる油脂と糖

有無を言わせない快楽の食材もある．

前項の生理的な美味しさは生きるために必須の美味しさであるが，やみつきの美味しさは，快楽を求める美味しさであると区別できる．実験動物のマウスは栄養素が完全に含まれている固形飼料を食べすぎることはないが，油脂や砂糖水を同時に与えると食べ過ぎて肥満する．抑制が効かないのは，美味しさを快楽ととらえているからである．

現代の食卓を飾るやみつき食は快楽の食であり，ストップが効きにくい．やみつきになる食材の代表として，高濃度の油脂，砂糖，うま味の利いた出汁などがある[12]．いわゆるB級グルメはその典型であろう．一定の量の快楽はヒトには必要である．やみつき食に限らず視覚や嗅覚情報など，快の種類は多いので，油脂や糖以外に快を求める余地は残されている．

3) 食文化は匂いの美味しさである

食べ慣れたものはおいしいが，食べ慣れないものには違和感がある．

3つ目の美味しさは食の文化としての美味しさである．
たとえば，京都や滋賀，大阪など日本の一部では卵焼きには砂糖は入れない．関東人

には信じられないだろうが，子どもの頃から甘くない卵焼きを食べ続けてきたわれわれ関西人には，甘い卵焼きは美味しいとは思えない．

食習慣が美味しさの判断に大きな影響を与える．卵だけではない．日本人は海苔の風味を好むが，海苔を食べる習慣のないアメリカ人にとっては色も匂いもとても食べ物とは思えないらしい．日本人の好きな鰹節や昆布の風味も世界的には好まれていない．

食文化は食べ慣れた食物に安心感を与えるものである．その手がかりになるのは主に口から鼻に抜ける風味，すなわち匂いである．匂いの記憶は正確であり経年変化がない．食の文化としての匂いは，そのような確固とした匂いの記憶に裏づけられている．

郷土色の強い発酵食品の美味しさは食文化の典型である．発酵によって生じるアミノ酸や核酸などのうま味がある．うま味は世界中の人々にとって共通の，先天的ともいえる美味しさである．しかし，発酵食品には特有の異臭が付随する．この異臭に慣れることこそが食文化である．

4) 情報の美味しさ

高価な食材や，グルメ雑誌の評価，あるいは高級ブランドの料理は美味しさにバイアスをかける．

4つ目の美味しさは情報である．情報による先入観は美味しさに大きな影響を与える．

筆者らの実験では，中身がまったく同じチーズを外装と形を変えるだけで美味しさの総合評価が変わる[13]．飲料類の缶の色も味わいに影響を与え，商品の売れ行きを左右するそうだ．また，青に着色して炊いたご飯がダイエット用として発案されたことがある．美味しく感じないから摂取量が減るという．

このように美味しさの感覚は脆弱であり，情報による先入観によってもろくも崩れる．

教わって学ぶことも情報の美味しさの1つである．

「赤ワインの美味しさは渋味のバランスにある」と聞いてもまったくの初心者には理解しにくいが，これに従ってワインの経験を積むと美味しさの座標軸となる．旬の美味しさや本場の味など，情報が先行して味わいが後を追う．本末転倒であるが，むしろ学習が現代人の美味しさの大半を占めているといってもよい．「なぜ美味しいのか」という原理ではなくて，「この味を美味しいと考える」という教えが受け継がれるのである．

野生動物のような自分の舌による判断を捨てて，文字情報や他人の意見を重要視する奇妙な行動は，人間が自ら選んだ道でもある．製造年月日や消費期限，生産地や原料など，食べる前から食の情報を得る道を人間は選んだ．そのほうが安全だからである．五感の鈍磨と引き替えに，スーパーで買った食品を疑わずに食べられる便利さを自ら選んだのである．

──4つの評価の統合によって，ざっくりした美味しさが生まれる

脳は，数個の要素に沿ってざっくりと評価した結果を統合している．食文化の美味しさや情報の影響は個人によって異なる．美味しさが個人の問題といわれるのはこれらの項目によるところが大きい．さらにどの要素を重視するかも個人差を増強している．

この脳の動きを質問形式で引き出して数学的に再構成できれば，美味しさの判断プロセスを示す式になるはずである．そこで実際に，15問の質問表を作って，各要素ごと

表 1 美味しさの数式

$$Y = aX_1 + bX_2 + cX_3 + 定数項$$

Y：3 口目のざっくりした美味しさ
X_1：やみつき項目の評価点
X_2：食文化項目の評価点
X_3：情報項目の評価点
a, b, c：あらかじめ重回帰分析で得られた各項目の寄与を示す係数

の評価得点を計算した数値と，同時に行った瞬時の美味しさの評価値とのセットを，多様な食品についてそれぞれ集めた．集まったデータを重回帰分析すると，美味しさの評価に影響を与える各項目の寄与率が個人ごとに求められる[13]（**表 1**）．

表 1 において，美味しさの個人差は，食品ごとに評価が変わる変数 X の数値と，何を美味しいと考えるかという個人のクセを表す係数 a, b, c によって表現される．同じものを食べても他人と評価値（Y）が異なるのはそのためである．

統計学的な検証の詳細は省略するが，新規な食べ物にこの式を適用すると，4 つに分けた要素ごとのアンケート評価からの計算値と，ざっくりと評価した数値とがよく一致する．4 つの要素による評価が妥当であったことを示唆するものである．将来は，急速に発展する脳計測の技術を取り入れることで，各要素の評価に関わる脳内部位も推定できると期待している．

嗜好を育てる

1) 嗜好は遺伝しない

美味しさは食嗜好を形成する重要な要因である．健康や文化の継承を食嗜好と一致させることは，次世代への無理のない継承を考えるときに重要な視点である．次世代の食嗜好を正しく導くことが健康や文化を守ることにつながる．

近年，食の欧米化に対する反省もあって，特に子どもの成長に沿った正しい食への関心は高い．しかし，残念ながら親が獲得した嗜好は子どもには遺伝しない．やみつきになる特定の食を除けば，すべてが学習の結果後天的に獲得したものである．遺伝しないので教育が必要になる．食育という言葉が近年盛んに用いられるが，正しい食の嗜好性を子どもに伝えるためには教育が必要である．

2) 食べ物の好き嫌いはいつ形成されるか

子どもに健康的な食嗜好あるいは食の伝統文化を守るための食嗜好を身につけさせるためには，幼い頃からの教育が必要である．たとえば，マウスは離乳期を含む時期に摂取した餌の風味を成長してからも好む[14]．人間では離乳期は正確には規定できないが，親の食事をするまでの準備期間と考えることができよう．幼い頃から和食を経験した子どもは成長後も和食に対する興味をもつという報告もある[15]．

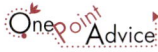

食習慣や食嗜好の確立は幼少期に経験・教育することが効果的である．この時期に積極的な食教育がなされることは，正しい食を守るための方策として有効である．

5 食育と歯科保健

—— 食育から目指す多様な口腔機能への気づきとライフステージに対応した食べ方支援

> **Summary**
> 平成17〈2005〉年に施行された『食育基本法』によって「食育」の基本理念が定められた．わが国では、「食」と「健康」に関して、栄養中心のアプローチが大半だったが、今後は、嗜好からのアプローチも必要であろう．美味しさを脳に効率的にインプットするためには、しっかりかんで、美味しく、楽しく食べる「食べ方」，すなわち五感（視覚，嗅覚，触覚，味覚，聴覚）を意識した「食べ方」への気づきが重要である．

気づきのポイント　「食」と「健康」に関しては，栄養に比べて，嗜好（脳と心との関係）の重要性がまだそれほど理解されていない．嗜好の意味を理解すると，口から食べることの重要性がわかってくる．そしてその意味がわかると多様な口腔機能への気づきにつながる．

支援のポイント　「食育」では，多職種の連携・協働が重要である．食育活動に参画するためには，食育全般に関する概念と幅広い知識の習得が必要である．われわれが関わるのは健康づくりや健康教育の視点からの食育支援であり，ポピュレーションアプローチとしての食育支援であることを理解する．

Keyword　「食育」「健康」「嗜好」「味覚（五感）教育」

　歯科保健と食育の在り方に関する検討会報告書『歯・口の健康と食育～噛ミング30（カミングサンマル）を目指して～』では，食育と歯科保健の関係を以下のように述べている．
　『近年の歯科保健を取り巻く状況をふまえると，現在のう蝕や歯周病などの改善を主眼においた対策に加え，「食べ方」の支援など，「食」に対する歯科保健の立場から国民の心身の健康の増進と豊かな人間形成に向けた「食育」への関わりや，高齢者への誤嚥や窒息防止に重点をおいた対応を図っていくことが一層求められている．
　歯科保健の領域で推進される食育の中核は，「口」から摂取する食品に応じた咀嚼と嚥下を行う「食べ方」にある．十分に歯・口を使う「食べ方」を通した食育への拡がりは，身体の栄養のみならず味わいや心の寛ぎ，表情の表出など多面的である．各ライフステージにおける食べ方の支援には，小児期では，歯・口の機能の発達状況に応じた支援，成人期では，食べ方による生活習慣病対策に関わる支援，高齢期では，口腔機能の維持の支援や機能減退による誤嚥・窒息の防止をはじめとする安全性に配慮した支援など，各ステージに応じた食べ方の支援が必要とされている．』
　すなわち歯科医療保健関係者には，食育活動においてライフステージに対応した食べ方支援を行うよう求められているが，それは同時に，今後重要な視点となるはずの多様な口腔機能への気づきにつながる歯科保健活動を行うことでもあることを示唆している．

今日の歯科医療における口腔機能への支援のねらい

食育推進宣言

人間は、その長い歴史の中で「食」を単なる生命維持のための「栄養摂取」としてではなく料理として、さらに人と共に食することで「心のふれあい」、「食事のマナー」としても発達させてきた。これは食のあり方が文化や文明と深く関わってきたことを意味する。そして今、その食が乱れ、あり方が問われているとすれば、これはとりもなおさず、文化や文明の乱れとしても捉えなければならないと、考えている。

国は、近年におけるこのような国民の「食」をめぐる環境の変化に対し、緊要な課題として、国民が生涯にわたって健全な心身を培い、豊かな人間性をはぐくむための食育を推進することによって、現在及び将来にわたる健康で文化的な生活と豊かで活力ある社会の実現に寄与することを目的に「食育基本法」を制定した。

食は命の源である。人は食物を「口」から摂りこみ、十分に咀嚼することによって身体の栄養のみならず五感を通した味わいや寛ぎなどの心の栄養を得る。また、食物の知識と「食べ方」を通して健全な心身の糧となり、豊かな人間性を育むことが可能となる。以上のような観点にたって、次の食育の支援を行う。

1. 「食べ方」を通して、生涯にわたって安全で快適な食生活を営むことを目的とした食育を推進する。
2. あらゆる場と機会を通して、口の健康を守り五感で味わえる食べ方ができる食育を推進する。

われわれ歯科に関連する総ての職種は、国民すべてが豊かで健全な食生活を営むことができるよう、多くの領域と連携して国民的運動である食育を広く推進することをここに宣言する。

平成 19 年 6 月 4 日
日本歯科医師会　日本歯科医学会　日本学校歯科医会　日本歯科衛生士会

> 食は命の源である。人は食物を「口」から摂りこみ、十分に咀嚼することによって身体の栄養のみならず五感を通した味わいや寛ぎなどの心の栄養を得る。また、食物の知識と「食べ方」を通して健全な心身の糧となり、豊かな人間性を育むことが可能となる。

図 1　食育推進宣言

食育と歯科保健のつながり

1) 食育基本法と歯科

平成 17〈2005〉年に『食育基本法』が施行されて、食育は生きるうえでの基本であって、教育の三本の柱である知育、徳育、体育の基礎となるべきものという基本理念が定められた。当初は「食という個人の問題に法律が介入することはいかがなものか」という議論もあったようだが、『食育基本法』は改めてその基本理念を定め、「食育」に法的根拠を付与し、国や自治体に義務を課した法律と理解されている。その結果現在では、全国各地域に食育推進会議が立ち上がり、幅広い分野の人々によって、各地域の特性に応じた食育推進計画が検討・策定されている。

歯科医療保健関係者も、「食べ方」や「味覚（五感）教育」などを通して、歯科保健の立場から健康づくりのための「食育」支援に果たすべき大きな役割があるが、施行当初はまったくといっていいほど関与がみられていない。

そこで、日本歯科医師会など歯科関係団体は、『食育推進宣言（図 1）』において、食育と歯科の関わりの重要性を明確にし、今後積極的に取り組んでいくことを宣言した。その中では「人は食物を「口」から摂り込み、十分に咀嚼することによって身体の栄養のみならず五感を通した味わいや寛ぎなどの心の栄養を得る」ことを明確にしている。「五感を通した味わいや寛ぎなどの心の栄養」とは、嗜好すなわち食と心や脳との関係を意味している。

第 2 次食育推進基本計画（平成 23 〜 27〈2011 〜 2015〉年）における食育推進にあたっての目標では、「よくかんで味わって食べるなどの食べ方に関心のある国民の割合の増加」が、新たな項目として追加された（表 1）。国民が健やかで豊かな生活を過ごすには、身体の栄養のみならず、味わいや心の寛ぎにつながる食べ方に関心を持ってもらうことが新たな目標とされた。

しかし、「五感を通した味わいや寛ぎなどの心の栄養」の重要性について、歯科からの理論展開や食育の中での具体的な実践事例の提示は、今後に待つところが大きい。

表1　第2次食育推進基本計画の目標値　　基本計画では，以下のように目標値を設定し，取り組んでいくこととしている．

	現状値	目標値（平成27年度末）
食育に関心をもっている国民の割合の増加	70.5%	90%以上
朝食または夕食を家族と一緒に食べる「共食」の回数の増加	朝食＋夕食＝週平均9回	10回以上
朝食を欠食する国民の割合の減少	子ども　　　　　　　　1.6% 20歳代〜30歳代男性 28.7%	0% 15%以下
学校給食における地場産物を使用する割合の増加	26.1%	30%
栄養バランスなどに配慮した食生活を送っている国民の割合の増加	50.2%	60%以上
内臓脂肪症候群（メタボリックシンドローム）の予防や改善のための適切な食事，運動などを継続的に実践している国民の割合の増加	41.5%	50%以上
よくかんで味わって食べるなどの食べ方に関心のある国民の割合の増加	70.2%	80%以上
食育の推進に関わるボランティアの数の増加	34.5万人	37万人以上
農林漁業体験を経験した国民の割合の増加	27%	30%以上
食品の安全性に関する基礎的な知識をもっている国民の割合の増加	37%	90%以上
推進計画を作成・実施している市町村の割合の増加	40%	100%

2）食育に歯科が関わらなければならない理由[16]

　「食」には，「1次機能；栄養素を取り込み，成長と健康を維持する」，「2次機能；嗜好を充たす」，「3次機能；体の機能をさらに高める，正常にする」，「4次機能；人間の交流を広げ，深める」の4つの機能があるが，食の1次機能である栄養に関しては，「生きる」うえでの意味が比較的理解されているのに比べ，2次機能である嗜好に関しては，十分に理解されているとはいいがたい．また，専門家からの科学的知見や考察も，栄養に比べて乏しいのが現状である．「食」と「健康」を考えると，口から食物を摂り込むことの意味は，咀嚼により唾液の分泌を促進し，胃の働きを助ける栄養学的意味だけではなく，もう1つの柱として「嗜好」があることを歯科関係者こそ強調していかなければならない．「胃ろう」や「中心静脈栄養」は一時的なものとして考えるべきであり，摂食・嚥下機能が重要な根拠はまさにそこにある．

3）多職種協働による食育推進で歯科が果たすべき役割

　第2次食育推進基本計画では，食育の推進に関する基本的な方針として，「周知」から「実践」を掲げている．われわれ歯科関係者が協働する「食」と「健康」に関わる専門職も，医科関係者，保健師，栄養士，調理師，行政関係者など多岐にわたっている．食育実践のためには，これら専門職が，互いの専門性を尊重しながらその専門性を乗り越え，共通の基盤を構築したうえで連携・協働し，食育推進にあたることが求められている．

（1）ポピュレーションアプローチとしての「食育」

　健康障害を引き起こす危険因子をもつ集団のうち，危険度がより高い者に対して，その危険度を下げるよう働きかけをして，病気を予防する方法を「ハイリスクアプローチ」とよび，集団全体に対して働きかける方法や環境整備を「ポピュレーションアプローチ」とよんでいる．糖尿病などの生活習慣病は，食生活や運動習慣といった生活習慣を見直

すことにより，危険度を低下させ発症を予防することが可能なものであり，その改善のためには，特定健康診査・特定保健指導などのハイリスクアプローチと，「食育」などのポピュレーションアプローチの組合せが重要である．

　生活習慣は，家族や友人，生活環境などの周囲の環境から大きく影響を受けるものであり，生活習慣改善のためのポピュレーションアプローチとして「食育」があるということを，まず多職種間の共通の基盤として理解する必要がある．

(2) 多職種協働の基盤構築のための嗜好と味覚に関する理論
①肥満と嗜好
　「食」と「健康」に関しては，生活習慣病の大きなリスクファクターとなる肥満が社会的課題の中心となっている．生活習慣病を防ぐために，平成20〈2008〉年から40〜74歳の成人を対象に特定健康診査，特定保健指導が始まった．肥満が引き起こす生活習慣病は，一人ひとりが，バランスのとれた食生活，適度な運動習慣を身に付けることにより予防可能である．しかし，長年の間に定着した食習慣を改善することは至難の業であり，実際その行動変容には困難を伴うことが予想される．

　成人の食行動は子どもの頃からの食体験により形成されるため，生活習慣病の予防には，子どもの頃から好ましい食習慣を身に付けさせる必要がある．生得的に美味しく感じるもの（油脂，砂糖，塩味，うま味）に加え，成長とともに食経験を通してさまざまな美味しさを覚えていき，大人になると苦味や酸味，辛味に対する嗜好が獲得される．子どもの意思に任せておくと，「好きなものだけ食べる」という食習慣が形成され，高カロリー，高脂肪，砂糖過多，高塩分のいわゆるジャンクフードでしか美味しさを感じない子どもになる危険があり，子ども時代にこうした食習慣を身に付けてしまった人は，大人になっても同じ食習慣を続けていく可能性がある．

　好ましい食習慣を身に付けさせるには，小さい頃から多種多様な食品に親しみ，みて，触って，自分で食べようとする意欲を大切に，味覚など五感を使って美味しさの発見を繰り返す経験をさせることが重要である．

②美味しさと健康
　食物の美味しさは，口に入れてかんだときに生じる風味（味，香り）と，食感（舌触り，かみ応え），温度などの複合された感覚が，大脳皮質前頭前野や扁桃体に送られて，過去の食体験の記憶とも照合され，総合的に判断されて生じる．

　美味しさの情報が脳に送られると，脳内麻薬とよばれるβエンドルフィンが分泌され，脳内にある報酬系（主にドパミン神経）の活性が増し，身体を副交感神経優位のリラックス状態にして，精神的高揚や免疫力の強化，前向きのやる気を引き起こす作用など，身体が生き生きとよみがえることが，最近の脳科学の進展[17]により明らかになっている．

③美味しさと味覚（五感）
　美味しさを脳に効率的にインプットするためには，美味しく食べる「食べ方」，すなわち五感（視覚，嗅覚，触覚，味覚，聴覚）を意識した「食べ方」が重要である（図2）．食事をする際には，まずみて楽しみ，香りを味わい，陶器や漆器などが唇に触れた後，しっかりかんで風味を味わい，かみ応えのある物性の食べ物の咀嚼音を楽しむことである．そのすべての情報が脳に送られ，食べ物の美味しさが総合的に判断される．

　両側の奥歯のすぐ横の舌側縁部にある葉状乳頭は，奥歯で食べ物をかむ運動により溝

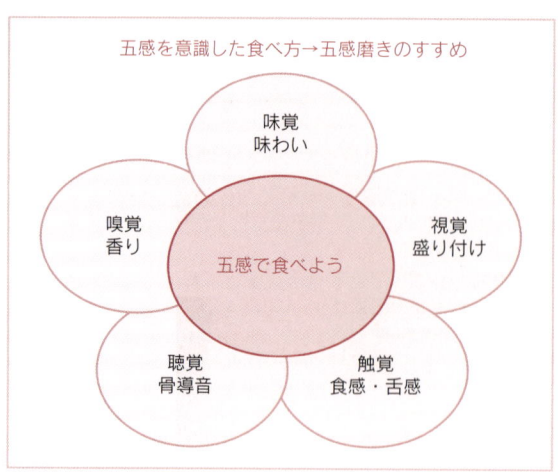

図2　五感を意識した食べ方

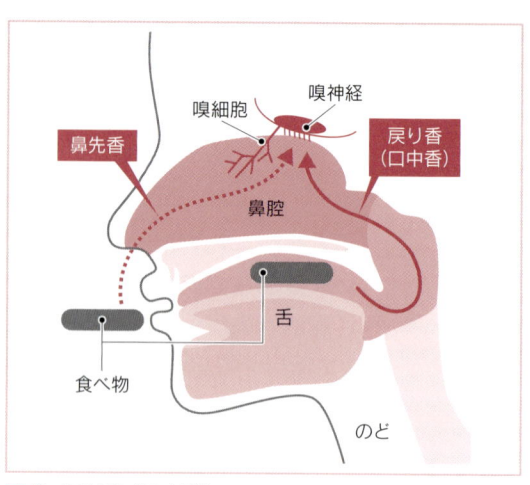

図3　戻り香（口中香）

が開き，唾液に溶けた食べ物の味物質が，溝の奥までしみ込むことで味を感じやすくなる．また食べ物を咀嚼したときの香りは，鼻先で感じる「鼻先香（はなさきこう）」ではなく，かんだときに喉から鼻に抜ける「戻り香（もどりが）（図3）」によって鼻腔の嗅細胞に伝わり，香りとして感じている．したがって「味わい」のメカニズムを有効に働かせるためには，しっかりかんで，味覚と嗅覚を十分に働かせる必要がある．

味覚（五感）教育の実際[18〜20]

これまでのわが国の食育を振り返ってみると，「食」と「健康」に関しては「栄養教育」が主であり，嗜好面からの展開は軽視されてきたが，その後は健康支援のための「味覚（五感）教育」などの重要性が認知されつつある．

実践例として，甲府市歯科医師会の取り組みを紹介する．幼児期にしっかりかんで，美味しく，楽しく食べる観点からの味覚（五感）教育を行うために，平成22〈2010〉年より山梨県歯科衛生士会，山梨県栄養士会，山梨県調理師会，中北保健所に昭和大学歯学部口腔衛生学講座の協力を得て，食育推進運営協議会を設置し，味覚教育の企画，立案の検討を行っている．この実践は，多職種の連携・協働のもと，4〜5歳の幼児（保育園児）とその保護者を対象に，咀嚼を通した味覚の重要性や風味（食品を口に入れた際に，舌の奥から喉にかけて感じられる味と香りの総称）を理解するための効果的な教育方法を検討し，実施したものである．

「味覚（五感）教育」の健康支援実践例として，その考え方と具体的実践方法について概説する．

1）保育園での「味覚（五感）教育」プログラム

生産や品質を改善する方法としてPDCAサイクル（Plan-Do-Check-Act cycle）が有名である．地域における食育の実践においても，計画（Plan）→実行（Do）→評価（Check）→改善（Act）の考え方は重要である．

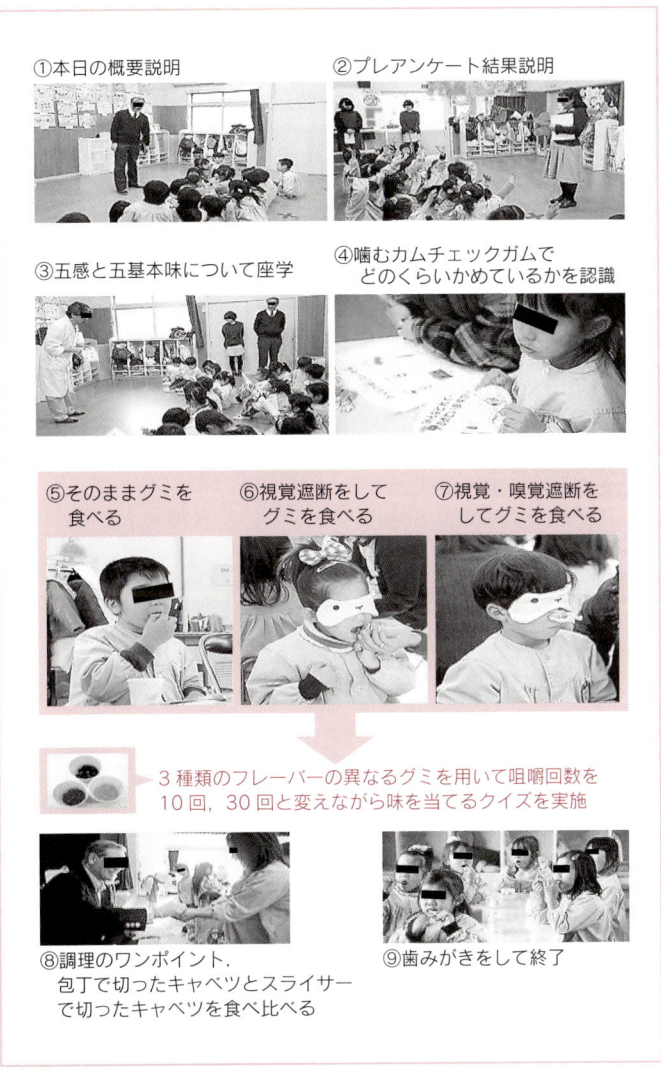

図4 味覚（五感）教育実践内容

(1) 計画（Plan）

多職種が連携・協働するためには，連絡会議などを開催し，互いの意思の疎通を図りつつ目標を設定して，それを達成するための事業の企画・立案を検討していくことが重要である．

(2) 実行（Do）（図4）

① 本日の味覚（五感）教育の概要説明．「しっかりかんで，美味しく，楽しく食べる」ことがなぜ重要か，味覚（五感）教育で何を学ぶかを理解させる．

② 味覚（五感）教育に対する保護者の理解を深めるために，事前に行っていたプレアンケートの結果を説明する．

③ 座学（味覚の五基本味，五感を用いた食べ方，「噛ミング30（カミングサンマル）」など）によって，味覚（五感）に関する知識を付与する．

④ 咀嚼ガムを体験させることによって，しっかりかむことの意味を認識させる．

⑤～⑦　体験学習として市販の香料の異なる3種類のグミを使って視覚のみ遮断，視覚・嗅覚の両方を遮断し，咀嚼を10または30回行った後に何を食べたかを当てる「食べ物当てクイズ」を行う．結果は遮断なし，視覚のみ遮断，視覚および嗅覚を遮断，の順で的中率が高く，条件を悪くするに従って的中率は低下する傾向にある．⑥では視覚の意味，⑦では嗅覚の意味を体感させることができる．味わって食べるためには，視覚の大切さのみならず，咀嚼時の風味を感じるなど五感を用いて食事することが重要であることを実感させることや，咀嚼回数を意識した食べ方の意識づけを行うことができる．

⑧　包丁でキャベツの繊維の方向をそろえた切り方と，スライサーで繊維を任意の方向に切った場合の味わいの違いを理解させる．

⑨　しっかりかんで，美味しく食べるためには，歯・口の健康が大切であることの気づきを促す．

(3) 評価（Check）と改善（Act）

味覚教育の効果を評価するために，参加者（保育園児と保護者など）を対象に，プレアンケートを行って教育前の実態調査を行うとよい．実施直後のアンケートによる教育後の意識変容，およびその後に行うポストアンケートの意識変容と行動変容を知ることが可能となり，教育効果を確認できる．ポストアンケートにおいては，園児などの家庭での食行動変化が認められなくても，五感を用いた日常の食べ方への意識向上が認められることが多い．継続支援する場合は，評価・改善（Act）のプロセスの中で計画・実施体制の見直しなどを行い，再び次の計画（Plan）に結びつけることが重要である．

なお保育所における食育を推進する際には，平成16〈2004〉年に厚労省より「楽しく食べる子どもに～保育所における食育に関する指針～」が公表されているので，参考にしていただきたい．

最後に，歯科医療保健関係者が食育を推進することは，健康づくりに対して重要な意味をもつばかりか，歯科保健推進という意味においても重要な視点であるという認識が早く生まれるよう願っている．

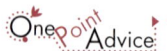

口腔機能を使って積極的に健康を作る方法は「しっかりかみ，五感を使って美味しさを味わい，ともに食卓を囲みながら，よい笑顔と会話によって楽しく食事をしてコミュニケーションをとること」である．

6 各ライフステージにおける口腔機能の変化と支援の必要性

Summary
　口腔機能は，歯の萌出や歯列などの器質面の特徴と機能の加齢変化などから，発達期，学齢期，成人期，高齢期のステージに分けられる．これらのライフステージは，器質面・機能面にそれぞれの変化に特徴があるため，口腔機能への支援は，このような4つのライフステージの口腔機能の変化を十分に理解したうえで，各ライフステージの生活環境にあわせて発達や減退に対して支援する必要がある．

気づきのポイント　口腔機能は発達・維持・減退と変化する機能であることを理解して，そのときどきの口腔内の歯列咬合，唾液分泌の状況のほか，全身の健康状態，日常生活環境などを加えた気づきがポイントである．

支援のポイント　ライフステージごとの特性をふまえたものが必要となり，発達期，学齢期は機能発達を促し，成人期は機能維持，高齢期は機能減退の予防を主にして，生活の質の向上に向けた日常生活に根差した支援がポイントである．

Keyword「ライフステージ」「機能変化」「生活環境」

　口腔の機能の多くは，乳幼児期に機能獲得され，その後に乳歯から永久歯への歯の交換などを通して機能が成熟し，その機能が維持されて高齢期を迎える頃には機能の減退へと移行していく．このような機能変化に応じた支援が必要とされる．
　都道府県の歯科保健計画をみると，多くがライフステージごとに課題が整理されている[21]．そこで，「歯科疾患の予防」および「生活の質の向上に向けた口腔機能の維持・向上」のための目標や計画はライフステージごとの特性をふまえたものが必要となり，具体的な支援についてもライフステージごとの課題整理が必要と考えられる．
　ライフステージは口腔機能の特徴からは「発達期」，「学齢期」，「成人期」，「高齢期」のステージに分けられる．口腔機能への支援は，このような4つのライフステージをもとに考えると，支援内容に対する気づきと支援内容が理解しやすい[22]．

各ライフステージにおける口腔機能への支援の実際

1) 乳幼児期（機能発達期）

　乳幼児期は口腔機能の基礎を作る重要な時期である．また，この時期は，口腔の機能を介して母子の愛着形成や心の発達がなされることが特徴的である．食べる機能や言語機能，表情の表出機能などの口腔領域の機能発達状況の気づきを示しながら，親子の健やかな関係づくりのための支援を行うことが必要となる．
　口腔機能の食べる機能に特化した場合，離乳開始時の食事に関する不安や，乳幼児期の咀嚼の状態に対する不安は，口腔の機能や歯の萌出などの形態成長に関連した気づき

23

が必要であり，そのときどきの発育の状態に応じた支援が必要となる．

2) 学齢期・思春期（機能習熟期）

学齢期は歯・口の成長が著しい時期にあたる．口腔機能は，乳幼児期に獲得した機能を生涯にわたり使い続けることができるように成長変化を遂げながら，機能の成熟がなされるステージである．学校保健の場における支援は，学習指導要領の基本理念である自分の課題を自分で解決できる「生きる力」を育む視点から，口腔機能への気づきは食育とあいまって歯科保健教育の教材として重要である．

この時期に歯科関係者は，健康な口腔機能を営む器官である歯・口の健康状態を把握させ，その維持と重要性についての気づきを引き出し，生涯にわたり自律的な健康管理が行える力を支援することが必要である．

3) 成人期（機能維持期）

成人期は，生活習慣病の原点に立ちながら，健康な口腔機能の営みについて，器質面，機能面の両面からの阻害要因となる歯周病の予防に対する気づきと支援が口腔機能管理の基本として必要である．脱たばこや口腔ケアの推進とともに，自分の歯でしっかりかんで，味わいが十分感じられる食べ方への気づきと，そのための機能の維持・向上を目指した支援が必要である．

成人期は多忙なために，日常生活習慣として学齢期までに身に付けたしっかりかんで食べる習慣が崩れやすい時期でもある．早食いや心の栄養不足による過食などによる肥満を予防するためにも口腔機能を十分に使う食べ方などの気づきを促し，支援する必要がある．

4) 高齢期（機能減退期）

8020運動の主旨である「生涯自分の歯でおいしく食べよう」は高齢期までの口腔機能管理と機能減退期となる高齢期の機能管理の目指すものといえる．年齢とともに起こる味覚の変化，唾液の分泌の変化，咀嚼力・嚥下力の減退など口腔機能の変化への気づきの必要性は不可欠である．

高齢期の口腔の機能支援としては，機能減退が原因となる誤嚥・窒息，誤嚥性肺炎，低栄養，脱水などの症状の気づきに対する積極的な支援として，口腔ケアと機能の維持回復のためのリハビリテーションが重要となる．このような高齢者の機能不全に対する保健医療の支援は，医療，福祉などの枠組みを超えて早急な対応が望まれている．さらに高齢者の窒息事故増加への対応および要介護者の栄養摂取方法や摂取食物の物性など食生活全般に対する生活の場における口腔機能不全への気づきと支援の見直しや配慮が今後の課題でもある．

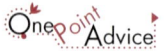
> 支援対象にする人が，口腔機能の機能発達を促す時期，機能維持を図る時期，機能減退を予防する時期，のどの時期かを年齢にとらわれずに生活の質の向上に向けた支援の視点も必要である．

References

1) 歯科口腔保健の推進に関する法律.
2) 日本歯科医師会監修:歯科関連職連携による訪問診療の実践―在宅歯科医療と口腔ケア対策. 一般社団法人生活福祉研究機構, 2014.
3) チーム医療推進方策検討ワーキンググループ(チーム医療推進会議):チーム医療推進のための基本的な考え方と実践的事例集. 厚生労働省, 2011.
4) 板橋 繁, 佐々木英忠:高齢者の肺炎―特に誤嚥性肺炎の機序と治療. 呼吸, 19:363〜373, 2000.
5) 板橋 繁, 佐々木英忠:老人性肺炎―病態と治療. 総合臨床, 52:1989〜1990, 2003.
6) Yoneyama, T. et al.:Oral care and pneumonia. *Lancet*, 354:515, 1999.
7) 米山武義:専門的口腔ケアと誤嚥性肺炎予防の実際. 日本歯科医師会雑誌, 59(12):60〜62, 2007.
8) 厚生労働省:平成23年国民健康・栄養調査の概要. http://www.mhlw.go.jp/stf/houdou/2r9852000002q1st-att/2r9852000002q1wo.pdf.
9) 厚生労働省:国民の健康の増進の総合的な推進を図るための基本的な方針. http://www.mhlw.go.jp/bunya/kenkou/dl/kenkounippon21_01.pdf.
10) 厚生労働省:健康日本21(第2次)の推進に関する参考資料. http://www.mhlw.go.jp/bunya/kenkou/dl/kenkounippon21_02.pdf.
11) 福田雅臣:咀嚼(噛むこと)の効用と嚥下障害. 公衆衛生, 77:116〜121, 2013.
12) 伏木 亨:味覚と嗜好のサイエンス. 丸善, 東京, 2008.
13) Nakano, K. et al.:Analyzing comprehensive palatability of cheese products by multivariate regression n to its sub-domains. *Food Sci. & Nutrition*, 1(Open Access):1〜8, 2013.
14) 伏木 亨:味覚・嗜好の発達としつけ. 教育と医学, 11:78〜85, 2006.
15) Kimura, A. et al.:Wating habits in childfood relate to preference for traditional diets among young Japanese. *Food Qual. Prefer.*, 21:843〜848, 2010.
16) 食育支援ガイドブック作成委員会:歯科からアプローチする食育支援ガイドブック. 医歯薬出版, 東京, 2009.
17) 山本 隆:「おいしい」となぜ食べすぎるのか. PHP研究所, 東京, 2004.
18) 武井啓一:幼児を対象とした甲府方式味覚(五感)教育の取組み―多職種の連携・協働による食育の推進. 小児歯科臨床, 18(3):23〜31, 2013.
19) 武井啓一:いま味覚(五感)教育が必要なわけ―五感磨き(五感の知識・意識とトレーニング)のすすめ. 日本味と匂学会誌, 20(2):132〜142, 2013.
20) 武井啓一, 渡邊賢礼:食育において歯科のなすべきこと(いまなぜ味覚(五感)教育が必要か)―食育における歯科の理論構築に向けて. 日本歯科医師会雑誌, 66(9):43〜53, 2013.
21) 伊藤公一ほか編:家族のための歯と口の健康百科. 医歯薬出版, 東京, 2013.
22) 日本歯科衛生士会監修:ライフステージに応じた歯科保健指導ハンドブック. 医歯薬出版, 東京, 2014.

各論編

各ライフステージにおける口腔機能への気づきと支援

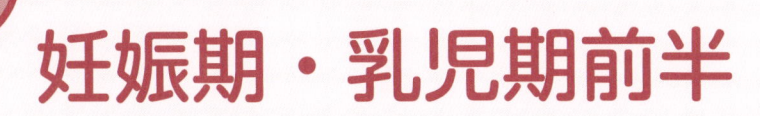

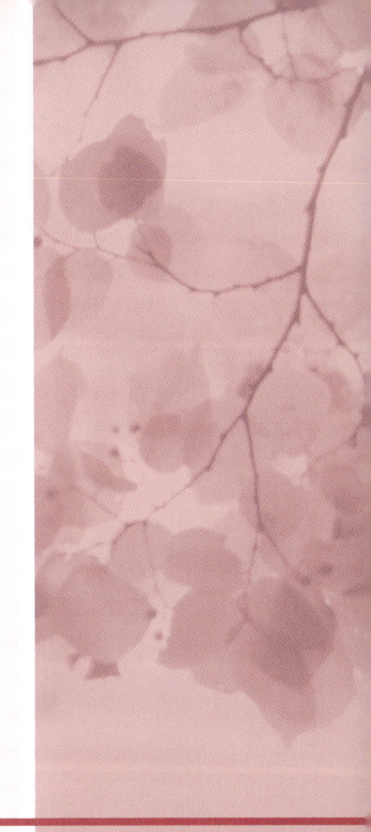

妊娠期・乳児期前半

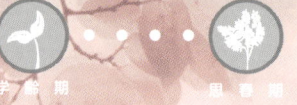

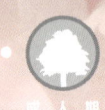

1 妊娠期の口腔の特徴とケア

Summary

妊婦歯科健診の実施状況は各自治体により異なるため，妊婦への口腔保健指導には地域差がみられる．妊娠による女性ホルモンの分泌増加によって口腔内に違和感を生じ，口腔ケアの難しさからう蝕や歯周病は悪化しやすいとされている．

中・重度の歯周病が早産などに関与する一因ともいわれているため，妊婦に対する口腔の健康を指導，支援することは胎児の発育にとっても重要であり，健全な妊娠期を過ごすためにも必要である．

気づきと支援の場　妊婦歯科健診，妊婦（マタニティ）教室，歯科診療室での妊婦への口腔保健指導

気づきのポイント　妊娠により身体だけでなく妊婦特有の口腔内変化や違和感が生じるため口腔の健康を意識してもらう．体調が安定する頃に妊婦歯科健診を受診，歯科治療や口腔ケアに関するアドバイスを受けることが望ましいと伝える．

支援のポイント　健康管理が大切な妊婦に向けて，厚生労働省の妊婦健診の項目にない"歯科健診"の必要性を説明するだけでなく，負担なくかつ的確に毎日行える口腔ケアの指導を行い，妊娠期を健全に過ごせるように支援することがポイントである．

Keyword　「妊娠期の口腔内変化」「妊婦歯科健診」「母子健康手帳」「妊婦に適した口腔ケア」

妊娠による変化

女性ホルモンの卵胞ホルモンであるエストロゲンと黄体ホルモンであるプロゲステロンの分泌が増加する影響により，妊娠初期の5週頃より"つわり"が始まるが，その程度や期間は妊婦によって異なる[1]．また唾液中の酸性ホスファターゼが高値となり酸性に傾く[2]ため嗜好や味覚の変化も起こりやすい．このような状況からも食事がしっかり摂取できず間食の回数が増える妊婦も多い．

ていねいな歯みがきが難しく"つわり"のときは辛かったと答えた妊婦は約3割みられた[3]．妊娠中は唾液の粘性が高まり自浄性が低下するためう蝕や歯肉炎のリスクが高まりやすく，また歯周病原性菌であるプレボテラ・インターメディアが増殖するため歯周病のリスクも高まりやすいとされる．

妊娠初期の妊娠性歯肉炎（図1）や，中期の妊娠性エプーリス（図2）などは特徴的にみられる変化であるが，出産後はほとんどが改善，消失する．

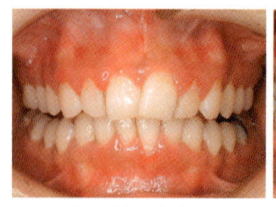

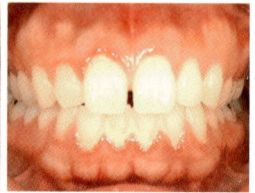

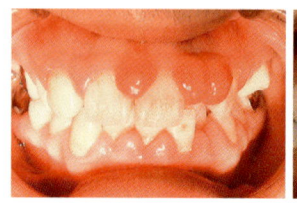

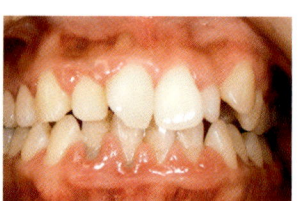

図1　妊娠性歯肉炎

図2　妊娠性エプーリス

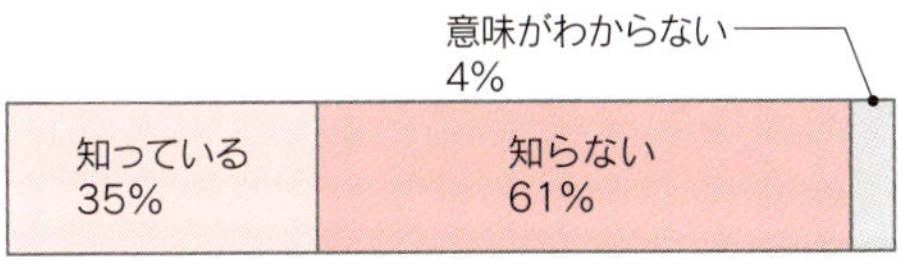

図3 歯周病と早産,低体重児出産との関係の認知度 (n = 92)
　知っている 35%　知らない 61%　意味がわからない 4%

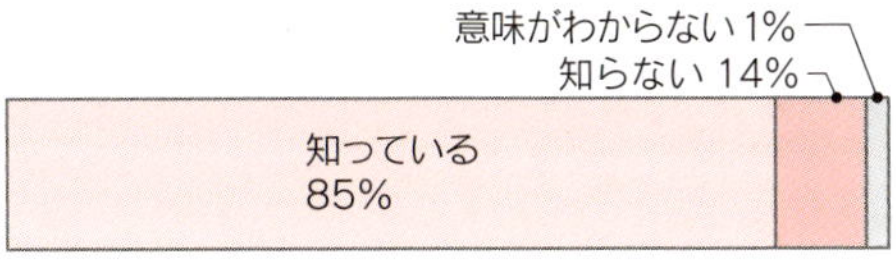

図4 う蝕原性菌の伝播の認知度 (n = 92)
　知っている 85%　知らない 14%　意味がわからない 1%

妊婦の歯科健診の必要性 〜母子健康手帳について

　厚生労働省(すこやか親子21)がすすめる妊婦健診の項目に「歯科」はなく,各自治体による妊婦歯科健診の実施状況も異なる.母子健康手帳には「妊娠中と産後の歯の状態」というページがあり歯科健診の結果を記すことができる.2012(平成24)年度に改訂された際には「※むし歯や歯周病などの病気は妊娠中に悪くなりやすいものです.歯周病は早産等の原因となることがあるので注意し,歯科医師に相談しましょう」と記された.しかし,まだ歯周病と早産・低体重児出産との関係の認知度は,う蝕原性菌の伝播の認知度よりも低い[4]ことから,口腔の疾患が胎児の発育や出産に及ぼす影響を知り口腔健康をより意識をしてもらうためにも歯科健診を受診するようすすめたい(図3,4).また母子健康手帳からは,妊婦についていろいろな情報を得ることができるので,歯科受診の際には必ず持参するように依頼する.

妊娠期の歯科からの支援

　体調の不安定さから歯みがきが辛いと感じる妊婦もいるが,生活習慣の一つとして確立しているため,負担が少なく毎日行える適切な指導や支援が必要である.

　ブラッシング(歯みがき)は食後と決めつけずに,体調がよいときに行えばかまわず,歯ブラシはヘッドが細めのものをすすめ,入浴時を利用すれば吐気や嘔吐を気にせずにすみ,心身のリラックス効果もある.デンタルフロスはホルダー付きならば指が口腔内に入りすぎず使いやすい.電動歯ブラシは数多くあるが,それぞれの妊婦に合った選択のアドバイスが必要と考える.歯磨剤(デンタルペースト)は口腔内や気分をリフレッシュできる効果があるので,妊婦が香りや泡立ちで気持ち悪くならなければすすめている.また口腔内がネバつく,乾燥が気になる,歯みがきが辛いなどの際にはうがいをすすめ,デンタル(オーラル)リンスを使用する場合は使用方法を守るように指導する.最近は妊婦のために開発された歯磨剤やデンタルリンスもあるので,上手な使い方を支援したい.

　歯列不正の部位や親知らずなどは,セルフケアではみがき残しが起こりやすいため,歯科でプロフェッショナルケアを受けることも効果的である.もちろん,間食や飲料の摂り方や内容(糖分,油分,栄養価など)も歯科からは支援,指導する必要がある[5].

One Point Advice

妊娠期は心身ともに不安定であり,口腔内も特有な症状が出現しやすい.その症状や状況を把握して,個々の妊婦に適応した口腔保健指導や支援を行うことが大切である.

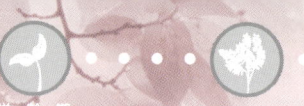

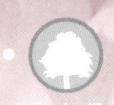

2 胎児の発育と口腔機能への支援

Summary

胎児の発育は頭部が先行する．乳歯は胎生7週から歯胚形成が開始され，胎生4カ月からは石灰化が開始される．永久歯も一部は胎生期に歯胚形成が開始される．歯の形成にはカルシウムやリンばかりでなくタンパク質，ビタミン類も必要なため，妊娠期にはバランスのよい栄養摂取が重要である．
また口腔機能の発達では，胎生8週頃から口への刺激に身体の反応が起こり，やがて吸啜や嚥下の動きが胎生32週頃までに獲得されて，哺乳の準備が整う．

気づきと支援の場：妊婦歯科健診，妊婦（マタニティ）教室，歯科診療室での妊婦への歯科保健指導

気づきのポイント　妊娠期には，胎児の発育とともに歯の発育や口腔機能の発達が妊娠初期の段階から起こっていることを伝え，歯や口に対する関心を高める．また，歯の形成にはカルシウムをはじめとしたさまざまな栄養素が必要なことを伝える．

支援のポイント　妊娠各時期における歯や口腔機能の発育・発達状況を伝え，理解と自覚を深める．また，歯の発育に必要な栄養素（良質のタンパク質やビタミン類，カルシウム，リンなど）を含んだバランスのよい食事を摂ることを勧める．

Keyword　「胎児期」「乳歯の石灰化」「歯の形成に必要な栄養素」「胎児の指しゃぶり」「吸啜・嚥下反射の確立」

胎児の発育は頭部が先行する．胎生2カ月頃では頭長が体長全体の1/2を占めている（2頭身）が，出生時には1/4くらい（4頭身）になる[6]．また，胎生8週には主要器官の初期発生が確立して「胎芽」から「胎児」とよばれる状態になり，胎生11週頃には頭，胴，手，足が区別できるようになって心拍音も聞こえるようになる．

胎生15週頃にはヒトらしい外観になり，骨や筋肉が発育して手足を動かすようになるため，胎動が感じられるようになる．胎生20週を過ぎると胎児の身長や体重も増加して胎動も活発になり，24週を過ぎると目で光を感じたり，外耳道が開通して音刺激に反応するようになる．胎生28週以降の胎児は身長・体重の増加とともに皮下脂肪が増加して丸みを帯びた体型になる．胎生36週を過ぎると，さらに皮下脂肪が蓄積して手足も太った外観を示し，五感の機能も新生児とほぼ同様となる．

胎児の歯の発育と妊娠期の栄養

胎児の発育の中でも，歯や口の発育は比較的早い時期に起こる．胎生6週で顎骨の形成が始まり，胎生7～10週には顎骨内で乳歯の歯胚形成が開始される[7]（表1）．胎生4カ月頃からは，乳歯の歯胚にカルシウムやリンが沈着して石灰化が始まるとともに，永久歯の歯胚形成も開始される．胎生6カ月までにすべての乳歯の石灰化が開始され，出生時には乳切歯の歯冠の概形はほぼできあがっている．永久歯は，胎児期に第一大臼歯

表1 胎生期に形成が始まる乳歯・永久歯（文献7）より）

	歯種	歯胚形成	石灰化開始	歯冠完成	歯根完成	根吸収開始
乳歯	中切歯	胎生7週	胎生4～4.5月	1.5～2.5月	1.5年	4年
	側切歯	胎生7週	胎生4.5月	2.5～3月	1.5～2年	5年
	犬歯	胎生7.5週	胎生5月	9月	3.25年	7年
	第一乳臼歯	胎生8週	胎生5月	5.5～6月	2.5年	8年
	第二乳臼歯	胎生10週	胎生6月	10～11月	3年	8年
永久歯	第一大臼歯	胎生3.5～4月	出生時	2.5～3年	9～10年	
	中切歯	胎生5～5.25月	3～4月	4～5年	9～10年	
	側切歯	胎生5～5.5月	10～12月 3～4月	4～5年	10～11年	
	犬歯	胎生5.5～6月	4～5月	6～7年	12～15年	

＊　　　　部が胎生期に形成される．

表2 歯の形成・発育に必要な栄養素

歯の形成・発育	栄養の役割	必要な栄養素
・歯胚の形成に役立つ	＝歯の有機基質を作る	→タンパク質
・歯の石灰化に役立つ	＝歯の硬組織の主成分となる	→カルシウムとリン
・カルシウムとリンの代謝を調整する	＝Ca/P比を調整する	→ビタミンD
・エナメル質の基礎を作る	＝エナメル質形成細胞の機能・分化を司る	→ビタミンA
・象牙質の基礎を作る	＝象牙質形成細胞の機能・分化を司る	→ビタミンC

＊妊娠期の歯の形成のためにも，出産後の授乳のためにも，多くのカルシウムが必要である．

や永久前歯の歯胚形成は開始されるが，石灰化開始は出生時以降である．

　このように妊娠期の栄養管理は，母体の健康のためにも胎児の発育にとっても重要なものであり，また乳歯ばかりでなく永久歯の発育にとっても必要なものである．

　歯の形成，発育に必要な栄養素にはさまざまなものがある（表2）．歯の硬い歯質を作っている主な栄養素はカルシウムとリンであるが，その土台はタンパク質でできている．タンパク質は歯の有機基質を作るばかりでなく，歯の石灰化にも重要な役割を果たしており，タンパク質が欠乏すると，歯の減形成や石灰化不全が起こる可能性がある．また，カルシウムとリンは歯の硬組織の主成分であるが，それぞれの量が十分であっても，その比率（Ca/P比）が適正でないと石灰化はうまく進行しない．

　さらに，ビタミンDはカルシウムとリンの代謝を調整し，Ca/P比の維持・調整に関与する．また，ビタミンAはエナメル質形成細胞の機能・分化に，ビタミンCは象牙質形成細胞の機能・分化に必要な栄養素で，これらが欠乏すると歯質の異常が発現しやすい．

　妊娠期にはつわりなどの影響で適切な栄養摂取が難しい時期もあるが，できるだけバランスのよい食事で良質のタンパク質とビタミン類をしっかり摂取したうえで，カルシウムを十分摂取することが望まれる．

表3 哺乳に関係した反射の発達 (文献9)より転載)

月経齢	刺激部位	反応
8週	口の周囲	頸部・体幹の同側性屈曲（刺激側への屈曲）
9週半	下唇の縁	下顎を下げることによって口を開ける
10週	下唇および下顎	頭部の腹側への屈曲（刺激側への屈曲）
11週～11週半	口の周囲	体幹の側方への屈曲あるいは頭部の伸展を伴う顔の同側性の回転（刺激側への動き）
12週～12週半	口唇*・舌**	瞬間的に口唇を閉じる反応、刺激が繰り返されると嚥下反応
12週半	口唇，一側性に	頭部の腹側への屈曲および嚥下
13週	口唇*	口唇を持続的に閉じる
13週	手掌	口を開ける，閉じる，嚥下する，頭部の腹側への屈曲，および指の不完全な閉屈
14週	口唇の内側	舌の動き**
14週	上唇*	頭部の屈曲と嚥下を伴う口唇を閉じる反応
17週	上唇*	上唇の突出
20週	下唇	下唇の突出
22週	口唇*	上・下唇の同時的な突出，および口をすぼめる
24週	口	吸啜
29週（以前）	口唇*	はっきりした吸啜
未熟児および成熟児	左右の手掌を同時に圧迫する	顔を正中方向へ回転させながら口を開け，舌を上げる（Babkin反射）
成熟新生児	口唇の周囲，口裂の外側	頭部を回転，腹側への屈曲，あるいは伸展させることによって，口を刺激の方に向かわせるような頭部の動き

*口唇へのこれらの刺激は，主として，いわゆる口裂あるいは唇の粘膜皮膚境界に対するものである．
**口は普通閉じられているので，舌への刺激は必ずしも常に可能ではない．舌の動きは，おそらく，口が開き始めるのと同じ頃に生ずるのであろう．
(Humphrey, 1964―庄司順一訳による)

胎児の口の感覚・運動系の発達

原始反射

原始反射は、胎生5～6カ月頃から発達して出生時にすでに獲得されている反射で、その中枢は脊髄・脳幹にある。大脳の発達とともに消失し、合目的な協調運動に代わる。一般的には生後4～6カ月で消失する。

　口の感覚-運動系の発達も，妊娠の早い時期から始まり，Humphreyによると胎生8週頃から口への刺激に身体が反応すると報告されている[8]（表3）．胎生12週頃には口唇や舌への刺激に対して瞬間的に口唇を閉じる反応がみられ，刺激が繰り返されると嚥下反応が起こる．

　超音波断層装置による観察からは，胎生14週頃から手を口にもっていく動きがみられ始め，胎生20週を過ぎると指を口で吸う動きがみられる．このような胎児の指しゃぶりは，自分の指をしゃぶりながら羊水を嚥下することで哺乳の準備をしている行為とも解釈される．また口唇への刺激に対して，胎生22週には上・下唇の同時的な突出がみられ，29週にははっきりした吸啜がみられるようになる（表3）．胎生32週頃には吸啜と嚥下が同期してきて，哺乳のための反射（口唇探索反射，吸啜反射，咬反射）が確立してくる．

One Point Advice

胎児期には口腔領域の発育が著しく，乳歯ばかりでなく永久歯の歯胚形成も開始される．そのため母体の栄養管理とともに，歯の発育に必要な栄養摂取についても積極的な指導や支援を行う必要がある．

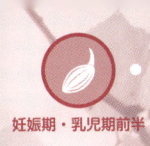

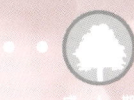

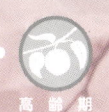

3 低出生体重児の発育とその支援

Summary

多くの低出生体重児が生後12カ月までに発育がキャッチアップする．しかし，極低出生体重児ではNICU（新生児集中治療室）入院中の発育が緩慢となる場合がしばしばで，予定日になっても胎児発育に追いつかない子宮外発育不全となりやすく神経学的予後や長期的な発育に影響する．そのため最近では極低出生体重児に対する early aggressive nutrition（EAN）が導入されつつある．離乳食の進め方は原則として修正月齢を目安とするが，あわせて摂食機能を評価しながら行うことが望ましい．

気づきと支援の場 NICU（新生児集中治療室），フォローアップ外来での指導

気づきのポイント 外来で低出生体重児の診療をする場合には，SGA児や子宮外発育不全の有無についてチェックする．これらがある場合には，発育が緩慢となりやすい．また，修正月齢が何カ月であるのかも把握しておく．

支援のポイント 極低出生体重児ではNICU入院中の発育がその後の発育を左右する．離乳食の進め方は原則として修正月齢を目安とするが，あわせて摂食機能を評価しながら行うことが望ましい．

Keyword「低出生体重児」「極低出生体重児」「early aggressive nutrition（EAN）」「子宮外発育不全」「修正月齢」

> **FGR**
> Fetal Growth Restriction（胎児発育抑制）の略．子宮内で胎児の発育が何らかの要因で抑制されている病的状態を意味する．胎児超音波検査で判定される．

低出生体重児とは出生体重が 2500 g 未満の児をいう．わが国の低出生体重児の出生率は 9.6％と OECD 加盟国の中では第2位の高さである．低出生体重児の原因は，在胎 37 週未満の早産，胎児発育の抑制（fetal growth restriction：FGR）*，および両者が組み合わさった場合（早産＋FGR）に大別される．低出生体重児のうち，出生体重が 1,500 g 未満の児を極低出生体重児といい，さらに出生体重が 1,000 g 未満の児は超低出生体重児とよばれる．未熟性の強い超低出生体重児の死亡退院率は，2005年の国内調査によれば約17％[10]と世界でもトップレベルの低さである．

低出生体重児の発育

1) 発育の目標

低出生体重児の出生後の発育の目標は在胎期間別出生時体格値[11]（図1）に置かれている．その理由は，NICU**入院中の発育が不良であるほど神経学的異常のリスクが高いことや，NICU退院後長期にわたり発育が遅滞するためである．

> **NICU**
> Neonatal Intensive Care Unit（新生児集中治療室）の略．病気をもった新生児や早産児を収容し，集中治療を行う．

2) 子宮外発育不全

低出生体重児の中でも極低出生体重児はNICU入院中の発育が不良となりやすい．その主な理由は，十分な栄養素の備蓄がない状態で出生していることに加えて，未熟性

33

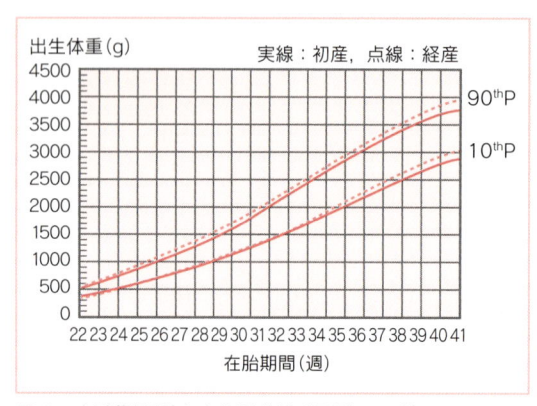

図1 在胎期間別出生体重曲線（男児）〔文献10)より〕

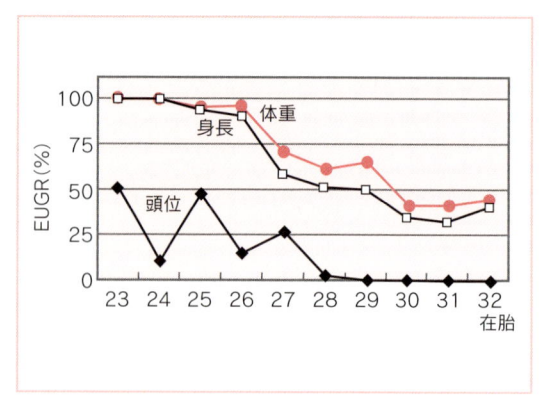

図2 子宮外発育不全（EUGR）の発生率〔文献12)より〕

EUGR
extrauterine growth restriction の略．早産で出生した児が予定日や退院時点でもその発育が標準より劣っている状態を意味する．

やさまざまな合併症のために出生直後から十分な授乳量を与えることができないことや，単位体重あたりの栄養必要量が多いことによる．そのため，予定日になっても在胎期間別出生時体格値の10パーセンタイルに到達しない状態がしばしば発生する．この状態は，子宮外発育不全（EUGR）***とよばれる．2002年に出生した在胎32週以下の早産児を対象とした調査によれば，より未熟な児ほど高率にEUGRが出現する（図2[12]）．

3) 小児期の発育

一般に出生体重1500g以上の低出生体重児では生後6〜12カ月あたりまでに発育がキャッチアップする．一方，極低出生体重児ではNICU退院後2〜3歳あたりまで発育が増加するが，その後は横ばいとなり，小児期を通じて出生体重がより小さい児ほど小柄である[13]．したがって，NICU入院中にいかに発育を向上させるかが重要となる．

また，出生体重が在胎期間別出生体重値の10パーセンタイル未満で出生したSGA（small for gestational age）児では約10％が低身長となる．これをSGA性低身長症という．SGA性低身長症に対して成長ホルモン療法が有効である．

4) 小児期以後の発育

最近行われたわが国の検討では，1990年前後に出生した極低出生体重児の発育は，表1に示すようにやせが多く，両親の身長から求めた予測身長に比べて−0.7SD低い[14]．

低出生体重児の発育の支援

1) 子宮外発育不全（EUGR）予防のための栄養管理戦略

EUGRの予防がその後の発育や発達に有効であることは明らかで，EUGRの予防を目的に極低出生体重児を対象に最近行われるようになった栄養管理法がearly aggressive nutrition（EAN）****である．EANは，出生直後から積極的に胎児発育必要量に見合う静脈栄養を行うとともに，少量の授乳を併用するというものである．さらに十分量の授乳量に達した後は強化母乳栄養を行う[15]．

表1 極低出生体重児の青年期の体格〔文献[14]より〕

	例数	平均	標準偏差	最小	最大
在胎（週）	66	29.1	3.4	23.3	37.1
出生体重（g）	66	1034	279	582	1496
出生体重 SDS	66	−1.1	1.5	−4.3	1.9
SGA (n, %)	13 (20%)				
男児 (n, %)	37 (56%)				
脳性麻痺 (n, %)	3 (5%)				
発達遅延 (n, %)	8 (12%)				
調査時年齢	66	20.3	1.1	18.0	22.0
体重 SDS	66	−0.6	1.4	−2.5	4.1
身長 SDS	66	−1.0	1.0	−3.8	2.0
低身長（<−2SD）(n, %)	7 (11%)				
目標身長 SDS	63	−0.3	0.9	−2.5	1.8
BMI	66	21.0	3.9	15.7	36.7
やせ（BMI < 18.5）(n, %)	18 (27%)				
肥満（BMI ≧ 25）(n, %)	6 (9%)				

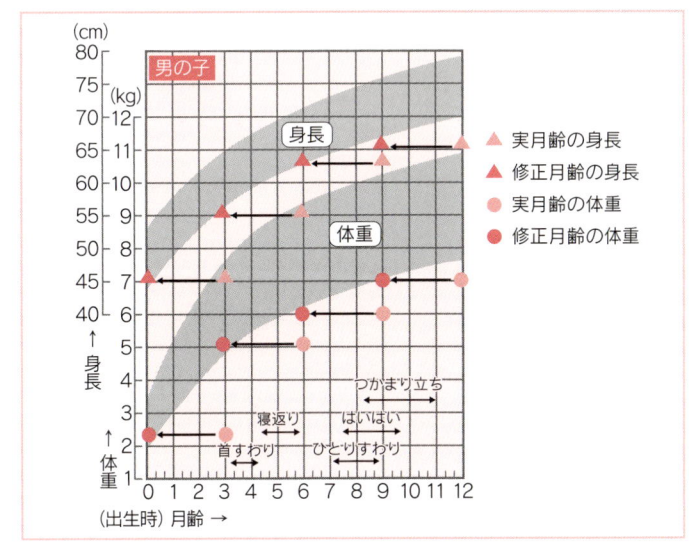

図3 修正月齢を用いた評価（例：在胎28週で出生した男児）

EAN
early aggressive nutrition（出生直後からの積極的栄養管理）の略．これまでの栄養管理に比べて出生直後から積極的に静脈栄養と授乳を組み合わせて行い，胎児発育を目指す．

極低出生体重児にとって母乳は感染防御や発達促進の視点からきわめて重要な乳汁であることは周知であるが，母乳単独ではタンパク質やカルシウム，リン不足が顕著となり，発育不良や未熟児代謝性骨疾患（未熟児くる病，骨減少症の総称）のリスクが高くなる．母乳栄養の利点を活かしながら，不足するこれらの栄養素を補うことを目的に行われるのが強化母乳栄養である．具体的には母乳に母乳強化パウダーを添加し与える．

このような栄養管理戦略により極低出生体重児のNICU入院中の発育は向上しつつあるが，現時点では完全に予防することはできていない．

2) NICU退院後の発育支援

NICU退院後の発育は，3歳までは予定日からの月齢（修正月齢）を用いて乳幼児身体発育値と比較して評価する（図3）．授乳は自律哺乳とし，母乳分泌が得られている場合には原則としてそのまま母乳栄養を継続する．EUGRの状態でNICUを退院した場

表2 口腔機能評価項目〔文献16)より〕

口唇機能	舌運動機能	下顎運動機能
・下唇の内転（下唇が嚥下時に内転するか） 　−：みられない 　±：ときどきみられる 　＋：みられる ・口角の牽引 　−：みられない 　±：ときどきみられる 　＋：みられる ・口角の対称性 　対称：口角が左右対称に引かれている 　非対称：口角が左右比対称に引かれている	・動き 　前後：舌が主として前後運動している 　上下：舌を口蓋に押しつけることができる 　側方：舌を左右に動かすことができる ・舌の突出状態 　−：歯列の内側（固有口腔内） 　±：歯列の外側〜口蓋（口腔前庭） 　＋：ときどき口唇の外側へ突出する 　＋＋：常に口唇の外側へ突出する	・動き 　単純：下顎が単純上下運動している 　移行：単純上下運動から咀嚼運動への移行状態 　咀嚼：下顎が側方運動を伴った臼磨運動をしている

表3 口唇，舌，顎の運動評価と離乳時期の関係〔文献16)より〕

評価項目	離乳初期	離乳中期	離乳後期
下唇の内転	＋	＋〜±	±
口角の牽引	−〜±	±〜＋	＋
口角の対称性	対称	対称〜非対称	非対称
舌の動き	前後〜上下	上下〜側方	側方
舌の突出状態	−〜±	−〜±	−
下顎の動き	単純	単純〜移行	臼磨

合に，修正3カ月まで1日授乳量の約1/2を強化母乳で与える方法が発育に有効であるという報告があるが，十分なエビデンスが乏しい．また，意図的に母乳栄養から人工栄養に変更することが有効であるというエビデンスもない．現状では，発達が修正月齢相当であればEUGRのあった児に対する栄養学的介入は期待できないと考えられ，原則として経過観察とする．

　早産児や低出生体重児に対して，どの時期にどのような離乳食を，どの程度与えるのがよいかに関する研究は乏しく明確な指針はないが，極低出生体重児を対象とした調査では，修正月齢を目安に離乳が進められていることが多い．経験的には精神運動発達が修正月齢相当であれば，修正月齢を目安とすることで大きな問題はない．しかし，未熟性の強い超低出生体重児では摂食機能が修正月齢に追いついておらず，離乳が進まず母親が悩んでいる例も経験する．そのため，修正月齢だけではなく，口腔機能評価項目（表2）を確認し，各離乳期に該当しているのかも合わせて評価する（表3）ことがよいと思われる[16]．

One Point Advice
　低出生体重児において離乳が円滑に進まないと母親が訴える場合には，日常与えているものを外来に持参してもらい実際に与えてみて，摂食機能が離乳のどの時期に該当するのかなどを評価しアドバイスする．

低出生体重児の口腔の形態特徴と支援

　正期産（妊娠 37～41 週における出産）での出生後まもない乳児の口蓋形態は，傍歯槽堤（副歯槽）とよばれる隆起が本来の歯槽堤の内側に沿った形であるため，歯槽の幅が口蓋全体から相対的に厚くなっている．口蓋中央は陥凹（哺乳窩・吸啜窩）しており（図1），その陥凹部に乳首を舌が押し付けて乳首を固定した状態で，舌が波打つような動き（蠕動様運動）と下顎が上下に動くことにより乳首，口蓋，舌背の間に陰圧空間を作り，その空間に乳汁が排出される．

　低出生体重児は「未熟児顔貌」とよばれる特徴ある頭部・顔面を呈していることが多い．低出生体重児でも 1,500 g 以下の乳児においては，口腔の形態も特徴的であり，口蓋の形態が歯槽堤が左右から正中方向に圧せられ，口蓋中央の陥凹の形態が狭窄された形を呈している（図2）．このような口腔の狭窄された口蓋で乳首から吸啜することになる．

　低出生体重児には早期産（37 週未満での出産）の場合も多い．哺乳の動きが未熟であり，吸啜-嚥下-呼吸の調和が取れた哺乳行動が完成するのは出生 35 週前後とされる．この調和が取れた哺乳行動が完成する前でも乳児は哺乳が可能であるが，誤嚥しないように少量ずつゆっくりと与える配慮が必要である．

　人工乳首を使用して授乳を行う場合には，口蓋の哺乳窩の形に人工乳首の形を合わせるような工夫も必要である．

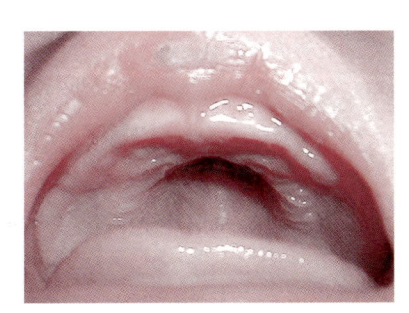

図1　正期産の乳児の口蓋

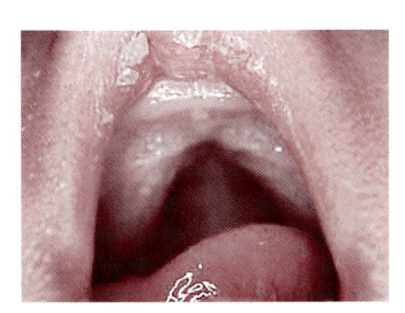

図2　極低出生体重児の口蓋

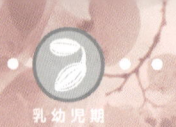

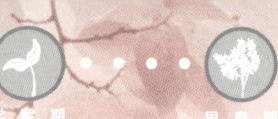

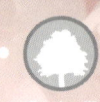

4 哺乳期(授乳期)の口腔機能への支援

Summary
乳児の口腔の形態発育と機能発達は密接に関連しており,乳児の哺乳行動にも大きく関与している.哺乳行動の発達変化や離乳への準備状況を理解したうえで,歯科からの指導や支援を行う必要がある.また,先天歯や小帯の異常などに対しては,正しい情報提供や対処法のアドバイスなどが必要となる.この時期の母体は,頻回な授乳により一時的に低骨量になるため,そのための栄養指導も重要である.

気づきと支援の場:乳児健診・乳児歯科健診,産後健診・妊婦歯科健診,地域における子育てサークル,歯科診療室での歯科保健指導

気づきのポイント 乳児の口腔形態の特徴が効率のよい哺乳に結びついていることを伝え,また形態の変化が機能の変化に関与していることを理解してもらい,哺乳から離乳への移行をスムーズにするための指導・支援を行う.

支援のポイント 母親が抱く乳児の哺乳状況や口腔の問題に関する悩みや心配ごとを把握し,適切なアドバイスを行う.乳児の発育に応じて,離乳の準備につながるような口腔機能の発達支援や口腔ケア支援を行うことが大切である.

Keyword「哺乳状況」「乳児の口腔形態」「形態と機能の関連」「授乳と栄養指導」「先天歯と Riga-Fede 病」

乳児への支援

1) 乳児の口腔形態と哺乳(吸啜)

健康に生まれた新生児には,胎児期に培われた哺乳のための反射(口唇探索反射,吸啜反射,咬反射など)が備わっており,自力で哺乳ができる.この時期の口腔内には,まだ生歯はみられず,顎は小さく口の中も狭いため口腔内は舌で満たされたような状態であるが,このような口腔の形態は,口唇と舌が一体化して哺乳を行うためには最適な形ともいえる.

上顎の口蓋中央には乳首に合わせた凹み(吸啜窩)があり(図1),下顎の歯槽堤は小さくまだ低いため舌がその上に乗りやすい.また上下の顎の前方部には隙間(顎間空隙)

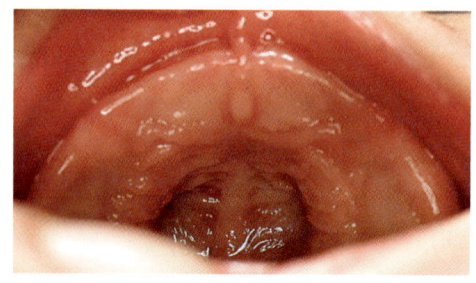

図1 新生児の上顎口蓋部にみられる吸啜窩

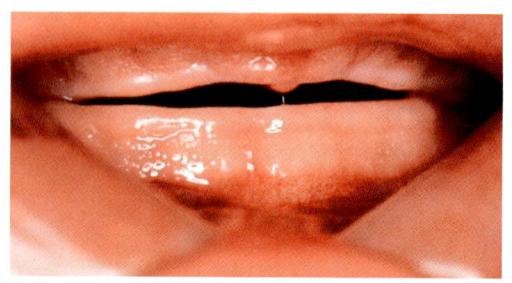

図2 新生児にみられる顎間空隙

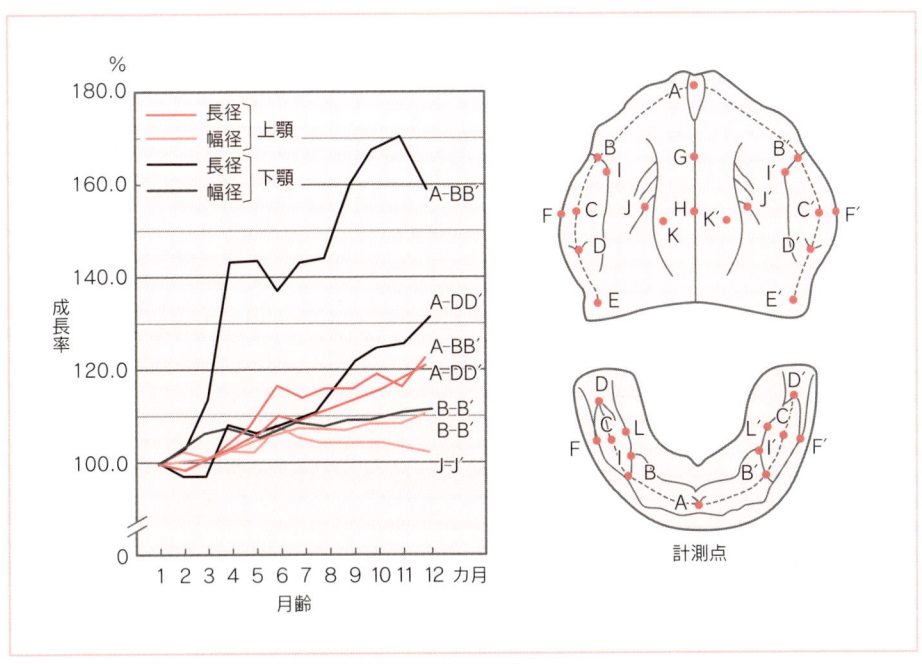

図3 歯槽長径および幅径の成長率の経時的変化〔文献20)より〕

がみられ（図2），頰部に厚い脂肪層（Bichatの脂肪床）があることなども，哺乳に適した形態となっている[17]．

　無歯期には上下顎の歯槽堤の間に舌が介在していることが多く，また吸啜時には前方の顎間空隙から舌を突出させて蠕動様の動きで吸啜を行っている．哺乳時の吸啜の動きは，まず口唇探索反射で乳首を捉えて口に含み，口唇をしっかり乳輪部に押しつけ固定するとともに，口の中に取り込んだ乳首を舌で包むようにして口蓋中央の吸啜窩に押しつけ，吸啜反射による舌の蠕動様の動きで乳汁を射出させる．このとき，乳首の根もとの部分（乳頸部）は下顎歯槽堤の上に置かれた舌尖部と上顎歯槽堤との間で挟まれて固定されており，吸啜反射により舌の前方部から中央部，後方部へと波動様に舌が隆起する動きが生じて，最後に舌後方部での隆起の後，舌背が急速に下降することで口腔内に陰圧が生じるため，乳汁の射出が促される[18]．

　また，この時期の乳汁の嚥下パターンも，離乳期以降に獲得される成熟嚥下のパターンとは異なったものである．成熟嚥下においては，口腔から咽頭部を経て食道に飲食物を送り込む際に，鼻腔との間を軟口蓋で，気管との間を喉頭蓋で塞ぐ必要があり，呼吸を一時止めて嚥下するという呼吸-嚥下の協調した動きがみられる．しかし，乳児では顎の成長が未熟なため，軟口蓋（口蓋垂）と喉頭蓋の先端が近接しており，乳汁は喉頭蓋の周囲を流れて食道に入っていくため，嚥下時に鼻腔や気管を塞ぐ必要がなく，気道を確保したままで嚥下が行われる．

　このように哺乳期の乳児の口腔は，哺乳が合理的に行われるような形態になっているが，それでも出生直後はなかなかうまく吸啜できない児も多く，また哺乳力も弱い．出生直後はそのため生理的な体重減少がみられるが，吸啜が上手になると哺乳量は増して

体重も増加する．人工乳首の場合は，吸啜窩の形に合わせて乳首の大きさや形を選んだり，哺乳量に応じて乳首の穴の大きさやカットを選ぶことも重要である[19]．

2) 口腔形態の成長と機能の発達

出生から約半年間は哺乳中心の時期であるが，この時期にも乳児のお乳の飲み方は変化する．新生児では反射が優位なため，口腔内に入ったものに対しては何にでも吸啜の反射が起こり，これを拒否する能力も未熟なため疲れるまで吸い続ける．その結果，胃の容量を超えて飲んでしまい，嘔吐や溢乳が起こりやすくなる．生後2カ月頃まではまだ反射が優位であるが，3〜4カ月頃になると吸啜拒否能力が発達してきて哺乳量をコントロールする能力がついてくる．同時にお乳の飲み方も変わってきて「遊び飲み」がみられるようになる．

「遊び飲み」は授乳の時間が長くなり母親にとっては大変なところもあるが，乳児が自分のペースで哺乳できるようになった証拠でもあり，また哺乳を休憩して母親と眼差しを交わしたり，声を出してやりとりをしたりと，母子相互作用を促して愛着関係を確立するためにも大切なものと考えられている．

哺乳反射は生後4〜5カ月頃から徐々に減退してきて，口腔内に入ったものをすべて吸啜する動きは消えていく．6カ月以降は反射様の動きはほとんどみられなくなり，お乳の吸い方も随意的なものとなっていく．このような口の機能発達には，口腔形態の発育や口遊びなどの乳児の行動が関連している．

出生時には，下顎は上顎に対して後方に位置しており，通常は舌を介して上顎と対向している．生後半年間の顎の成長をみると，下顎前方部の前方成長が著しい[20]（図3）．この成長により上下顎の位置関係も変化し，生後6〜8カ月頃の乳切歯萌出期には上下顎の切歯がほぼ対向するようになる．また，乳歯の萌出が近づくと歯を支える歯槽骨の成長もさかんになるため，歯槽弓が広がるとともに歯槽部の高さも増す．その結果，固有口腔の容積が増大し，舌が口腔内に収まりやすくなり，口唇も閉じやすくなる．このような口腔の形態変化は，口から食べ物を取り込み，舌を口腔内に収めて口唇を閉じて嚥下するという，離乳期以降に獲得する成熟嚥下のための準備を整えているものとも解釈される．

3) 口遊びと口腔機能の随意的発達

また，生後2カ月頃からさかんになる指しゃぶりや，4カ月頃からみられるようになる玩具しゃぶりなどの口遊びは，手と口の協調運動を促すものとして乳児期には機能発達面での意義が大きいものであるが，また口の随意的な動きの発達を促して哺乳反射の減退にも関連すると考えられている．

哺乳反射は出生直後の乳汁摂取のためには不可欠なものであるが，この反射様の動きでは乳汁以外の食べ物（固形食）の摂取はできない．離乳食摂取のためには，哺乳反射が消失して，口がさまざまな食具や食物を受け入れてそれぞれに応じた随意的な動きが引き出される必要がある．大脳の発達によって反射の動きが減弱するとともに，自ら口を使ってなめしゃぶる動きが出てくることで口の随意的な動きが獲得されてくると，哺乳反射が消失して離乳の準備が整ってくる．

「乳汁」と「お乳」の使い分け

「乳汁」は母乳でも人工乳でも，「乳児の栄養としての乳」であり，食形態の一種として用いている．それに対して，「お乳」は乳を与える母親と乳を飲む乳児のやりとりを背景としたものであり，授乳・哺乳行動や母子相互作用とも結びつくものとして表現している．

「成長」と「発達」の使い分け

「成長＝growth」は身長・体重のように形態的な量の増加として認められるものに対して用いられ，「発達＝development」は精神，運動および生理などの機能面の成熟に対して用いられる用語である．「発育＝growth and development」は成長と発達を総合的にとらえた概念であるが，成長または発達の互換的な用語としてしばしば用いられる[20]．

この時期の指しゃぶりは，乳児の口が哺乳以外の動きを学習していく大切なステップとして見守り，また清潔で安全な玩具などを用意して口遊びを十分行わせることが大切である．

母親への支援

 出産後は女性ホルモンの亢進が約2〜3週間くらいで正常に回復し，臓器によって異なるが，身体は約6〜8週間ほどでほぼ妊娠前の状態に戻る[22]．また妊娠期間中にあった口腔内の違和感，歯肉の炎症や腫脹，妊娠性エプーリスなども消失し改善されるので，出産後は自分の口腔の健康管理や意識が薄らぎやすい時期でもある．また出産後は短時間おきに必要とされる授乳により自身の睡眠リズムが大きく変化するため疲れもたまり，自分の口腔管理は簡単になりやすくなる．そのためう蝕や歯肉炎，歯周炎の罹患や悪化などが起こりやすくなるが，忙しい日々の中での歯科受診は難しい．

 歯科治療における歯科麻酔や薬物服用は，母体だけでなく授乳への影響も考慮，配慮すべきであるため，出産後の母親が歯科受診をした際には，適切に説明と治療を行うこと，また改めて口腔管理の重要性を子どもへのう蝕原性菌伝播の予防を含めて指導，支援することが必要である．

1）授乳とカルシウム摂取の必要性

 妊娠の全期間を通じて母体から胎児に約30〜35gのカルシウムが移行するとされ，妊娠中は母体の腸管からのカルシウム吸収は増加する一方，骨に貯蔵されたカルシウムが動員されるため，妊娠により骨密度は減少する傾向にあるとされている[22]．また出産後は頻回な授乳により母体の骨密度の一時的な低下が起こるが，カルシウム摂取量に応じて骨密度は保持される効果がみられる[23]ため，カルシウム摂取は妊婦だけでなく，授乳期の母親と乳児にとっても大変重要なことといえる．

2）授乳への支援

 哺乳は乳児にとって大切な栄養摂取方法である．乳汁摂取は原始反射である哺乳反射で営まれていることを理解して母親に支援を行う．

 母乳育児推進が言われている近年ではあるが，出産後に母乳の出が悪くなった，母乳が出なくなったという母親のためにも人工乳は必要なものである．母乳または哺乳瓶による人工乳という哺乳方法の違いは，口腔内形態や機能の発達に影響がほとんど認められないため[24]，それぞれの利点を活かした育児支援を歯科からもするべきと考える．

 生後6〜7カ月，早い子どもでは3〜4カ月に乳歯が萌出してくるためう蝕罹患の心配も出てくるが，母乳や人工乳がう蝕罹患の主因ではなく，う蝕は多因子性の疾患であることを理解してもらい，早期からの口腔ケアの指導や支援をしていく必要がある．

> 「哺乳」と「授乳」の使い分け
> 　哺乳は"乳児"が出生して最初に行う吸啜運動であり，これは胎児期に培った哺乳反射から行える行動である．母乳なら母親の乳首を，人工乳なら哺乳瓶の乳首を舌の蠕動運動でしぼり出し，乳汁を飲むことができる．
> 　授乳は"母親"が乳児に栄養(乳汁)を与え，乳児は吸啜して栄養を受けとる行為である．

3）乳児の口腔へのケアの支援

 母親が少しずつ頬や口の周囲に触れ，乳歯が萌出する前でもガーゼや綿棒などで口腔内を触る(図4)ことが子どもの過敏や緊張を和らげることにつながるとアドバイスす

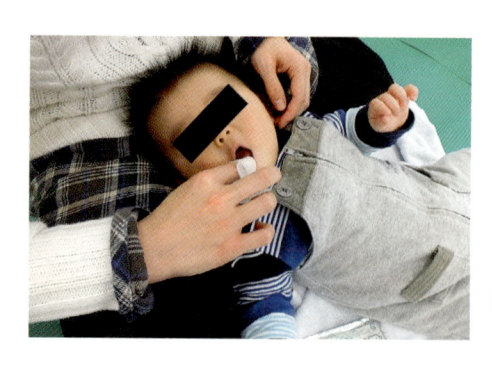

図4　母親の膝上で行うガーゼによる乳児の口腔内への接触

る．この時期はとにかく短時間（数秒〜10数秒くらい）で，子どもの機嫌がよいときでかまわず，目的は親が子どもの口腔に関心を持ち，乳歯の萌出に伴う口腔内形態の変化を見ていくうちに，徐々に親子がお互いに慣れて口腔へのケア習慣がつくことである．

う蝕原性菌の伝播のことばかり気にするのではなく，触れ合う育児の大切さをアドバイスして，周囲の大人たちの口腔管理の必要性を指導するべきと考える．またこの時期は乳歯の萌出状況に個人差があるので，月齢に合わせた離乳食ではなく，口腔内の形態や機能に応じた指導や支援をすることも必要である．

4) 乳児の口腔内で診られるもの

助産師学校の教本でも歯科に関することは記述されているが，新生児に関する内容は少なく，いまだに先天(性)歯が"魔歯"（新生児に歯が生えていることがおかしいイメージ）と表現されていることもある．そのため助産師からそのように説明を受けた母親は，何か悪いものではないかと不安になり心配して歯科を受診することが多いので，正しい説明をする必要がある．

(1) 先天(性)歯とRiga-Fede病

先天(性)歯は出生時に見られる「出産歯」と生後1カ月以内に萌出する「新生児歯」に分類され，総称して先天(性)歯という（図5）．0.03〜0.11％の発生頻度で下顎前歯部に多発し，犬歯部や上顎切歯部にも発現することもある[25]．本来の乳前歯なのか過剰歯なのか判断は難しいが，動揺が強く授乳の際に脱落し誤嚥する可能性が高い場合は抜去することもある．しかし出生後まもなくでは出血性素因がわからないため，保護者と産科医や小児科医と相談することは必須である．

Riga-Fede病とは，授乳するたびに舌が前後運動することで先天(性)歯が舌の裏をこするために潰瘍を形成する（図6）．そのため子どもが哺乳障害をきたしたり，授乳のたびに母親が乳首に疼痛を伴う場合は，先天(性)歯の切縁を少し削合することで，母親の疼痛も緩和し，潰瘍も改善，消失して哺乳障害がなくなることが多い．

(2) 上皮真珠

出生時から生後数カ月までの乳児の歯肉にみられる真珠のように白色，黄白色の腫瘤である（図7）．歯胚の発育過程で歯堤の一部が吸収されず残留して歯肉に角化物として現れたものである[25]．上顎に好発されるが，下顎にもときどきみられる．腫瘤も数個から数多くみられる子どももおり，生後数週間〜数カ月で自然に消失する．

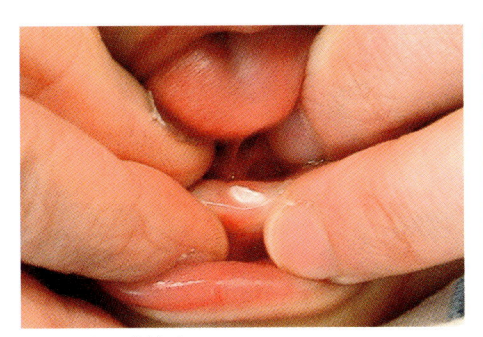

図5　先天(性)歯

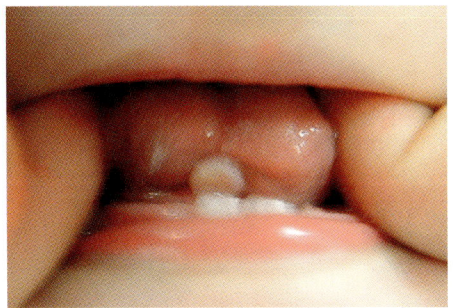

図6　先天(性)歯によるRiga-Fede病

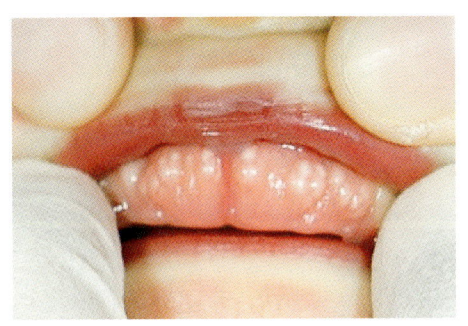

図7　上皮真珠

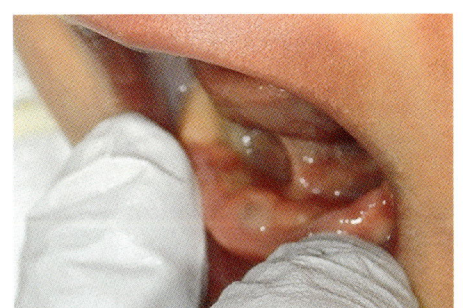

図8　舌小帯(短縮症)

(3) 小帯の異常

　上唇小帯の肥厚や付着位置異常は，哺乳行動にはまず影響はないが，上顎切歯部が萌出してくると離開が起こることがある．肥厚や付着位置異常により上顎切歯部は口腔ケアが難しくう蝕罹患しやすくなるため授乳中は適切な口腔ケアの指導や支援が必要であり，離乳期以降の口腔管理にもつながることが大切である．

　舌小帯異常（図8）として，短縮や強直は，哺乳における舌運動に制限がかかり哺乳障害の原因の1つといわれているが，その関係を調べた報告によれば，統計的な関連性を示す結果は示されず医学的根拠はないとされている．また子どもの成長とともに舌が発育して舌小帯の付着位置が変化することもあるため，舌小帯の切除，伸展手術は著しい強直症例を除くと乳児には行わないのが現状である．

　子どもが成長して発音や摂食嚥下機能に影響を及ぼしていると判断されるまで経過観察され，4～5歳以降で協力性が得られるころに判断しても問題ないとされている[26]．手術後は舌の機能訓練が必要であるため意思の疎通がとれる年齢が望ましいと考える．

One Point Advice
　乳児の口腔の形態発育と哺乳行動の発達との関連を理解して育児中の母親を支援する必要がある．また母親の心身の状況をふまえ，歯科からは育児支援につながるよう親子に対して口腔保健指導や支援を行うことが大切である．

References ●妊娠期・乳児期前半

1) 熊澤由紀代ほか：つわり，妊娠悪阻の妊婦．周産期医学，36(5) 537～539，2006．
2) 川崎佳代子ほか：妊娠時の唾液成分の変化．埼玉県立衛生短大紀要，9：43～46，1984．
3) 藤岡万里ほか：産科併設歯科で行う「出産後歯科健診（ママ・サポート歯科健診）」について-アンケートからの報告．小児歯誌，47：738～745，2009．
4) 木村有子ほか：本学医学部附属病院におけるマタニティ歯科の取り組み―受講者のアンケート結果より（抄）．小児歯誌，52(2)：396，2014．
5) 藤岡万里：妊娠期の口腔ケアと歯科受診の必要性．PIGEON ai report. vol. 3．株式会社ピジョン，2011．
6) 岡井　崇，綾部琢哉編：標準産科婦人科学　第4版．医学書院，東京，300～307，2011．
7) 高木裕三ほか編：小児歯科学　第4版．医歯薬出版，東京，62～66，2011．
8) 庄司順一：発達的にみた反射の消長．発達人間学研究，2：67～77，1978．
9) 金子芳洋編著：食べる機能の障害　その考え方とリハビリテーション．医歯薬出版，東京，13，1987．
10) Itabashi, K. et al.: Mortality rates for extremely low birth weight infants born in Japan in 2005. *Pediatrics*, **123**: 445～450, 2009.
11) Itabashi K, et al.: New Japanese neonatal anthropometric charts for gestational age at birth. *Pediatr Int.*: 2014(Epub ahead of print).
12) Sakurai, M. et al.: Extrauterine growth restriction in preterm infants of gestational age < or = 32 weeks. *Pediatr. Int.*, **50**: 70～75, 2008.
13) 板橋家頭夫ほか：日本人極小未熟児の発育曲線．第2報：NICU退院後5歳までの発育．新生児誌，30：175～185，1994．
14) 板橋家頭夫：極低出生体重児の思春期以後の予後に関する研究．平成24年度厚生労働科学研究「重症新生児のアウトカム改善に関する多施設共同研究」（研究代表者：藤村正哲）研究報告書．
15) 板橋家頭夫：低出生体重児の栄養管理．小児外科，44：2012～2030，2012．
16) 板橋家頭夫：平成15年度厚生労働科学研究「育児不安軽減ための低出生体重児に対する栄養管理のあり方に関する研究」（研究代表者：板橋家頭夫）報告書．
17) 向井美惠編著：乳幼児の摂食指導―お母さんの疑問に答える．医歯薬出版，東京，12～13，2000．
18) 向井美惠：乳汁はどのように飲むの？．お母さんの疑問に答える　乳幼児の食べる機能の気付きと支援．医歯薬出版，東京，48～49，2013．
19) 井上美津子：乳幼児の歯科口腔医療Q&A 第2回　胎生期～5カ月頃（離乳前）．日本歯科評論，73：119～120，2013．
20) 湖城秀久：乳児の歯列の成長発育に関する研究―上下顎歯槽部および口蓋部の三次元的計測．小児歯科学雑誌，26：112～130，1988．
21) 髙木裕三ほか編著：小児歯科学第4版．医歯薬出版，東京，11，2011．
22) 下屋浩一郎：26章褥期の生理．標準産科婦人科学第4版（岡井　崇，綾部琢哉編）．医学書院，東京，531～537，2011．
23) 米山京子，池田順子：長期授乳婦の骨密度に及ぼすたんぱく質およびカルシウム摂取の影響．母性衛生誌，48(4)：568～576，2008．
24) 向井美惠：第4章授乳期の機能の発達とその支援．お母さんの疑問に答える　乳幼児の食べる機能の気づきと支援．医歯薬出版，東京，42～55，2013．
25) 田口　洋ほか：小児歯科学第4版（髙木裕三ほか編）．医歯薬出版，東京，2013．
26) 小児科と小児歯科の保健検討委員会：舌小帯短縮症の考え方．小児保健研究，72(5)：754～757，2013．

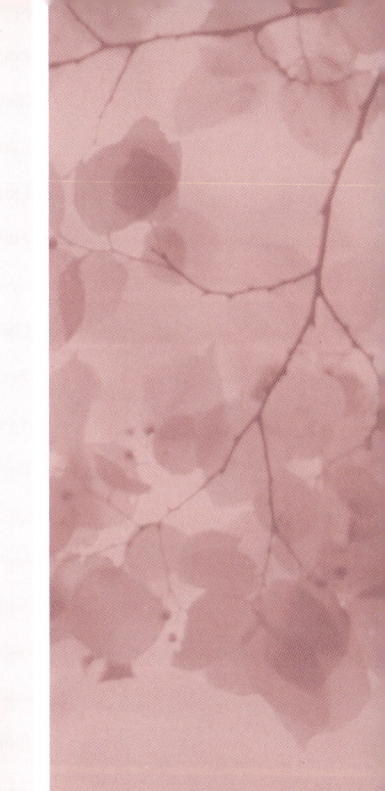

各ライフステージにおける口腔機能への気づきと支援

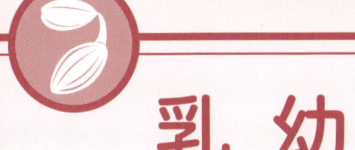

乳幼児期

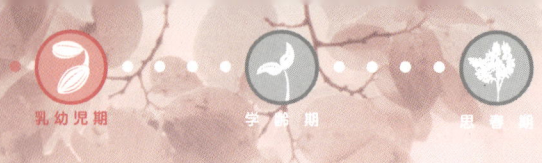

1 口腔機能の発達と咀嚼習慣の育成

1) 離乳期

Summary
離乳期の口腔機能の指導支援を行うときには，母子健康手帳などを介して，多職種が認識すべき基本的な離乳の進め方についてのコンセンサスを得たうえで行うことが不可欠である．離乳期においては，支援を受ける母親をはじめとした家族の不安の軽減が，信頼を得る鍵となる．

気づきと支援の場　家庭，保育所，乳児健診，1歳6カ月健診

気づきのポイント　乳幼児の口元の動きを注意深く観察すると，嚥下時，押しつぶし時，すりつぶし時などの特徴的な動きに気づくことができる．口の動きと歯の萌出，手指の機能の発育程度と離乳食の食形態との関連への気づきがポイントである．

支援のポイント　離乳期を通しての支援の柱は，離乳食を食べさせるのではなく，食べる動きを引き出すように支援を進めていくことである．食べた量でなく食べ方を，たとえば12～18カ月頃には周りを汚しながらも手づかみ食べを支援する．

Keyword　「口の動き」「離乳食」「手づかみ食べ」

離乳期の口腔の機能発達と咀嚼習慣

乳児
出生以後1年未満の小児．前半期は主に乳汁で保育されることが多く，身体発育が著しい．母体からの免疫が残っているが外界適応力はなお弱い．後半期は乳汁のほか離乳食で保育されることが多い．

離乳期の口腔機能の発達と咀嚼習慣の育成にあたっては，育児に関わる小児科医，保健師，栄養士，保育士など多くの職種との連携が必要となる．そこで，指導・支援を行う際には，母子健康手帳などを介し，多職種が認識すべき基本的な離乳の進め方について，コンセンサスを得たうえで行うことが不可欠である．

授乳・離乳の支援ガイド[1]に記載されているものでは，食べ方の発達と離乳食の調理形態に関連する内容について，専門領域である歯科領域からの指導・支援を担うようにすることが，支援を受ける母親をはじめとした家族の不安の軽減や信頼を得る鍵である．ここでは授乳・離乳の支援ガイドを参考に出生後5カ月頃から1歳6カ月頃までを離乳期として記す．

幼児
母子保健法，児童福祉法で，満1歳から小学校に就学するまでの小児をさす．本書では，乳歯列の完成や食事の自立などを考慮し，また文献[3]を参考にして3歳まで（4歳未満）を幼児の前半，それ以降の就学までを後半とした．

離乳期の口腔機能の発達の中心となる食べるための基本的な機能の発達は，離乳期から始まり，乳歯が生え揃う3歳頃まで続く．口でなされる食べる機能の発達の過程は，①食物を嚥下する動き⇒②口唇で食物を摂り込む動き⇒③軟らかい固形食物を押しつぶす動き⇒④固形食物をかむ（すりつぶし）動きの順で発達する（図1）．乳幼児の口元の動きを注意深く観察することで，これらの特徴的な動きに気づくことができる．この動きの発達にあわせて，離乳を進めるよう支援することが大切となる．

離乳期を通しての支援の柱は，離乳食を食べさせるのではなく，食べる動きを引き出すように支援を進めていくことである[2]．

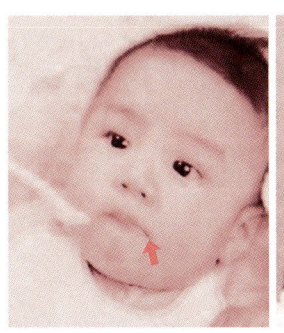

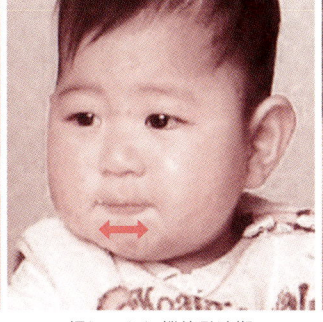

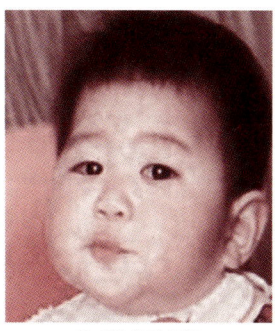

|離乳初期|押しつぶし機能発達期|咀嚼機能発達期|

図1　離乳期における食べる機能の発達

離乳移行への口のサイン ～離乳の準備（4～5カ月頃）

　　乳汁以外の食物を吸啜以外の動きで摂取するための準備は，哺乳反射の消失にあわせた，口を使った遊び，手指しゃぶりなど乳首以外のものを舐めたりかんだりする遊びの環境を与えることにある[3]．このような口を使った遊びによって，口に入る離乳食を受け入れるための口の感覚や動きの準備がなされていく．

食べ方の発達への気づきと支援

1）5～6カ月頃

　　離乳を始めた5～6カ月の時期は，(1)ペースト状の離乳食を口を閉じてゴックンと飲み込む嚥下と，(2)スプーンから口唇を閉じながらこすり取る（捕食）動きの2つの動きが離乳食を食べながら獲得される．これらは口唇・顎・舌などの動きがそれぞれ分離した随意運動が可能となって発達する．

(1) 食物を飲み込む動き（嚥下機能）
① 気づきの動き
・舌が口から突出しないように下唇が舌先を押し込むように内転する動き
・閉口時に舌先が固有口腔内に入るように下唇を内転させて舌先を口蓋前方部に押しつけさせ，閉口して舌で食物を咽頭へ送り"ゴクッ"と嚥下反射が誘発される動き．

(2) 食物を食具から取り込む動き（捕食機能）
① 気づきの動き
・食物を目（視覚），香り（嗅覚），声（聴覚）などで確認して開口する．
・食具（スプーンなど）が下唇に触れると口を閉じ始め，口を閉じる途上で食具上の食物が上唇に触れると，上下唇で食具を咥えて食物を上唇で口腔の前方部へ摂り込む．上手になると一回の開閉口運動で捕食が可能となる．
・口腔内に摂り込まれる際に，同時に舌前方部の舌背上の食物は口蓋皺襞に押しつけられ，食物の大きさや硬さなどの食物の物性（テクスチャー）が感知される．

② 5～6カ月頃の支援
・離乳食の調理形態をそのまま飲み込むことができるように，なめらかにすりつぶし

た状態に調理する．
・スプーンを児の下唇の上に乗せて，パクパクと口を動かして摂り込む動きを引き出しながら与える．
・「アーンして」などと声かけをして，口を大きく開けさせ，口中に入れ込まないように注意する．

2）7〜8カ月頃

捕食により口中の舌の前方部に摂り込んだ軟固形の離乳食を，上顎の口蓋の前方部に押しつけてつぶして唾液と混ぜて味を引き出し，味わって食べる動きができるようになる．口蓋前方部と舌前方部は，食べる口の動き全体を司るセンサーのような場所と動きで，押しつぶす機能の発達は食べる機能発達のうえで非常に大切な発達段階である．

(1) 軟固形食品を押しつぶす動き（押しつぶし機能）

①気づきの動き

・口角の左右対称な水平方向への動き（上下唇赤唇部が扁平となる動き）
・舌尖を口蓋前方部に押しつけ食物をつぶす動き
・つぶされた食物を舌背上で一塊（食塊）にする動き．

②7〜8カ月頃の支援

・離乳食の調理形態は舌でつぶせる軟らかい固形の形態で，きざみ食ではない．
・舌で押しつぶされた後に飲み込むためにまとまりやすいようにトロミなどを加える工夫も必要．
・離乳食の食形態が感じられやすい動きを引き出すには，児自身が唇の動きで離乳食を摂り込むまで待つ介助も大切．
・食事のリズムをつけていくのと同時に，さまざまな味や舌触りを楽しめるように食品の種類を増やしていく．

3）9〜11カ月頃

口に摂り込んだ食物を将来乳臼歯が生えてくる部位である上下歯槽堤ですりつぶす動きが発達する．この動きでつぶされた食物は唾液と混和され味わうことができると同時に飲み込みやすくなる．また，この時期にはつぶされて口中に広がった食物をまとめる食塊形成の動きも上手に営むことができるようになる．

(1) 固形食品をすりつぶす動き（すりつぶし機能獲得期）

①気づきの動き

・舌では押しつぶせないと感知された食物を，舌で臼歯部に運ぶ．
・口唇と頬の協調した口角の左右非対称な動きと下顎の左右どちらかの側への偏位．
・臼歯の上に食物を置き，頬と舌で落ちないように食物を支える．
・下顎の側方運動によって繰り返しすりつぶしながら唾液と混和する．
・嚥下可能な程度につぶされて唾液と混和された食物を，食塊として嚥下する．

②容器からの水分摂取

コップなどの容器から引水量の調節をするのは上唇である．この動きは，介助下に液状食品（牛乳，お茶，水など）をスプーンやコップから摂取する際に，上唇が液状食品

に触れ，濡れてから取り込む動きがみられ，この時期には少しずつ水を啜る動きが発達する．

③動きの気づき

- 上唇で水分を感知して量を調節しながら連続して液状食品を摂取する．
- 上下唇の間に容器の縁を挟み，上唇を安定させて液に触れ続ける．
- 上唇を伸ばして水分で濡らす．
- 一定量の水分が口腔に入ると上唇が強く閉じられる．

④9〜11カ月頃の支援

- 調理形態は歯肉でつぶせる程度の固さで，食塊形成ができるのでトロミは必要なくなる．
- 歯肉の上に乗せてすりつぶすことができるように具材をあまり細かくしないように注意して調理する．
- 容器からの水分摂取は，最初はスプーン→レンゲ→底の浅いコップ，の順に上下唇で容器の縁を安定して咥えさせ，唇が液体に濡れる感覚を与えることで機能を促すことができるように介助する．
- 食事のリズムを大切にして，家族一緒に楽しい食卓を経験させていく．

4) 12カ月〜1歳6カ月頃

1歳の誕生日頃には，手づかみ食べによる手と口の協調した動きが盛んにみられる．少し大きな食べ物（赤ちゃんせんべい，いちごなど）は，生えてきた上下の前歯を使ってかみ取ることもできる．1歳半頃には自分の口の容量とかみつぶす機能に合わせた一口量をかみ取ることができるようになる．

また，スプーンやフォークなどの食具の使用も少しずつ可能になる．手指を使った把持方法の発達に応じた手と口の協調（頸部回旋の消失）した動きは，3歳頃にかけて上手になっていく．

①動きの気づき

- 前歯で咬断することで口に入る固形食品の固さの感覚が敏感に歯根膜で判別できることに気づく．
- 一口で処理できる量の学習は口への詰め込みをなくし，窒息事故の予防となる．

②12カ月〜1歳6カ月頃の支援

- 歯肉でかめる硬さが基本となるため，繊維の多い肉や野菜は避ける．
- 1歳6カ月頃には上下の乳臼歯（第一乳臼歯）が生える子もいるので，口の中を見て上下の乳臼歯が咬合したら少しずつ硬い食品を与える．
- 第一乳臼歯がかみ合うまでは，繊維のある食品は丸飲みしてしまうため避ける．
- 自分で食べる楽しみを手づかみ食べから始めて，順次食具（スプーン，フォーク）を使った食べ方を進める．

> **One Point Advice**
> 離乳期を通して摂食嚥下の機能発達を育む食形態と食べる動きを教えるとともに，食べる意欲を引き出すために，この時期から学齢期頃まで五感を意識した食べさせ方を支援するよう心がけることも大切となる．

1 口腔機能の発達と咀嚼習慣の育成

2）幼児期前半

—— 食事の自立のための気づきと支援；自食の発達を促し，咀嚼習慣を支援

Summary：
　3歳頃までの幼児期前半の幼児の食べ方の発達は，食事の自立の途上で乳歯が生えるのに伴う顎の成長と，咬合する乳臼歯による咀嚼機能の発達によって特徴づけられる．また，自分で食べる「食事の自立」に向けた発達は，この時期の上肢・手指の機能発達により，スプーンや箸などの食具の扱いが注目されがちだが，食具とともに食物をとらえる口の動きとの協調を常に意識して，食具の種類や形を考慮することが大切である．

気づきと支援の場： 家庭，保育所，3歳児健診，育児サークル

気づきのポイント 食物を口の中に押し込む，顔を横に傾けて口に取り込む，前歯で引きちぎるような手指の発達程度と口の動きの非協調に気づく．乳臼歯の萌出に伴う咀嚼力の増加と，食物物性の関連に気づく．

支援のポイント 口腔内に取り込む一口の量感覚が獲得されやすいような固形食物を与えるなど，一部介助しながらの支援が望まれる．歯の萌出状態などをチェックしながら，かんで食べられる調理法や食べ方を支援する．

Keyword：「手づかみ食べ」「食具食べ」「乳歯萌出期」「自食機能獲得」

幼児期前半の口腔の機能発達と咀嚼習慣

　幼児期前半は，自分で食べることができるようになる食事の自立の時期であるが，食べることを楽しむという認識や余裕はなく，自我の発達に伴う「むら食い」，「遊び食べ」などがみられ，自己中心的で他のことに気を回すことはできない[4,5]．

　このような食事に対する全体の発達の中で，3歳頃までの幼児の食べ方の発達は，食事の自立の途上で乳歯が生えるのに伴う顎の成長と，咬合する乳臼歯による咀嚼機能の発達によって特徴づけられる[1]．

　この時期の上肢・手指の機能発達により，自分で食べる「食事の自立」に向けた発達は，スプーンや箸などの食具の扱いが注目されがちだが，食具とともに食物をとらえる口の動きとの協調を常に意識して，食具の種類や形を考慮することが大切である．食事における口と上肢，手指の協調の第一歩は，7，8カ月頃に始まり1歳半頃までがピークとなる「手づかみ食べ」である．手指と口の機能発達に応じて，少しずつ自分で食べる動作を学習して機能獲得がなされるが，自分で食べたいという意欲は，手指と口の動きの協調発達に加えて，乳歯が生えることによる口腔の成長に伴って促される．

　3歳頃までの幼児に対する食事支援にあたっては，1歳頃までの離乳期に獲得した口腔の機能に続いて発達する食べ方の変化についての観察と，上肢（手指）で食具を用いた食べ方の観察において，食具を介して手と口がどのように協調しあって機能を獲得しているかを観察評価して支援することが大切である．

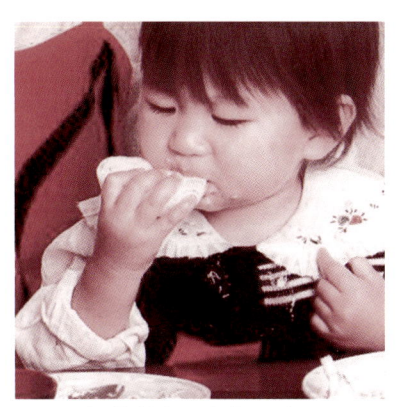

図1 幼児期前半の手づかみ食べ

1) 目・手・口の協調運動の発達

スプーンなどの食具による摂食時の上肢，手指，口の動きの基本は，手づかみ食べにあることはいうまでもない．この時期に，①自分の口で処理可能な一口量を調節する動きを覚え，②口のどの場所に食物を手指でもっていくと量を調節してかみ取りやすいか，などを捕食の動きを通して経験しながら，機能定着がなされる（図1）．

手づかみ食べと同時に，スプーンなどの食具を用いた摂食に関わる目・手・口の協調機能の発達がなされ始め，手づかみ食べと同様の経過をたどりながら3歳頃までには上手に使えるようになる．

2) 食事姿勢と食卓

食事の自立のための摂食動作の発達のために，テーブルの高さと幼児の上体との目安は，垂直座位で上腕を体幹からやや離したときに肘関節がテーブルにつく程度の高さに調節すると口の正中部に食物を運びやすく，捕食が容易となり，機能獲得が容易となる．

3) 食べ方の特徴

離乳が完了した1歳半頃は，スプーンで食物をすくおうとしたり，両手で食器をもってスープ・牛乳などを飲もうとしたりする．しかし，食器具の操作の発達途上の年齢のため，食物をまだこぼすことも多い．また，食事の挨拶を真似たりするようになり，食事の満足感に満ちた顔もみられたりする時期である．

最初の頃は，食物をもった手に顔と口が迎えにいくような頸部の回旋（ネックローテーション）の動きがまだみられるが，しだいに回旋がなくなり顔が正面を向いたままで手と協調できるようになり，正面を向いて口唇の正中部から口腔内へ手づかみした食品が取り込めるようになる．また，指も最初の頃は口腔内に入るが，乳前歯がかみ合う頃には指は口唇の位置までで口の中に入らずに，大きなものは前歯で咬断して取り込むことができるようになる．スプーン，フォークなどの食具を使った食具食べも，手づかみ食べとほぼ同様な経過で口との協調動作が3歳頃にかけて発達する．

食べ方の発達への気づき

1）手指の動きの発達程度と口の動きとの協調に気づく

　　手と口の協調運動による機能獲得が途上の時期には，顔が横に向いた状態で大きく開いた口に手指で把持した食物や，スプーン・フォークなどの食具から食物を口に押し込むような動きに気づくことが多い．

　　自食して食べる機能は，口で食物をとらえて処理する動きが上肢・手指の摂食に関わる機能より早期に発達する．そこで，上肢・手指を使った食具（スプーン・フォーク）食べの機能は，特に捕食の口の動きに注意して観察することが基本となる．最初はスプーンを使った自食で口唇を使った捕食機能が十分可能かを観察評価してからフォークを使用する食べ方を評価すると，丸飲み込みの食べ方を予防できる．食べ方の生理的な運動発達を参考にして，その理由に気づくことが大切となる．

(1) 気づきのポイント
・前歯で一口量をかみ取る（咬断）動き
・手の食物を口唇中央部から取り込む動き
・顔を横に傾けず（頸部回旋の消失）に食物を手から口に取り込む動き．

(2) 発達途上の場合にみられる未熟な動き
・手にもった食物を口の中に押し込む動き
・顔を横に傾けて（頸部回旋）食物を手から口に取り込む動き
・手にもった食物を前歯でかみ切らずに，引きちぎるような動き

　　手づかみ食べの機能獲得の途上で，スプーンやフォークなどの食具を使用した食具食べがみられるようになる．

2）食物の硬さの違いに応じた顎の動く回数の違いに気づく

　　硬さや大きさの異なる種々の食品を味わって食べることができるように，ゆったりした食事時間を設定して摂取食品の物性が異なることによる咀嚼の回数や咀嚼リズムの違いに気づくことが大切である．

　　1歳半頃から3歳にかけて，奥歯が生えてかみ合うのに伴って，固い食物が処理できるようになることに気づき，摂取可能な食物が広がっていることに気づく．このように歯が生えてくるのに応じて咀嚼機能の発達が促されるため，上下の前歯が4本ずつ生えたら前歯を使ってかみ取らせ，上下の奥歯（第一乳臼歯）が生えてかみ合ったら少し硬い・繊維の食物を食べさせ，摂取食物とあわせて咀嚼の発達程度に気づくことが大切である．

食べ方の発達への支援

1）食事の自立への支援

　　1歳から2歳の前半は1人で食べられず途中で援助を求めることも多いが，叱ったり，

小言をいったり，無理強いしたりせずに，1人で食べられたことを褒めるなど適切な支援が必要である．また，2歳の後半になると1人で食べられるようになる．また，むら食いなどがみられるが，無理強いせずに片付けて次の食事を待たせ，空腹感を経験させることも自立のための大切な支援である．

2) 一口量の学習と窒息事故の予防のための支援

自食の動きが活発な割には，協調動作（一口量の調節など）の獲得に時間を要するため，「こぼす・こぼれる」ことが多い．手指で把持することができる食物やフォークに刺した大き目の固形食物を上下唇で挟んで前歯で咬断する機会を多く与えることによって，硬さに応じた歯根膜感覚と，かみ切るときの咀嚼筋の力の程度などの学習に加えて，口腔内に取り込む一口の量感覚が獲得されやすいような固形食物を与えるなど一部介助しながらの支援が望まれる．

スプーン，フォークなどの食具を使った自食の食べ方は，手づかみ食べで一口量をかみ取れるようになってから頻度高く使わせるようにすることが咀嚼機能の発達を促すうえで大切である．一口量を口の感覚で判断できるようになる前には，スプーン，フォークから多量に口に押し込んでしまうため，あまりかまずに丸飲みするような食べ方になることが多く，食べ物の種類によっては窒息などの事故の原因となることもある．手づかみ食べが上達して，一口量の学習があまりできていない時期に，フォークや箸などの食具の使用を促すことがないように，育児担当者側の支援の仕方に対する注意が必要である．

3) 歯の萌出に応じた咀嚼機能獲得のための支援

3歳までの幼児の前半の時期は，歯科からの保健指導の基本の考えは，乳歯が萌出途上にある時期のため咀嚼機能が歯の萌出程度に大きく依存することにある．1歳半頃から上下の奥歯が生え始め，上下の第一乳臼歯がかみ合ったら歯でかみ砕くことが可能となる．しかし，歯の形や年齢（筋力）から咀嚼力には限界がある．硬すぎることなく，繊維も強すぎることのない食品の選択と調理の工夫はまだ必要である．第二乳臼歯が咬合する3歳すぎになったら，軟らかい食物だけでなく，硬い繊維に富んだ食物を食べさせ始め，よくかむ習慣が得られるように支援する．

4) 早食い・過食にならないための支援

2歳の時期は自己主張が強く，理解力もまだ弱いので，食事についても好き嫌いの食物を多く主張し，食べ方においても早食いや過食になりやすい．歯の萌出状態などをチェックしながら，かんで食べられる調理法や食べ方を支援する．早く食べるのを強制することがないようにして，食物本来の味に接する機会を与える支援が望まれる．

> **One Point Advice**
> 幼児期の前半は，乳歯萌出の順序を通して，かんで食べられる食材を考慮した調理の支援が必要である．また，美味しさを経験させ，食べる意欲を引き出すために，五感を意識した食べさせ方を支援するよう心がけることも大切となる．

1 口腔機能の発達と食べ方習慣の育成

3）幼児期後半

―― 食べ方のマナーと食材に応じた食べ方の支援

Summary
　乳歯列完成後から就学までの幼児期後半は，自立した食べ方の機能を集団の場でほかの人と協調して食べる社会食べが発達する時期である．五感に気づき，五感を意識して食べることの美味しさを知り，食べ方のマナーを身につけ，家族以外の人たちと一緒に食べることによって食事のもつ広がりを少しずつ経験させながら，食事の楽しさと種々の食物の美味しさが経験できるよう支援することが大切である．

気づきと支援の場　家庭，保育所，幼稚園

気づきのポイント　異なる種類の食具（スプーン，フォーク，箸など）に対応して，どのように使うと口の動きと協調してこぼさずに美味しく食べることができるか，また，五感を意識した食べ方が美味しいことに気づかせる．

支援のポイント　食具と食器の組み合わせと食事における使用方法を指導・支援すると同時に，多くの人と一緒に自律してともに食べる食べ方のマナー（社会食べ）について支援する．

Keyword　「食事の自律」「乳歯列完成」「五感教育」

幼児期後半の口腔の機能発達と咀嚼習慣

　幼児期後半は，食べることを意識して食べられるようになり，生活の質に関連した食行動，食習慣について部分的に形成されていく時期である[4]．スプーンを上手に使い，主食，副食を交互に食べたり，食事の雰囲気を楽しいものと感じて，他の人を意識した食べ方をしたりという行動がみられるようになる．また，食事づくりに関する手伝いが少しずつできるようになっていく[5]．

　食べる機能に関しては，乳歯列は3歳頃に完成するが，20歯の乳歯が咬合すると，口に取り込んだ食物の硬さや大きさに応じて，口唇をしっかり閉じたままの鼻呼吸下でよくかんで唾液と混和して十分に味わって嚥下する食べ方ができるようになる．乳歯列完成から永久歯への交換が始まるまでの幼児期の後半は，通常の食物なら大人と同じ食品（特に硬さ）が食べられるようになる．しかし，大人よりかむ力が弱いため，大人と同じ食物を食べるにはかむ回数を多くする，一口量を少なくする，などの食べ方の工夫を必要とする[1]．

　食べられる食物の種類が広がり，多様な食物の美味しさの経験は，食物の大きさ，硬さに適応できるかむ機能が獲得されているからこそ可能なことである．

　食事時に食べる動きが上手にできる座位姿勢は，上体をやや前に倒しぎみの姿勢で，股関節と膝関節がともにほぼ直角になって，足底がしっかりと床に接地した姿勢である．このような姿勢がとれるように身体の大きさにあった高さの椅子とテーブルが望まれる．

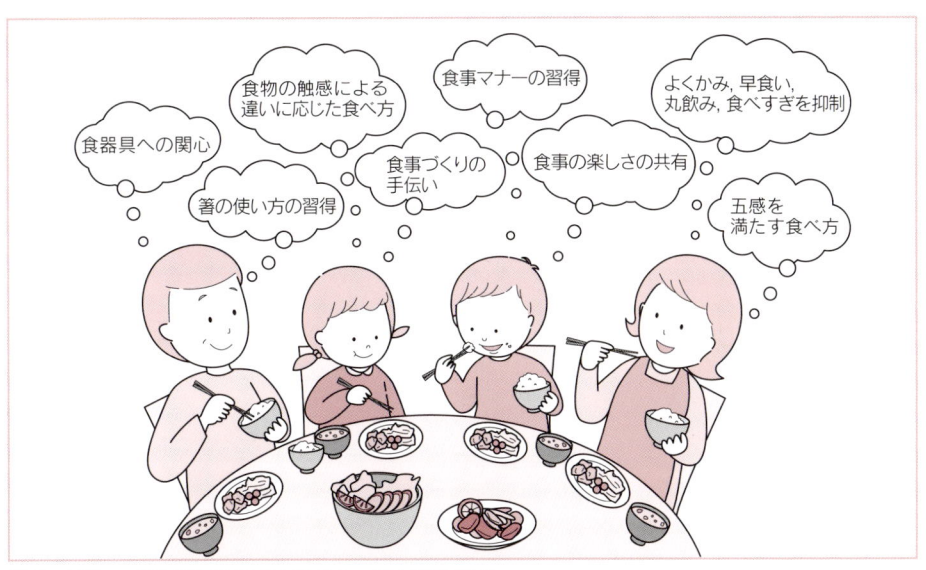

図1 家族一緒の食事で食事本来のもつ広がりを学ぶ

　このような食事に関わる食べ方の機能の自立がなされると，集団の場で自立した機能を他の人と一緒にどのように発揮するかについての自律が育つことが望まれる．家族以外の多くの人と一緒に食べることによって，食べ方のマナーを身に付け，楽しく美味しく食べられるようになり，食事本来のもつ広がりを少しずつ学んでいく（図1）．

　4歳以降の幼児期後半は，生え揃った乳歯を食事で使い，しっかりかむことでいかに美味しさが引き出せるかに気づかせることが大切である．そして，摂取食物の硬軟，大小，粘度などに応じて咀嚼回数やかむ力の強さを変えることに，種々の食物を食べる経験を通して気づかせることが必要である．

食べ方の発達への気づき

1) 食器・食具の合理的な使い方の気づきを引き出す

　日本の箸の使用はアジアの国々とは少し異なる．日本の伝統的な箸の使い方が上手に行えるようになるには，3歳から6歳ぐらいまでの期間が必要な場合が多い．片方の手に茶碗など（食器），他方の手に箸（食具）をもち，身体の胸の前で食具と食器を操作して，箸で碗の中にある食べ物を挟んで口に運ぶことで食べられる．すなわち，茶碗を手にもって身体の正面かつ口の近くの位置で固定して，箸を使って上手に食べるには，箸（食具）の「もち方」と「動かし方」，そして「他方の手の茶碗（食器）の位置」，という3点の協調した発達が必要となる．食器をテーブルにおいたままで箸を使うことのないように注意が必要である．

　また，異なる種類の食具（スプーン，フォーク，箸など）に対応して，食具を上下唇で挟んで食物を取り込むことが可能となるため，口を大きく開いたままで食物を入れない注意も必要となる．協調して上手に使うことによって，口唇を使って麺を啜って食べられるようにもなる．

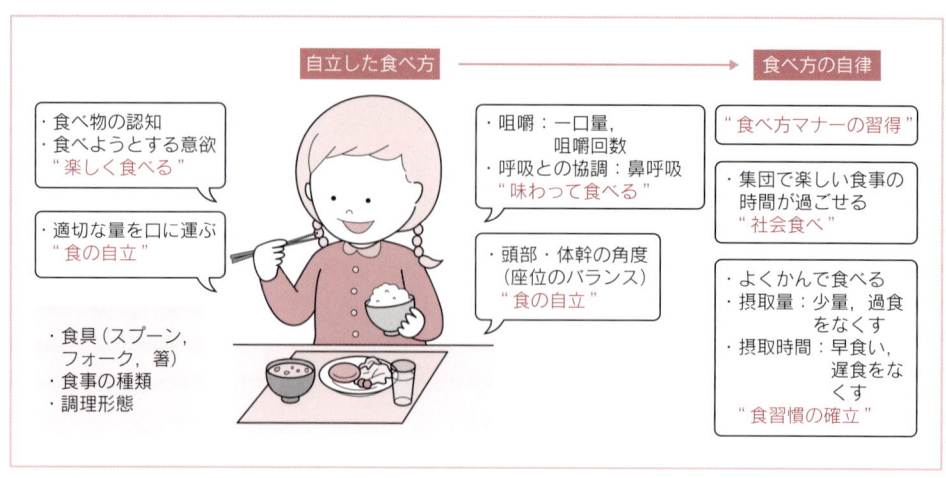

図2 食べ方の発達

2) 五感を使った食べ方で美味しさに気づかせる

美味しく味わって食べるには，視覚，味覚，触覚，聴覚，嗅覚の五感を使うことを意識させながら食べることによって食事本来のもつ味わいは増し，くつろぎも得られることに気づかせることが大切である．このようにして図2に示すような食べる機能の習熟がなされていく．

食べ方の発達への支援（表1）

1) 自立して美味しく食べる食べ方の支援

幼児期の後半では，食事時のマナーとして，利き腕の手指と利き腕でない手指の役割について理解させ，スプーン，フォーク，箸などの食具の扱いを茶碗，どんぶり，皿，カップなどの食器とどのようにあわせて使っていくかについて指導・支援する．和食器と洋食器の違いも食具の使い方とあわせて指導すると理解されやすい．

食具としての箸は，手指の機能発達を考慮すると，3歳頃から使い始めるが，上手に操作できるようになるには，6歳頃までの長期間を要する．握り箸などが定着しないよう指導が必要である．このような食べ方は生涯にわたって食生活の質を向上させる．幼児期の後半から学齢期にかけての繰り返しの指導・支援がなされるべきである．

2) しっかりかんで肥満の解消・予防のための食べ方の支援

五感を使った食べ方指導の部分で記したように，よくかんで食べると美味しさが十分に味わえること，心が落ち着き満足感を得られることなどを教えていく支援は，生涯にわたる食習慣の基礎づくりとして非常に大切である．

また，よくかむことで肥満の予防になる．「早食い」，「丸飲み」の食べ方では食事の美味しさ，楽しさ，満足度などの経験が不足してしまう．かんで美味しさを味わい，食べすぎをも防ぐためにしっかりかむ習慣をつけるように指導・支援が必要である．

表1　幼児期後半の食べ方への支援
1. 食材に応じたかみ方，食べ方の支援
    - 生え揃った乳歯を使った咀嚼の支援
    - 食物の硬軟，大小，粘度などに応じた食べ方支援
2. 自立して美味しく食べる食べ方の支援
    - 五感が満たされる食べ方の支援
    - 食事時の右手，左手と口の動きとの協調した食べ方の支援
    - 食具として箸を使う食べ方の支援
3. しっかりかんで肥満の解消・予防のための食べ方の支援
    - よくかんで少量でも十分な満足感が得られる食べ方支援
    - 早食い，丸飲み，食べすぎを防ぐ，かむ食べ方の習慣化の支援

　片側の奥歯でばかりかむような様子がみられても，利き手に左右があるように，かむのにも左右で得意な側があるので心配はいらないが，う蝕がある，上下でうまくかみ合っていない，口内炎がある，などの場合にも片側ばかりでかむようになる．片側ばかりでかんでいるのに気づいたら口の中をチェックするとともに，左でかんだり右でかんだりすると，かまれた食物が舌の上（味覚を感じる）を通るので，美味しいことを知らせるのもよい支援方法である．

3) 自律してともに食べる食べ方（社会食べ）の支援

　幼稚園・保育所などの給食や家族以外の人たちと一緒に食事するときにおける食事の仕方，ほかの人を意識した食事の配慮など，いわゆる「社会食べ」について少しずつ食事場面を通して支援する大切な時期である．

　自立過程で問題となるのが偏食である．偏食とは，一般的にある特定の食品に対する好き嫌いがはっきりしていて，しかもその程度が非常にひどい場合をいう．ある特定の食品が嫌いであっても栄養学的に代替しうる食品，たとえば，魚が嫌いであっても肉や卵や大豆製品などを食べれば問題はないが，偏食がひどいと，特定の食品しか食べなくなるので，ビタミンやミネラルなどの栄養素が補給できなくなる場合もある．

　このように栄養のバランスが崩れ，健康保持に問題が生じた場合には専門家の支援が必要となる．

　幼児期後半になると，家事への関心が高められ，買い物や台所の調理，配膳，後片付けなどを一緒にすることによって食全般への関心が高められる．生涯にわたって豊かな食生活を営むことができる力を育むためには，家族や育児に関わる大人が食事の大切さや日常生活における食のもつ意味を意識して，家族が揃って食卓を囲むなどを心がけ，「社会食べ」のマナーなどについての支援が大切である．このような共食を通してわがままを抑え，ほかの人と分けて食べることによって得られる思いやりの感情，家族以外の人たちと楽しく食事をするなどの経験による人間関係を通して食事のマナーを覚えるなどの食べ方の発達を支援する機会が必要である．

> **One Point Advice**
> 　幼児期の後半は，乳歯列が完成して，ほぼ大人と同じ食物をかんで食べられるようになり，食事マナーを身に付ける時期である．食材の違いによる食具や食器の選択によって五感を意識した食べ方ができるよう共食で支援する．

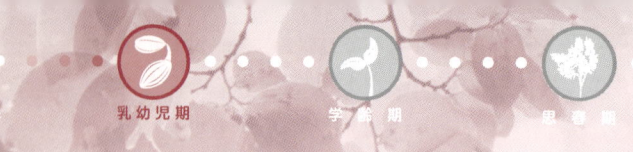

2 食を通じた心のケア

Summary
乳幼児期は食を通じて心が発達する重要な時期である．また，食事場面での誤った関わりが，子どもの心に影響を与え，子どもの食行動の問題を引き起こしやすい時期でもある．食事場面での誤った関わりの背後には，目にみえにくい家族関係の問題が潜んでいる場合もある．口腔機能の専門家が，食と心の関係に関心をもち，食を通じて乳幼児の心と食行動の問題に関わることが期待される．

気づきと支援の場 保育所，幼稚園

気づきのポイント 食事が楽しくない，小食である，食べすぎている，間食が多い，好き嫌いが激しい，偏食などの背後には，食事のときの誤った家族の関わりや食環境の偏りがあることに気づく視点をもつようにする．

支援のポイント 子どもに対しては，保育所や幼稚園の集団生活の中で心のケアを行うとともに，食事場面を活用して食行動を修正する．親に対しては，離乳食，幼児食指導の機会を利用して，料理に関心をもつように支援する．

Keyword「心の発達」「家族の関わり」「食環境」「心への影響」「子どもの食行動の問題」

食を通じて発達する心

乳幼児の心は，家庭や保育所・幼稚園での生活の中で，親や仲間との関わりを通して発達する．たとえば，親に抱かれることや仲間と遊ぶこと，一緒に行動することなどを通して心は発達するが，食事場面やおやつを食べるときの関わりを通して発達する部分も多い[3,6]．

表1は，食事場面における親や仲間との関わりと心の発達の関係について整理したものである．表に挙げてある関わりは日常生活の中で普通に行われているものであり，心の発達を意識して行われているものではないが，心の発達の視点から食事の大切さをとらえ直すことは意義がある．

ここでは，表1の中の項目「心の発達」内の，"愛情関係の発達""自我の発達""食べ物との関係のもち方"について，よりわかりやすくするために解説する．

1) 愛情関係の発達と食

"愛情関係の発達"とは，信頼できる人との間に愛情を感じ，相手に対して愛情を抱くことができるようになることである．乳児にとって最初の食事は授乳・哺乳である．最初は，乳房が母親のものであることがわからないが，3カ月頃になると，乳児は授乳中に乳房に触ったり母親の顔に触ったりして，自身が母親のものであることを理解するようになる．すなわちこの時期から，乳児は，食べ物をもらうことと母親の愛情との関係を認識し始めるといえる．

表1 食事場面での関わりと心の発達

食事場面での関わり	心の発達	特徴
・乳児が母親の乳房をまさぐりながらおっぱいを飲む ・親が子どもの体の健康を考えて料理を作る ・親が子どもの好物，子どもの喜ぶ姿を想像しながら料理を作る ・子どもが親や大人と一緒に楽しく食べる	愛情関係の発達	アタッチメントを形成している人との間に愛情を感じること 心が満たされること 相手に愛情を与えること
・家族と一緒に楽しみながら食べる ・仲間と一緒に話をしながら食べる ・みんなが揃ってから一緒に食事をする ・いない家族や仲間のために食べ物を分けて残しておく ・親が友達と一緒のおやつや弁当箱を用意してやる	対人関係・社会性の発達	仲間と一緒に楽しく付き合えること 楽しさを仲間と共有できること，思いやり 生活習慣を身に付けること，約束・決まりを守ること
・親が子どもの食べたいものを聞いて，それに対応する ・嫌いなものでも頑張って食べる練習をする ・余ったおやつは残しておいて後から食べるように教える	自我の発達	主張することと我慢することのバランスをとること 衝動や欲望，感情を制御すること 心の中に秘密を保持すること
・泣いている乳児を空腹であると親が理解して空腹を満たす ・親が子どもと一緒に食べながら，満腹になってきた，まだ食べられるなど，子どもが自分の感覚をわかるのを助けてやる	身体感覚の発達	空腹感，満腹感などの感覚がわかること 食べることの調整ができること
・親が子どもと一緒に食べながら，「しょっぱい」「甘ーい」「からい」「ざらざらする」「ぬるぬるする」「この前のよりも甘い」などの感覚を話し，感覚が明確になるのを助ける ・「おいしいね，お母さんもおいしいよ」などと，親の側の味わいも伝えるようにする	味覚・味わいの発達	味覚を楽しく味わえること 味覚を共有できること
・親が食べ物を大切に扱う ・親が子どもと一緒においしそうに食べる ・親子で食べ物について話をしながら食べる	食べ物との関係のもち方	食べ物を味わいながらよくかんで食べること

　その後母親に対する乳児のアタッチメントが形成される6，7カ月頃になると，乳児に対する母親の愛情と，母親に対する乳児の愛情がより明確になり，食べ物と母親の愛情の結びつきもより明確になる．その後も，この食べることと愛情関係のつながりは子どもが成長しても持続する．

2) 自我の発達と食

　"自我の発達"の"自我"とは，自己主張や自己決定，自己制御に関係している心の機能である．自らの行動を決定し，さまざまな情報を役立てながら目標に向かって行動すること，自分の意見を主張することと我慢することのバランスをとること，衝動や欲望，感情を制御すること，秘密を心の中に保持しておくこと，などの機能を含んでいる．

　この自我の発達にも食が関係している．たとえば好き嫌いを言うことも自我発達の現れの1つである．ある食べ物が好きであることが親に認められると，自己主張が認められた体験になる．このような体験の積み重ねが，自己の主体性を感じさせ，自我機能の主張する側面の発達を強めることになるのである．その一方で，ときには嫌いな食べ物でも我慢して食べなくてはならないこともある．このような体験は，我慢すること，嫌なことでも頑張って努力することの発達を助けることになるかもしれない．

　他に自我の発達に食が関係していることとして，食べ物を残す，貯めておくということがある．4，5歳になると好きな食べ物やおやつを残しておいたり，しまっておいたりすることができるようになる．この行動は，心の中に自分の想いを貯めておく，秘密

59

をもつようになるなどの自我の力を表している．

3) 食べ物との関係のもち方の発達

"食べ物との関係のもち方"とは，口を通して食べ物と関係をもつということである．人は，食べ物を口に入れて，大きさや硬さを感知し，よくかみ，味わって食べるが，このことは，いうなれば口を通して食べ物と関係をもっているということである．筆者がこのことに関心をもったのは，食べ物を手につかむと，すぐに口に入れ，よくかまずに飲み込む子どもたちに出会ったからである．そのような子どもたちは，食べ物との関係のもち方だけでなく，周りの人との関係のもち方の発達もよくなかった．

哺乳は，最初反射哺乳，反射吸啜から始まる．しかし，自律哺乳の段階に至ると，乳児は乳首を口に含んで能動的に吸う．さらに，乳首を口に入れたり出したり，しゃぶったりかんだりしながら，乳首と遊ぶ行動もみられるようになる．このとき乳首を食べ物とみなすと，このプロセスは食べ物との関係のもち方の発達過程として理解できる．この自律哺乳の時期においては，乳児は母親とのやりとりが活発になり，母親とやりとりをしながら授乳が行われるようになる．その後も，母親と子どもが一緒に食事をしながら，食べ物について話しながら食べることなどが，食べ物との関係のもち方を発達させる．

食環境と子どもの心への影響，食行動の問題

食を通じた心の発達は，言い換えると，子どもの心の健康とも関係している．家庭における食環境や親の関わりと子どもの心への影響，食行動の問題との関係については，これまでに肥満児，子どもの好き嫌い，偏食，摂食障害などについて研究が行われている[7〜9]．それらを整理すると表2のようになる．ここに挙げたものには，児童期や思春期に関する調査結果も含まれているが，ほとんどは乳幼児について当てはまることである．この表に示した点に着目しながら子どもの食行動をみることにより，子どもの心の発達や心の健康状態を知ることができる．つまり，食行動から子どもの心のケアについて考えるきっかけを得ることができるのである．

表2に示すように，「間食が多い」「むさぼり食い」「人の食べ物に関心が高い」「人の食べ物を奪い取る」「過食」「食べすぎ」などの子どもの状態は「①家族の愛情が不足している」「⑧子どもの相手をしないで食べ物を与える」と関係している．また「少食」も，「①家族の愛情が不足している」「③母親が食事に関心がない，子どもの食事に配慮がない」と関係している．「過食」「食べすぎ」「太りすぎ」は，「⑧母親が子どもと付き合うときに食べ物を使う」「⑩家の中にいつも食べ物があふれている」という，母親の相手の仕方や食環境の影響を受けている．さらに「好き嫌いの激しさ」は，「③母親が食事に関心がない，子どもの食事に配慮がない」，「④母親自身の食べ物の好き嫌い」，「⑥子どもを一人で食べさせる（孤食）」，「⑦子どもに家族と違うものを食べさせる（個食）」と関係している．「仲間と食事ができない」は「⑥子どもを一人で食べさせる（孤食）」と関係しており，社会性の発達の悪さを示している．その他，極端な例ではあるが，「⑪母親のやせ願望の強さ，ダイエット」は，子どもの「摂食障害」と関係していることもある．

表2 家族の関わり・家の中の食環境と，子どもの心への影響および子どもの食行動の問題 〔吉田，2008[9]を一部修正〕

家族の関わり・家の中の食環境	子どもの心への影響および食行動の問題
① 家族の愛情が不足している 母親が子どもの世話を面倒に思う	・精神的に不安定で淋しいと思っている ・心が満たされていない ・間食が多い，散らかし食い，むさぼり食い ・人の食べ物に関心が高い，人の食べ物を奪い取る ・いつまでも口の中にためておく，少食
② 食事場面が楽しくない （家族関係が険悪である，しつけが厳しすぎるなど）	・食事が楽しくない ・味覚の発達が悪い
③ 母親が食事に関心がない，子どもの食事に配慮がない 母親の育児不安の高さ （食事に対する配慮のなさを招く）	・食事が楽しくない，味覚の発達が悪い ・好き嫌いに対応しようとしないので好き嫌いが激しい ・料理のレパートリーが少ないので偏食，少食
④ 母親自身の食べ物の好き嫌い	・味覚の発達が悪い，好き嫌いが激しい，偏食
⑤ 母親のしつけがあいまい，子どもの言いなりになる	・自我の発達が悪く，がまんすることができずわがまま ・いつまでも飲み込まずにかんでいる，好き嫌いが激しい
⑥ 子どもを一人で食べさせる（孤食）	・食事への関心が弱い，食事が楽しくない，仲間と食事ができない ・精神的に不安定で淋しいと思っている，味覚の発達が弱い ・早食い，よくかまない，偏食 ・好き嫌いの激しさ，いつまでも口の中でかんでいる
⑦ 子どもに家族と違うものを食べさせる（個食）	・味覚の発達が弱い ・好き嫌いが激しい，偏食
⑧ 母親が子どもと付き合うときに食べ物を使う 子どもの相手をしないで食べ物を与える	・空腹・満腹の感覚の発達が弱い ・淋しいときやいやな気持になったときに食べる ・間食が多い，過食，食べすぎ，太りすぎ
⑨ 家族が早食い	・早食い，よくかまない，食べる量が多い，太りすぎ
⑩ 家の中にいつも食べものがあふれている	・食べる量が多い，太りすぎ ・間食が多い
⑪ 母親のやせ願望の強さ，ダイエット	・少食，偏食，食べすぎ，嘔吐 ・摂食障害（拒食症，大食い症）

　ここに挙げた子どもの状態の背後には，愛情関係が不安定であることや，自我発達，社会性の未熟さがある．表2に示した関係は短絡的に判断されるものではないが，子どもの心への影響，食行動の問題に気づき，親や家庭への対応を考えるきっかけになるといえる．

食を通じた心のケア

　子どもの心に対するケアは，日常生活の中で，いろいろなやり方で行うことができる．不安の強い子どもに対しては，子どもが小さければ，抱いたり，おんぶしたりなどの身体接触によって安心感を与えることができる．また，子どもの話をよく聞いてやることも有効である．ほかには，子どものペースで一緒に遊んでやることも，安心できる関係を作るのに役立つ．このような方法に加えて食を通じた心のケアも有効であると考えられる．

食を通じた心のケアは，子どもへの対応と，親への対応に分けて考えるとわかりやすい．

1) 子どもへの食を通じた心のケア

子どもへの対応は，保育所や幼稚園で行われることが多い．このような場では，子どもたちの仲間集団の利点を活用することができる．たとえば，家族との楽しい食事場面を経験していないために，食事に関心がなく，少食である子どもに対しては，仲間が楽しく食べる場にいて一緒に食事をすることは，食事の楽しさを知る機会となる．もし他の子どもたちに関心が弱い子どもの場合には，まず一緒に過ごしたり，遊んだりしながら仲間との関係ができるまでの期間が必要である．仲間との関係ができてくると，一緒に食べて，食欲も増えてくる可能性がある．また好き嫌いが激しい子どもであっても，仲間が食べていると，頑張って嫌いなものを食べる行動がみられるようになる．ほかには，保育者が，「これはどんな味かな？」「口の中でどんな感じがするかな？　つるつるかな？　ざらざらかな？」などと，味覚や食感に関心をもたせるように働きかけることもできる．さらに，食事以外の時間を使って，人形を使いながら，食べすぎることの弊害，栄養の大切さなどを教育することもできる．

2) 母親への食を通じた心のケア

一方，母親への対応であるが，これは母親の側に子どもの行動や食事に関心があるかどうかで対応の難しさは違ってくる．広い意味では子育て支援であるが，母親に関心があるなら，母親が料理に関心をもつように手助けするのもよいであろう．この関わりは離乳食指導や幼児食指導と同じであるが，短い時間で，そんなに手をかけずに作れる料理を紹介することなどは，母親に喜ばれると思われる．

さらに，母親が子どものことで困っているのなら，心理教育を行うことも一つの方法である．子ども理解を深めるための話し合いの時間をもち，その理解に基づいて子どもへの対応を考えるのである．このような場合でも，食行動に子どもの心理的状態が反映されているのであれば，食を通じて子どもと関わる方法を組み合わせることも有効である．子どもが好む料理を作り，一緒に楽しく食べる機会を繰り返すと，子どもの心は安心感で満たされる．また，母親の心の中に，「あの子が喜ぶと思うから今晩のおかずは□□にしよう」，「あの子は□□が好きだからこのおやつを用意しておいてあげよう」という気持ちが芽生え，それを子どもに話せるようになるとよい．

母親に支援を受けるつもりがない場合には，保育所や幼稚園での子どもへの対応が中心になるが，それでも，機会をみつけては母親を料理指導に誘い，料理に関心をもつよう誘いを続けることは大切である．

One Point Advice

どんなにおいしい料理であっても，食卓の雰囲気が冷えていて緊張していたのでは，食事場面はつまらなくなり，せっかくの料理もまずくなってしまう．食卓の雰囲気を暖かくするように心がけることが大切である．

References ● 乳幼児期

1) 向井美惠：乳幼児の食べる機能の気付きと支援．医歯薬出版，東京，2013．
2) 厚生労働省編：授乳・離乳の支援ガイド．厚生労働省，東京，2007．
3) 巷野悟郎ほか監修：心・栄養・食べ方を育む乳幼児の食行動と食支援．医歯薬出版，東京，2008．
4) 幼児食懇話会編：幼児食の基本．小児医事出版社，東京，2000．
5) 二見大介，高野 陽：子どもの食と栄養．北大路書房，京都，2012．
6) 吉田弘道：幼児期の心の発達と食．幼児の食生活―その基本と実際．日本小児医事出版社，東京，19～37，2010．
7) 坂本元子編著：栄養教育論．第一出版，東京，2004．
8) 吉田弘道ほか：小児成人病への心理学的アプローチ：小児肥満児への対応．公衆衛生，**56**(11)：10～13，1992．
9) 吉田弘道：「食」からみた子どもの心理発達．外来小児科，**11**(2)：172～181，2008．

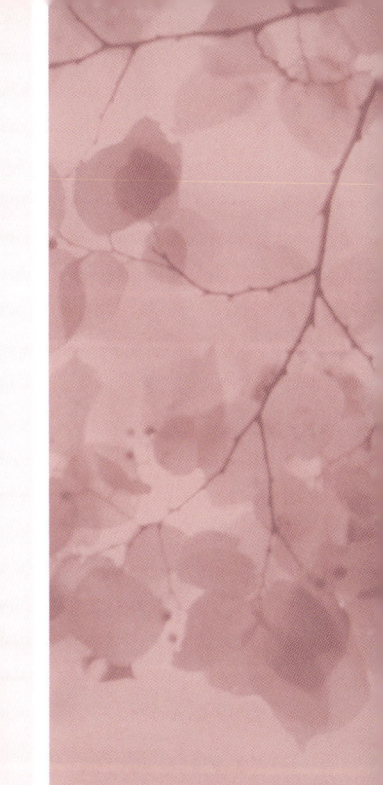

各ライフステージにおける口腔機能への気づきと支援

学齢期

1 「生きる力」をはぐくむ歯と口の健康

> **Summary**
> 「生きる力」は,「いかに社会が変化しようと,自ら課題をみつけ,自ら学び,自ら考え,主体的に判断し,行動し,よりよく問題を解決する資質や能力,自らを律しつつ,他人とともに協調し,他人を思いやる心や感動する心などの豊かな人間性,たくましく生きるための健康や体力など」を意味している.歯・口の健康課題は,自らの課題発見から豊かな人間性の創造まで「生きる力」の育成そのものに関わっている.

気づきと支援の場:学校,家庭,地域

気づきのポイント 歯・口の健康づくりは,その活動を通じて「生きる力」の育成に関わるものであり,歯・口の健康づくりを「生きる力」の学習材として活用することが大切である.

支援のポイント 歯・口の健康づくりは,子どもが鏡をみて自分で観察して課題を発見したり,友だちや家族と課題を共有したりすることで「生きる力」の学習効果が高まる.歯・口の観察の視点の明確化やワークシートを利用しての効率化を図るのがよい.

Keyword「生きる力」「歯・口の健康づくり」「自律的健康づくり」

学校における歯科保健活動の意義

文部科学省は平成23〈2011〉年3月に学校歯科保健参考資料『「生きる力」をはぐくむ学校での歯・口の健康づくり』の改訂を行った[1].その基本的な作成方針は次のようにまとめることができる.

> 1) 学校保健法等の改正および学習指導要領の改定をふまえる必要があること
> 2) 近年の咀嚼など口腔機能の未発達や口腔の疾病の増加,外傷予防,食育の重要性をふまえ,児童生徒等の歯科保健の課題に即した内容とすること.
> 3) 引き続き,ヘルスプロモーションの考え方を活かし,学習を通して自律的な健康管理ができるような資質や能力を育成する視点を重視すること.
> 4) 幼稚園,小学校,中学校,高等学校および特別支援学校の教職員のための資料とし,発達の段階や障害等に応じた指導や管理ができるような内容とすること.

本参考資料の改訂は,学校保健安全法の改正(平成20〈2008〉年6月)と学習指導要領の改訂,あるいは平成17〈2005〉年の食育基本法に基づく教育課程への食育の位置づけ,そして中央教育審議会答申『子どもの心身の健康を守り,安全・安心を確保するために学校全体としての取り組みを進めるための方策について(平成20〈2008〉年1月17日)』など,学校保健に関係する基本的な考え方や法の改正などがあったことが引き金となっている.

また,食育推進の一環である「1口30回以上かむ」ことを目標とした「噛ミング30」(平成21〈2009〉年7月)に代表されるように,「食べ方」の支援は健全な食生活を送るため

図1　生涯にわたる健康づくりからみた学齢期の重要性
〔文部科学省『「生きる力」をはぐくむ学校での歯・口の健康づくり』より〕
ライフステージにおける学校保健の重要性は，乳幼児期の他律的健康づくりから成人期以降の自律的健康づくりへの移行期にあることである．この時期に自律的な健康づくりの知識と技術を習得することが生涯の健康づくりに影響する．

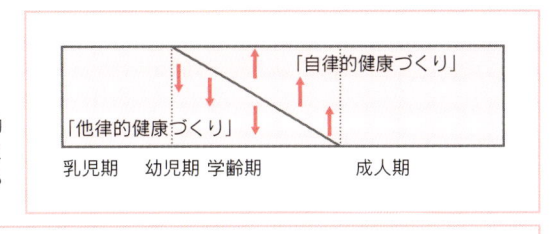

図2　学校歯科保健活動と「生きる力」の要素比較
「生きる力」と学校歯科保健活動，あるいは歯・口の健康づくりの行動・態度・習慣は，子どもが学習を通じて自然に「生きる力」の要素を体得していくことになる．

生きる力	歯科保健活動
自分で課題をみつけ，自ら学び，自ら考え，主体的に判断し，行動し，よりよく問題を解決する能力	健康課題は目でみえる原因と結果の学習が容易．解決行動も容易で日常的．
自らを律しつつ，他人と協議し，他人を思いやる心や感動する心など豊かな人間性とたくましく生きるための健康や体力	健康行動は自らを律すること．学級での共有化がしやすい．感動する題材がある．

の基礎であり，生涯にわたる健康づくりを推進するうえで，「食べる」機能を学習面から支援することは重要であるというような，食に関する教育環境の変化が大きかったことと思慮される（図1）．さらに，全体を通じて，歯・口の健康づくりは教育課程上，健康の保持増進や機能の理解を育み，教職員と子どもが一体となって，子どもの自律的・自立的な健康づくりにつながるような方向性を出している．

学校歯科保健活動と「生きる力」

歴史的に振り返ってみると，平成4〈1992〉年2月に現在の文部科学省が出した『小学校　歯の保健指導の手引（改訂版）』に，過去の「むし歯予防推進指定校」の実践結果として「歯の保健指導は，生涯を通じて健康な生活を送るための基礎を培ううえで，また，豊かな人間性の陶冶に優れた効果があるとの指摘などをふまえ，各学校において積極的に進める必要がある」と述べられている．

このように，学校における歯・口の健康づくりの諸活動は，生涯にわたる健康づくりの基礎を培うものであり，そして「豊かな人間性の陶冶」への効果の延長線上に「生きる力」がみえてくるのである．「生きる力」の要素と学校における歯・口の健康づくり活動を比較してみると，その学習材としての意味が理解できよう（図2）．

学校における歯・口の健康づくりの目標と重点

学校における歯・口の健康づくり活動の目標は，子どもの「生きる力」を育みながら，健康な社会を創造する社会の一員として成長してもらうことである．

(1) 歯・口の健康づくりに関する学習を通して，自らの健康課題をみつけ，それをよりよく解決する方法を工夫・実践し，評価して，生涯にわたって健康の保持増進ができるような資質や能力を育てる．
(2) 歯・口の健康づくりの学習を通じて，友人や家族など他人の健康にも気を配り，自他ともに健康であることの重要性が理解できるようにする．

(3) 健康な社会づくりの重要性を認識し，歯・口の健康づくりの活動を通じて，学校，家庭および地域社会の健康の保持増進に関する活動に進んで参加し，貢献できるようにする．

〔文部科学省『「生きる力」をはぐくむ学校での歯・口の健康づくり』より引用〕

さらに，発達課題別の重点内容として次のようなポイントがある．

(1) 小学校の重点内容
①歯・口の発育や疾病・異常など，自分の歯や口の健康状態を理解し，それらの健康を保持増進する態度や習慣を身につけることができるようにする．
②むし歯や歯肉の病気の予防に必要な歯の磨き方や望ましい食生活などを理解し，歯や口の健康を保つのに必要な態度や習慣を身につける．
③食べ方のマナーを知り，しっかり咀嚼して飲み込むことができる．
④歯・口の健康づくりから全身の健康づくりへ保健行動を展開できる．

(2) 中学校の重点内容
歯や口の健康課題を自ら発見して解決し，生活習慣の改善など毎日の生活に生かすことができる．また，歯・口の健康づくりを基礎として，心身の健康づくりへ展開することができる．さらに，スポーツによる歯・口の外傷についても理解し，予防しようとする態度を育成する．また，食と健康との関係を理解し，生涯にわたって食べる機能の保持ができる．

(3) 高等学校の重点内容
歯や口の健康課題を自ら発見して解決し，生涯にわたって進んで健康によい生活行動が実践できる．さらに，スポーツによる歯・口の外傷についても理解し，予防しようとする態度を育成する．また，食と健康との関係を理解し，生涯にわたって食べる機能の保持ができる．

(4) 特別支援学校の重点内容
障害のある子ども達の障害の種類や程度と発育・発達段階に即しながら，歯・口の健康づくりの活動を通じて，健康意識や健康行動の変容を促し，自らの力を最大限に発揮させ，自立に向けた態度や習慣を身につけることができるようにする．

〔文部科学省『「生きる力」をはぐくむ学校での歯・口の健康づくり』より引用〕

すなわち，発達段階と「生きる力」を考慮して歯・口の健康づくり活動の重点的な内容を定める必要がある．小学校は低学年と高学年では，知識や理解度が相当に異なることから，低学年では「基本的生活習慣の確立」を図る活動の中から少しずつ歯・口の健康観察や食べることへの意識の向上を図るようにする．学校におけるブラッシング（歯みがき）においても，低学年では，みがく順序，みがく時間，みがく力などを決めて行うが，高学年では自分の歯・口をよく観察して，自分にあったみがき方を学習するなどの違いがある．

さらに中学生や高校生では，歯・口の機能と身体的・精神的あるいは社会的な健康との関連性を学習する中で，自らの気づきによって生涯にわたる健康づくりにつながるような学習が大切である．

One Point Advice

学校における歯・口の健康づくり活動は，自らの健康状態を観察し，健康状態に興味関心をもち，健康の保持増進への意欲をもち，生涯にわたる健康づくりの基礎を培うことが大切なことである．う蝕（むし歯）や歯肉炎などの疾病治療教育にならないように十分な配慮が必要である．

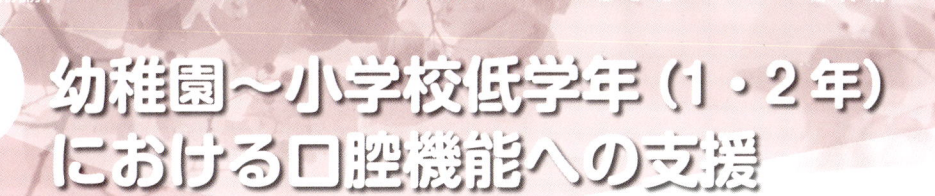

2 幼稚園〜小学校低学年（1・2年）における口腔機能への支援

Summary

幼稚園〜小学校低学年（1・2年生）は，永久歯の交換前の乳歯列安定期から乳前歯部が永久歯に交換し，第一大臼歯の萌出の時期でもある．口腔内状況をふまえつつ，唇を閉じて咀嚼をする食べ方への習慣付けの支援が必要である．また，お弁当，学校給食など共食の場と機会が増え，一緒に食べる楽しさを数多く経験することになる．生活のリズムを身に付けること，食事のマナーや姿勢，食具の使い方，五感を育む食べ方の支援も必要となってくる．

気づきと支援の場　学校歯科保健活動，お弁当・学校給食の時間

気づきのポイント　集団生活の中でお弁当・給食の時間など共食を通して，食べ方，食べる速さ，食べる姿勢や食具の使い方，食事のマナーなどの習得段階が確認される．子どもたちも自分の食べ方のよい点，問題点に気づく機会にもなる．

支援のポイント　成長・発育に個人差があることから，個々の子どもの歯・口腔の成長段階を把握し，食べ方などの習得状況をしっかり観察することが重要になる．これらをふまえたうえで，個々の口腔機能への的確な支援が可能となる．

Keyword　「幼稚園・小学校低学年」「お弁当・給食」「姿勢」「食具」「五感」

幼稚園〜小学校低学年の歯・口の健康づくりの課題と支援

『「生きる力」をはぐくむ歯・口の健康づくり』には心身の発達段階から見た歯・口の健康づくりの課題が記されている．幼稚園での6つの課題のうち(1)〜(3)は「よくかんで食べる習慣付け」，「好き嫌いを作らない」，「食事と間食の規則的な習慣付け」である．また小学校低学年での7つの課題のうち(1)，(2)は「好き嫌いなく，よくかんで食べる習慣づくり」，「食事と間食の規則的な習慣付け」となっている．

幼稚園〜小学校低学年は，「よくかむ」ことに代表される食べる機能と，規則的な食事への習慣付けのための支援が重要な時期であるといえる．

1）歯・口腔の成長の視点からの支援

幼稚園児の時期は乳歯列が完成して永久歯の交換前の安定期にあたる．また，小学校低学年の時期は，第一大臼歯の萌出とともに前歯が乳歯から永久歯に生え替わる時期である（図1）．第一大臼歯が咬合して咀嚼に参加することで咀嚼機能は飛躍的に向上していく．しかし，前歯部の交換によって前歯を失うことで捕食機能は一時的に減退する．大きな食べ物の「押し込み食べ」や「吸い食べ」などの悪い食べ方が習慣化しないような支援が必要である．

幼稚園児の口腔機能に対する主な支援内容を表1に示す[2]．幼稚園児の食べる機能発

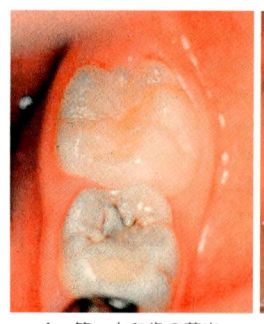

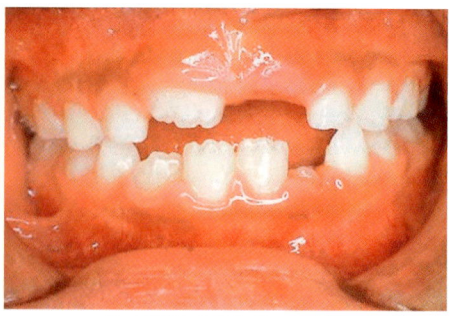

A：第一大臼歯の萌出　　　　B：乳歯から永久歯への交換
図1　幼稚園児〜小学校低学年児童における歯科的特徴

表1　幼稚園児の口腔機能への支援内容

1）食材に応じたかみ方・食べ方の支援
・生え揃った乳歯を使ってしっかり咀嚼しよう
・食物の硬軟，大小，粘度などに応じた食べ方を学ぼう

2）自立して美味しく食べる食べ方の支援
・五感が満たされる食べ方を学ぼう
・食事時の右手・左手の役割を理解し，口の動きとの協調を学ぼう
・食具としての箸の，食べ方における使用法を学ぼう

3）しっかりかんで肥満の解消・予防のための食べ方の支援
・よくかんで少量でも十分な満足感が得られるような食べ方をしよう
・早食い・丸飲み・食べすぎを防ぐためにかむ習慣をつけよう

〔日本学校歯科医会「食」教育支援ガイド[2]より〕

表2　小学校低学年の児童の口腔機能への支援内容

1）歯の交換の体験を通した食べ方の支援
・前歯が生え替わる時期はしっかり唇を閉じて食べよう
・前歯が生え揃ったら，前歯でかみ取る食べ方をしよう
・乳歯の奥に生えてきた奥歯をしっかりみがこう

2）食べることから生涯にわたる健康な生活を考えられる児童を食べ方の学習を通して支援
・前歯が生え替わるときに前歯の役割を通して体の役割について学ぼう
・しっかりかむ食べ方と美味しさとを関連させて美味しい食べ方を学ぼう
・五感が満たされる食べ方を学ぼう

〔日本学校歯科医会「食」教育支援ガイド[2]より〕

達は，乳歯列が完成していることにより捕食・咬断ができるようになる．さらに咀嚼機能が獲得され成熟していく過程にあり，大人と同じ摂食機能が営めるようになっていく時期でもあり，かみ応えのある食品も食べられるようになる．ただし，機能の発達には個人差もあることを配慮しつつ，乳歯をしっかり使って，口唇を閉じて咀嚼をする食べ方の習慣づけのための支援が必要である．

　小学校低学年児童の口腔機能に対する主な支援内容を**表2**に示す[2]．小学校低学年児童の食べる機能を発達面からみると，前歯の交換期であることに配慮する（**図1**）．"かみ切る"は前歯の主要な役割であり，食物を口の処理能力に応じてかみ切ることによって，口の中に取り込み咀嚼運動に引き継いでいく．この咬断が一時的にできにくくなる時期である．また，嚥下時や会話の際に舌が突出してしまうことがある．この間は口唇の役割が重要であり，舌突出癖の予防と指導を支援していく視点も必要となる．上下切歯が生え揃うまで舌が突出してこないように，口唇をしっかり閉じて食べることに心がけるようにする．さらに，前歯が生え揃ったら，食べ物をかみ切る，一口量を知る，発音に果たす役割などの前歯の役割についての指導も行うようにする．

2) 共食で食べ方および食事のマナーを学ぶための支援

　幼稚園に通うようになると，お弁当をもっていくようになり，友達と一緒に食事をする機会が増えてくる．小学校入学後は学校給食があり，集団生活の中で，同じ時間に，同じ食べ物を食べることになる．すなわち，共食の場と機会が増え，一緒に食べる楽しさを数多く経験することになる．また，「いただきます」，「ごちそうさま」の挨拶をすることで，感謝の気持ちを育み，また食事の始まりと終わりのメリハリをもち，規則正しい食習慣を身に付ける機会にもなる．さらに共食によって，食事のマナーを覚えていくことにもなる．

　集団で食事をすることによって，友達の食べているときの姿勢，口の動かし方，右手，左手の役割や動かし方，食具の使い方をみることで，その役割を理解し，手と口の協調した一連の動作を学ぶことができる．一緒に食べることは，友達と会話をしながら，楽しい時間を過ごすことにもなり，同じものを食べることで，味，香り，食感といった「美味しさ」を共有することもできる．また，自分自身の食べる速さを友達と比べることもでき，早食いやダラダラ食べ，過食・少食といった食べる量など，自分の食べ方のよい点・悪い点に気づくきっかけにもなってくる．さらに，給食では自分の好きなものだけでなく，普段は食べない嫌いな食べ物，初めて口にする食べ物も出されるなど，さまざまな食体験を増やしていくことになる．

3) 食べるときの正しい姿勢への支援

　正しい姿勢で食べることは，正しく食物を食器から口に運ぶ動作を作り出すことにつながる．さらに咀嚼，嚥下という口腔機能を効率的に使うことができる．そしてなにより，正しい姿勢は食事のマナーの基本でもある．また，正しい姿勢がとれるように食卓・机や椅子が体に合っていることが重要である[3]．

　正しい食事姿勢のポイントは，①上体をやや前倒しぎみの姿勢をとること，②肘や膝の関節がほぼ直角になっていること，③足底がしっかりと床に接地していること，④以上の①～③の姿勢がとれる，体の大きさに合った机と椅子であること，である．

4) 食具の使い方への支援

　幼稚園児になると，スプーン，フォークの食具を使って自立して食べることができるようになり，箸の使い方も修得している段階にある．小学校低学年では，学校給食で箸を使ってさまざまな食べ物を口へ運ぶことになる．箸が上手に使えると，美味しく，そして美しく食べることができる．箸を上手に使って食べるには，もち方，動かし方，食器の位置の3つのチェックポイントに注意をする．

　箸のもち方，動かし方の手順・ポイントは，①鉛筆をもつように箸を1本もつ→②もう1本の箸を親指の付け根と薬指の先ではさむ→③下の箸をしっかり固定し動かさない→④上の箸を主に中指を使って上下に動かす，である[3]．

5) 集団生活で生活リズムを支援

　幼稚園，小学校に通うようになると，朝，決まった時間に起き，朝食を食べることに

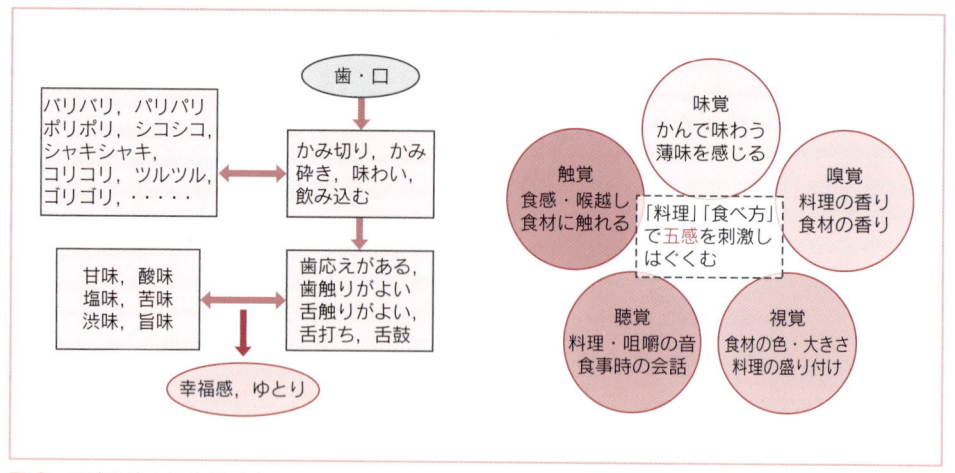

図2 五感を生かした食べ方

なる．昼食は幼稚園，小学校でお弁当や給食を食べ，帰宅後にはおやつ，夕食を食べ就寝するという食生活・生活習慣にリズムが生まれてくる．

特に，早起きをして，登園・登校するまでの時間を十分確保することが重要になる．この時間が十分確保されれば，朝食の欠食防止になるばかりでなく，朝食の時間をしっかりとることができ，よくかみ，味わって食べることができる．当然，歯みがきの時間もとることができる．また，早起きをするためには，早めに寝ることになる．早めに寝ることは，寝しなに何かを食べるといった，夕食後の再食防止にもつながる．幼稚園・小学校低学年の課題にあげられている「食事と間食の規則的な習慣付け」の支援となる．

6) 五感が満たされる食べ方を支援

食べることの意味は，単に栄養摂取だけではない．調理の音を聞き，盛り付けられた料理の色や形を見，香りを嗅ぐことによって「食べたい」という意欲が出てくる．そして，食物を口に入れるために，食具を使い，ときとして手づかみすることで食物の手触りを感じ，口元へと食物を運ぶ．さらに食物一口分を口の中に入れるためにかみ切るという動作をすることになる．口の中に入った食物はかみ砕かれ，歯応え，舌触りなどの食感，味覚，香り，かむときの音が聞こえるという五感すべてを体感することになる（図2）．これらは，歯・口腔の機能によって創出されることはいうまでもない．

幼稚園〜小学校低学年では，一度に五感すべてを感じとることは難しい．幼稚園・小学校でのお弁当や給食，家族団らんの食事など共食の中で，1つ1つの感覚を育むことを支援していくことが大切である．

One Point Advice

幼稚園〜小学校低学年は集団生活をスタートする時期であり，共食の機会が増え，共食を通して，子どもは自分の食べ方を学ぶことになる．その中で食事のマナー，姿勢，食具の使い方などを習得させることが大切である．

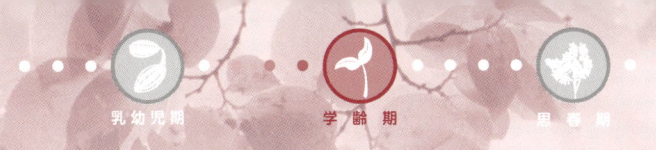

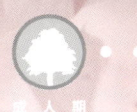

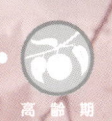

3 小学校中学年（3・4年）における口腔機能への支援

Summary
この時期は生理的な歯の交換があり，短い期間ではあるが，口腔機能が著しく機能しづらい時期である．それを学校歯科保健活動の中で集団的・個別的に指導し，給食指導や家庭への啓発により，本人のセルフケアや精神的な配慮に生かしていく．そして，かかりつけ歯科医も一緒に本人をサポートするべく，医療的な対応ばかりでなく，生活上の工夫を伝達するようにしたい．

気づきと支援の場 学校歯科保健活動，給食指導，歯科診療室でのチェアサイド指導

気づきのポイント 歯の生理的な交換は，誰でも経験することであり，病気ではないので，子ども自身が工夫することが必要なこと，工夫のポイントを伝える．

支援のポイント 身の周りで相談できるサポーター，すなわち保護者や教職員に適切な知識を伝授することも支援のポイントである．

Keyword 「歯の交換」「精神的なフォロー」「給食指導」「食べ方の工夫」

小学校中学年の児童の歯科的な特徴

*歯年齢
子どもの成長発達は，歴年齢で測ることは難しく，個人差があるので，生理的な年齢で判断することが妥当である．歯の萌出による生理的な年齢を歯年齢といい，ヘルマン氏のデンタルエイジがよく使用される．

この時期は，歯年齢*でいうとⅡC（第一大臼歯および前歯萌出開始）からⅢB（第二大臼歯萌出開始）までの時期であり，第一大臼歯はほぼ萌出完了しているが，前歯部が永久歯への交換中であり，側方歯群の交換が始まる時期でもある（図1）．したがって生理機能的には，咬合しても上下の歯の接触が少ないため（図2），捕食や咀嚼が自分の意識に反して機能しづらい時期である[1]．具体的には，食事時間が長くかかり，食物で食べやすいものと食べにくいものがはっきりと分かれてくる．学校給食でいえば，口腔内に食物が残留して残ることが多く，家庭では飲み物を利用して，水分で飲み下してしまいがちになる．

また，この時期は学校生活の中で通称「ギャングエイジ」ともよばれ，なにごとにも他律的であった時期から，保護介入を嫌い，意識だけは自立しようとする時期になる．

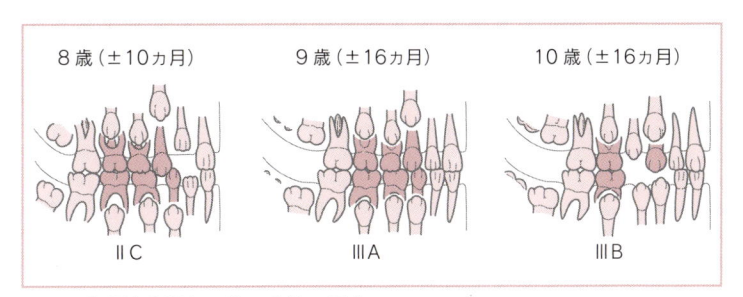

図1　小学校中学年の歯の交換の目安〔文献1)より〕

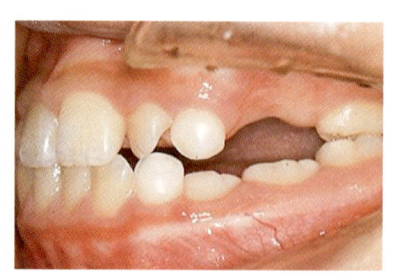

図2 交換期の児童の歯列
上下の歯をかみ合わせても接触面積が少ない．

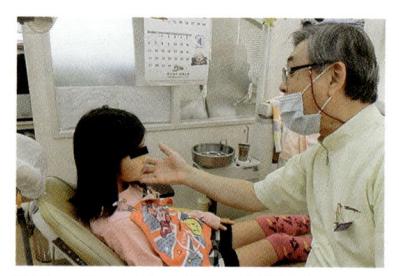

図3 チェアサイドでの指導風景

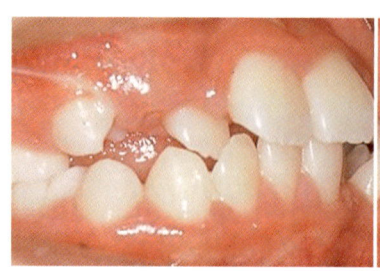

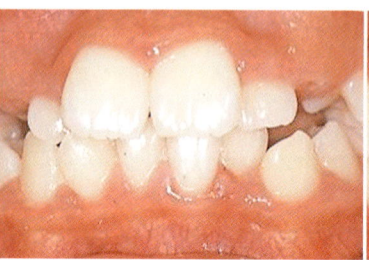

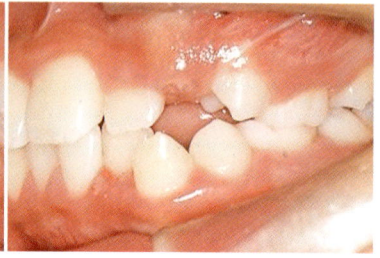

図4 交換期の歯列例
咬合状態から食物をかみ取ったり，すりつぶしたりしにくい時期である．

その情動的な変化を理解して対応しないと，歯科的には歯垢除去などの口腔清掃がおろそかになりやすい時期であることも覚えておきたい．

また昨今は，この時期に歯列矯正を開始する児童も増えている．矯正器具が口腔内に装着され，咀嚼機能や発音機能に影響を及ぼすことが少なくない．そして，口腔内の清掃などのセルフケアを綿密に行うことを要求されている．そこで，本人の自覚を促すことや矯正への意欲を損なうことがないようにするなどサポートが必要な時期でもある．

本人の気づきと支援

セルフケアを成功させることを目指すならば，歯の交換期であることの知的理解と他の同じ年齢の子どもと差がないことの確認が必要である．つまり，今まで普通に食べられていたものが食べづらくなったり，食べられなくなったりするので，本人にしてみれば，不安や精神的にイライラする状態になるものである．

また，それによって食欲そのものが減退することもある．それをセルフコントロールするために，自分だけではないこと，他の人もこの時期は同じであることを知れば，心の安定を図りやすくなる．チェアサイドでの指導でそこをしっかりと本人に確認をしてもらうことが重要である（図3）．そのうえで，セルフケアする方法として，かむことのできる部位を探して，そこでの咀嚼を試させる（図4）．また，かかりつけ歯科医を探しておいて，困ったときに相談できる体制を整えておくべきである．

歯科専門職による支援と配慮

かかりつけ歯科医として，本人の本来の食機能（咀嚼，嚥下，舌と頰部の筋肉の協調

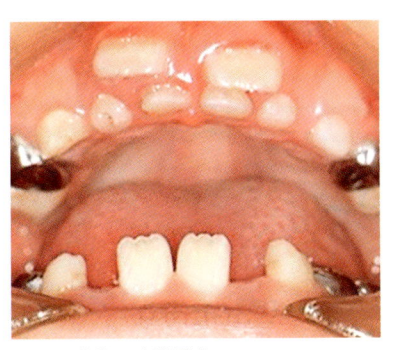

図5　乳歯の晩期残存
交換がうまく行われていない．

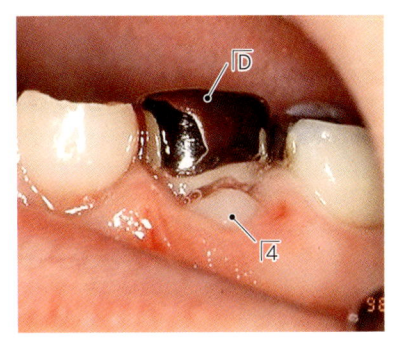

図6　晩期残存乳歯の抜歯の適用例

運動など）と現在の状況を対比しながら，また，精神的な混乱や恐怖に配慮しながら対応しなければならない．一方的に診断や処置をしないほうがよい．

たとえば，永久歯が萌出していて，交換するべき乳歯が晩期残存しているような場合（図5），歯科医師であれば抜歯の診断を下すであろうが，本人にしてみれば，生活に不都合がなければ抜歯することは嫌がるだろう．このような際，スムーズに交換しない場合のデメリットや，新たな永久歯が歯垢に覆われやすく，清掃が困難であることなどを本人に理解できるように説明することが重要である．決定権は自立しようとしている本人に委ね，特に抜歯については，保護者と相談しながら処置するようにしたい（図6）．

チェアサイドでしっかりと生理的な成長の変化について個別指導を行い，気づきの支援をしなければならない．保護的な介入を嫌うこの時期に一方的な処置を施すと，本人との信頼関係は崩れる．

学校と家庭の場での支援

1) 学校での支援

子どもたちにとって，コミュニティは学校であろう．家庭ではできないコミュニティでの長所は，集団指導ができることと，自分との違いを比較できる同年齢（生理的年齢）の子どもがすぐそばにいることである．

学校では，「歯みがき指導」などの歯の保健指導や保健学習などの時間があり，食べ方についても給食指導などの時間が取りやすい．連携すべきは，養護教諭と担任教諭である．給食指導は栄養教諭が行っていることが多いが，食全般にわたることが多く，食べ方や日々の指導は担任教諭に負うところが多い（図7）．

昨今は子どもたちの口腔疾病状況が変わり，う蝕（むし歯）などの疾病が少なくなったことから，歯の保健指導として健全な口腔機能の育成に力を入れている学校も多くなってきた（図8）．担任教諭に歯の生理的な交換の基礎知識や歯科的な機能を損ないやすいことなどを教員研修などで伝えておくと，本人への心理的な配慮や支援に結びつきやすい．

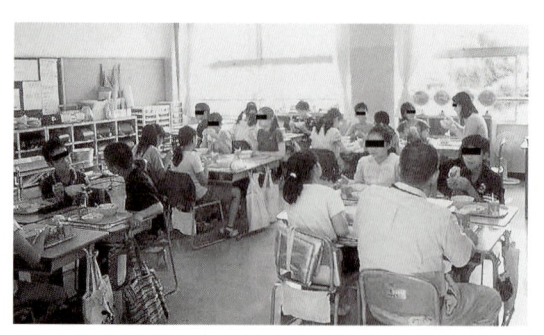

図7　担任教諭による給食時の食事指導
教室での給食時は，担任も同席していることが多く，食事指導を行いやすい．

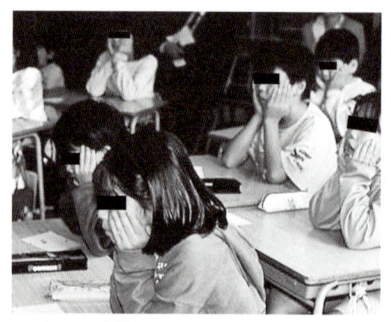

図8　口腔機能に関する保健指導
かむと咀嚼筋が動くことを手で触れて確認するという授業風景．

2) 家庭での支援

　小さなコミュニティであるが，家庭での支援も見逃せない．保護者がこの時期の子どもの口腔機能，食機能について正しい理解をしておくことは，本人の健全かつ穏やかな生活を保障することになる[5]．具体的には，食べることを強要せず，無神経な言葉がけもしないように注意する．一時的には調理を工夫して，食べやすい食物の大きさや軟らかさ，食材の選択などを心がけてほしい[6]．

　これから2〜3年の間，側方歯群の交換が続くが，食べ物のこと，調理の仕方などを話題にコミュニケーションをとることは，この時期にしかできないことを保護者に伝え，永久歯に交換していくことを親子で喜ぶ姿勢が支援につながるのではないかと考える．

児童の気持ちを尊重した支援が重要

　健全な口腔機能の獲得をするための大切な時期は，幼児期から学童期である．しかし，生理的な歯の交換などによって，一時的に機能が低下するのが，この小学校中学年（3〜4年生）の時期である．その時期は本人が一番驚き，不安になったり，食欲がなくなったりするなど，周りの人間が見ていて不思議に感じることがある．そのとき，周囲の人間，つまり保護者や担任教諭が不用意に精神的なダメージを与えるような注意，たとえば「早く食べなさい」「食べ物を残さないようにしなさい」「食べ方が汚い」など，子ども本人に言ってしまいがちである．

　しかし，歯科医療者ではない保護者や担任教諭が児童の口の中をのぞき，歯の生え替わりがないかなど，みてあげることの重要性を理解し，知識をもって観察することは大きな支援になる．そのことを学校歯科医もかかりつけ歯科医も心得て，常日頃の指導や支援を心がけなければいけない．

One Point Advice
　この時期の子どもは精神的な配慮をしないと反抗期でもあるので，信頼関係を維持できない．また，生理的にも大きな変化があるので，学校歯科医やかかりつけ歯科医の力を借り，保護者や教職員も適切な知識をもつ必要がある．

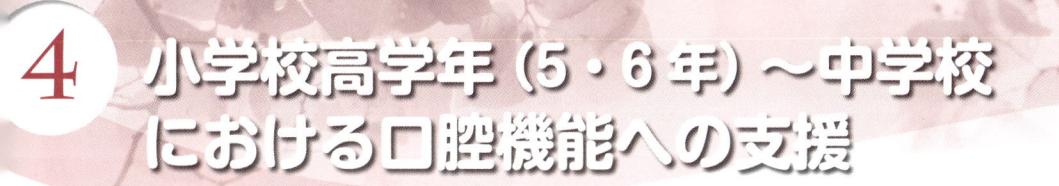

4 小学校高学年（5・6年）〜中学校における口腔機能への支援

> **Summary**:
> 生涯を通じて毎日をどのように健康に過ごすか，そのために個々の生活の中でどのような健康行動が必要か，その基盤を歯・口の健康づくりを通して学ぶことは，意義あることである．小学校高学年から中学校の時期は，体や心にさまざまな変化がみられ，他律から自律，そして自立へと向かう時期でもある．歯・口で営まれる機能，特に食べる機能を十分に発揮できるようにすることを目的とした健康教育が大切な時期といえる．

気づきと支援の場　地域での啓発事業，学校での歯科保健教育，医療機関での定期健診

気づきのポイント　日々何気なく行っている「食べる」機能を，改めて体験したり，数値化して具体化したりするような仕掛けが必要である．

支援のポイント　指導にとどまらず，気づき（知る）から，自ら考え（解る），解決法をみつけ（悟る），さらにはそれを継続できるような支援が大切である．

Keyword　「小学校高学年から中学校」「食習慣」「歯肉」「咬合力」

小学校高学年から中学校における健康支援の位置づけ（図1）

　学齢期，中でも小学校高学年（5・6年生）から中学校にかけての時期は，健康寿命の延伸を考えるうえで，特に大切な時期といえる．他律的な口腔の健康維持から自律的な口腔ケアへの移行期であり，この時期までに身に付けてきた生活習慣や口腔衛生習慣をさらに確実なものとすることが必要である．また，自らが継続して実践できるような健康意識を確立することにより，生涯にわたり健康を獲得できるようになるかどうかの鍵となる時期と考えられる[7]．

　まず疾病という視点からみると，う蝕は軽減・減少傾向にあるが，その一方で，歯肉やかみ合わせに課題がみえてくる．口と歯の健康を維持することは，それを基盤とした口腔機能，「食べる」「話す」「表情を表す」そして「身体を支える」などの基本的生活機能を発揮するうえで不可欠である．

　口の中では，小学校の高学年で第二乳臼歯が脱落し，第二小臼歯が萌出してかみ合うようになり，さらには第二大臼歯も萌出を開始して（図2），中学校になると永久歯列が完成する．このような口の中の変化と同時に，身体や心にも変化が現れる．身体全体での生物学的な性差が生じる第二次性徴が始まり，自我の確立に伴う第二反抗期とも重なる．

　さらには，生活背景でも大きな変化がみられる．クラブ活動や塾通いの時間が増え，夜型生活への傾斜も現れる．小学校から中学校へと教育環境も著しく変化し，通学時間も長くなる傾向もみられる．

図1 小学校高学年〜中学校における身体および生活環境の変化

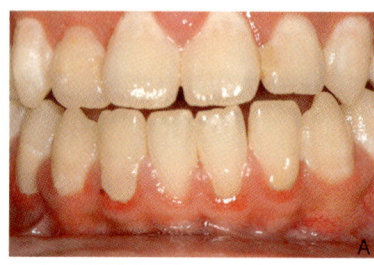

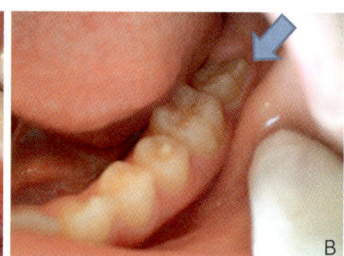

図2 小学校高学年の口腔内の特徴
A：歯肉炎の罹患
B：第二大臼歯の萌出開始

1) この時期の子どもたちの「食べる」状況

　平成24〈2012〉年度版食育白書では,「食をともにする」ことを大きな課題として取り上げているが,現状を表すものと思われる[8].その中で,小学校5年生と中学校2年生を対象とした「平成22〈2010〉年度児童生徒の食事状況調査」の結果を例示し,「朝食を誰と食べているか」と「身体のだるさや疲れやすさを感じることがある」,「イライラする」との関係から,「一人で食べる」子どもは疲れやすく,イライラすることが多い傾向を指摘している.夕食についても同じ傾向がみられ,この時期には食べることが,身体や心の健康と深く結びついているものと考えられる.

　日本学校保健会が小学校4年および5年,中学校1年と2年の2つの群を対象に行った「食と咀嚼に対する実態等の調査委員会報告書」[9]では,歯応えやかみ応えのある食べ物を出されたときに「よくかんで食べる」と答えた児童生徒は6割程度であるが,食べているときに楽しい気持ちになったり,満足な気持ちになったりする者が多く,食べ物の味や匂いを楽しむ者も多かった.食を楽しむ気持ちや五感を活かした食べ方は,咀嚼への意欲につながるものと推察される.

2) この時期にめざすもの

　この時期の支援で目指すものは,まず萌出してきた第二大臼歯をしっかり活用することにある.大臼歯のかみ合わせが完成することで向上した咀嚼能力を活かして,しっか

りかんで味わって食べる習慣を身に付けること，そしてこの第二大臼歯を生涯にわたって活用できるよう口腔ケア習慣や技術を確立することが大切である．

美味しく，楽しくそして安全な食べ方を自分のものにすることと合わせて，食べ方と全身の健康との関連，食具の正しい使い方，食べる姿勢，さらには周りの人と一緒に楽しく食べられるような食事のマナーについても，しっかり学び実践できるようになることが必要である．

味覚を感じる部位や仕組みを学ぶことから，よくかむことによって五感を満足させるような食べ方を意識できるようになることも，この時期に取り組んでほしいことである．

気づきを引き出す実践

食べる機能は日常，何気なく行っているものであることから，その役割の大きさに気づいてもらうことが，何よりも重要である．情報を提供されて気づくというアプローチだけでなく，自らが気づくようにすることが，その後の行動変容に結びつきやすい．したがって，気づきがその解決法やどうしたら継続的に実践できるかを考えるきっかけとなるような配慮が大切である．

(1) 小学校高学年における実践例

小学校6年生に健康な歯肉と歯肉炎の実例写真をみせて，その違いがどこにあるのか発言させた例である．この発言を整理して，健康な歯肉とはどのような状態であるのかを伝える．続いて，「歯肉が元気だと，どんないいことがあるだろう？」と質問して，回答用紙に記入させる（図3）．

想像力を働かせたいろいろな意見が出てくる．「歯が長持ちする」「歯がぐらつかない」「血が出ない」といった疾病につながる記載も多いが，一方で，「何でもかめる」「美味しいものがたくさん食べられる」「本来の味がわかる」など，機能に関連した記載も少なくない．ここでは，機能に関する回答をみんなでグルーピングして（図3），気づきをより明確にし，健康な歯肉を維持するとどんないいことがあるのかを示し，次のステップとなる解決法を考えやすくすることができる．

(2) 中学校における実践例

中学生を対象に，「歯・口の健康と食べる機能Ⅱ」のセルフチェックシートを活用した例がある[10]．このセルフチェックシートは，「歯・口の状態」「口腔衛生習慣・生活習慣」「食生活・食機能」「食環境」のそれぞれ4個の質問からなる4群で構成されている．この質問に答えながら，口の中を観察し，レーダーチャートに記入することで自らの課題に気づき，その解決法について考え，健康行動を身に付けられるように意図されている．

自分が関わる集団の状況を把握して自らの状態を知ることや，自分自身の変化を図表化することで，気づきを明確にすることもできる．工夫すれば，さらなる課題の発見や健康行動による改善点を感じ取れることから達成感の獲得にもつながる（図4）．

食べる機能の育てと支援

食べることは人にとって最も基本的な行為であり，すべての人にとって共通の機能で

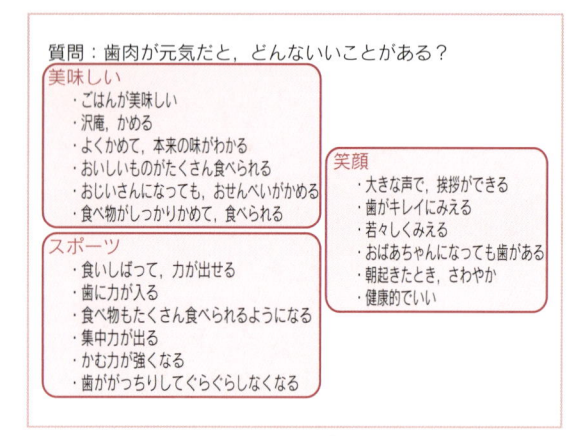

図3 小学校6年生への「歯肉が元気だと，どんないいことがある？」という質問への回答のグルーピング例

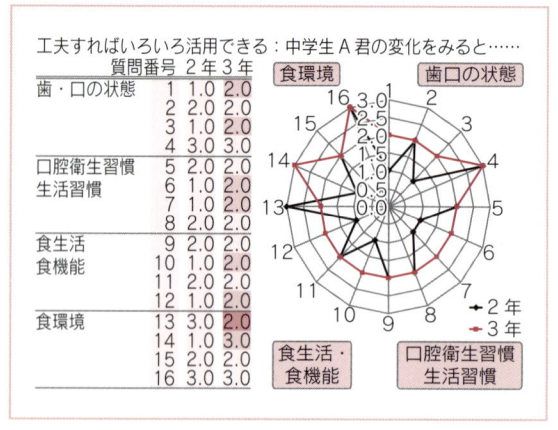

図4 中学生（2年時と3年時）における口腔環境と口腔機能のセルフチェックの結果例

ある．健康寿命の延伸には，上手に食べることから身体の栄養と心の栄養を摂取することが鍵となり，そのためには機能をしっかり発揮できる歯と口の健康が重要である．この時期には，食べる機能が低下していたりすることは多くはないが，将来へ結びつく課題をもっていることも少なくない．日頃何気なく食べていることの中から，さまざまな意義や課題への気づきを導き，さらに育ちを見守ったり課題の解決法を一緒に考えたりすることが支援の第一歩となる．

(1) 地域における支援例

食べる機能を育てるには，個人への支援だけでなく，周囲の者が「食べることの大切さや咀嚼の意義，その基盤となる歯と口の健康」について意識を共有することが大切であり，個人の生涯の健康につながるだけでなく，地域の健康，すなわち地域に暮らす各ライフステージの人たちの健康を向上させる．

図5は地域の医療職が協働して企画した地域住民向けイベント例である．「体に優しいスイーツ」をテーマに小学校5年生以上の児童と保護者を対象として料理教室を開催した．食材に気を配り，安全で，低カロリー，そしてビタミンも豊富なお菓子づくりに挑戦することで，食べることを改めて考えてもらおうとした．同時に，医科と歯科からは情報提供を行い，「よくかむことによって五感を活かした食べ方ができる」ことを紹介した．こうした取り組みは，対象者だけでなく協働して運営した医療関係者への啓発にもつながる．

(2) 定期健康診断を利用した医療機関での支援例

図6はかむことを視覚的に感じてもらい，食べることのセルフケアにつなげようとした医療機関での試みである．定期健康診断時の口腔衛生指導に加えて，咬合力測定器を用いて「かむ」という行動を数値化・明視化することで，理解が深まることを目指した支援である．

第一大臼歯と中切歯ではかむ力が異なることの体験から，臼歯と前歯の役割の違いや形態の違いを考えてもらう機会とした．こうした体験から，「かむ」という行動に興味をもち，より深い知識を得て，食べるときに「かむ」ことを意識できるようになる．定期

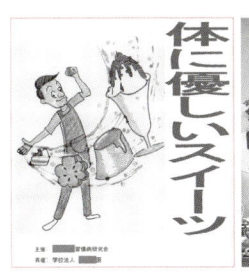

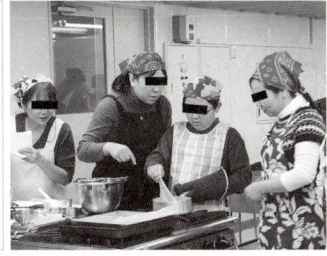

図5　地域での食べる機能への支援例

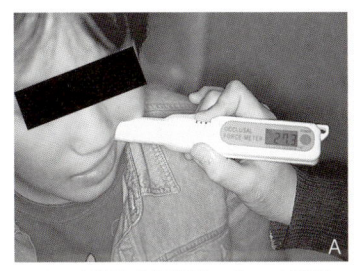

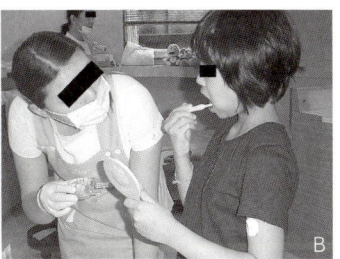

図6　定期健康診断時の食べる機能への支援例
A：咬合力の測定
B：歯科保健指導

健診という場を活用すれば，一定期間ごとに少しずつ意識を惹起することができ，その子どもの行動変容の状態から，個人にあったきめ細かい支援を継続的に進めることが可能となる．

(3) 学校での支援例

学校での支援も大きな力をもっている．歯科健康診断でのミニ講義として取り組んだ事例では，「唾液の働き」を取り上げた．唾液について学ぶことから，食べる機能を発揮するうえで，唾液の存在が重要であるという知識を得て，その役割を毎日の生活の中で意識させようとしたものである．

はじめに1日にどれくらい分泌されているのかを知るために，大きさの異なるペットボトルを用意して，どの大きさに相当するのかを質問する．分泌される量を具体的に把握することが，どんな役割をもっているかを考えるきっかけとなる．知らなかった働きを学ぶことが，唾液に興味をもつことにつながり，唾液の機能を知ることから，どんなときに口の中に唾液がたまるかを考え，よくかむことで分泌が促進されることを理解することに到達する．

こうした支援を通じて，食事をするときに唾液の働きを意識し，早食いをせずよくかんで食べるという健康行動へ少しずつ変容させ，生涯にわたる健康づくりへつなげていくことができる．

One Point Advice
　この時期の体や心の特性を理解した支援が大切である．課題の背景や解決法を共有したうえで，一緒に考える姿勢が健康行動の変化につながる．

5 学齢期の食べ方支援

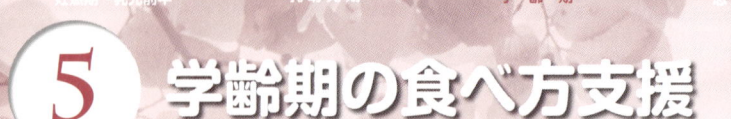

―― 咀嚼と肥満の関連から

Summary

学齢期は，「食べ方」を育むことで，成人期以降の肥満や生活習慣病を予防するための素地を作る重要な時期である．このため，学齢期に「食べ方」を育てることの大切さに気づき，日常の場で実践できるよう支援することが大切である．咀嚼習慣を育成するための支援は，「よくかんで食べる」具体的な方法を自分で決めて実行して，その評価を繰り返すことがポイントである．

気づきと支援の場 学校歯科保健活動，歯科診療室での歯科保健指導

気づきのポイント 学齢期においても早食いなどの「食べ方」が肥満に影響していることが確認されている．生涯における肥満や生活習慣病予防の素地を作るために，学齢期に個々人の「食べ方」の問題点に気づく機会を作ることが大切である．

支援のポイント 個々異なる生活の中に「よくかんで食べる」方法をどのように行動として入れ込むかを子どもたち自身が考えて決めて，実行する過程を支援することが大切である．特に，実践と評価を繰り返しながら支援することがポイントである．

Keyword「学齢期」「食べ方支援」「肥満」「生活習慣病」「咀嚼習慣の育成」

学齢期の食べ方支援の必要性

1) 学齢期は「食べ方を育てる」ステージ

「歯科保健と食育に関する在り方検討会」の報告書（厚生労働省，平成21〈2009〉年）では，小児期（乳幼児・学齢期）は『食べ方を育てるステージの食育』として「口腔機能の発達と咀嚼習慣の育成への支援」が重要である．さらに，成人期以降の肥満や生活習慣病予防の基礎となる重要なステージであることから，歯科保健の立場からも多職種と連携して積極的に『食べ方の支援』による食育を推進していくことが大切であると位置づけられている．

2) 学齢期の肥満予防には「食べ方」支援も重要

「食べ方」は，乳幼児・学齢期に歯・口腔領域の成長に伴って育っていく．この時期には，一口の量，かみ方，飲み方などの「食べ方」を育てる食育が重要である．

こうした視点で食育を推進するためには，学齢期における『食べ方支援』の大切さを示す根拠を得ることが重要である．そこで，沖縄県の小学校5年生（256名）を対象に，「学齢期における肥満」と「よくかんで食べる」ことの関連性について調査した．身長・体重からローレル指数を算出し，食・生活習慣との関連性を検討している．"朝食の摂取"や"夜食の摂取"などの「食事の摂取状況（いつ食べるか）」よりも，"食べる速さ"など

A. 初回時の肥満（ローレル指数）と食・生活習慣との関連性		
食べ方	食事量	*～**
	食べる速さ	*～**
	よくかんで食べる	**
	一口の量	*
	空腹感	*
食事摂取状況	朝食の摂取	NS
	夜食の摂取	NS
	おやつの回数	NS
生活習慣	TVの視聴時間	NS
	運動時間	NS
	歯みがき回数	*

（*：$p<0.05$，**：$p<0.01$，χ^2検定）

B. ローレル指数の改善度と「よくかんで食べる」児童の割合の変化

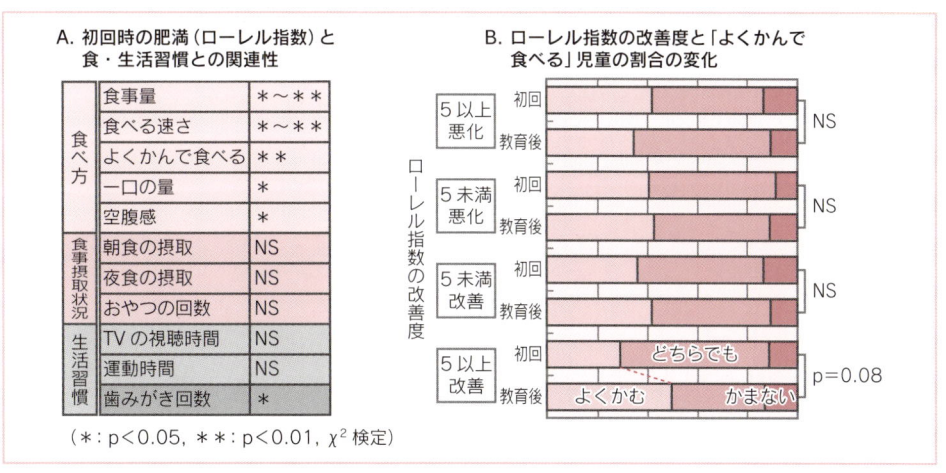

図1　小学生の肥満と生活習慣の関連性と健康教育の効果

の「食べ方」との関連性が強いという報告もある（図1-A）[11]．

　また，担任・養護教諭との連携によるライフスキル教育プログラムを実施して，ローレル指数の改善度と「よくかんで食べる」児童の割合の変化をみた検討では，ローレル指数の改善度が高いほど，「よくかんで食べる」児童が増加傾向を示されている（図1-B）．これらの「学齢期の肥満予防」を事例とした検討から，『食べ方』支援の重要性の根拠が示された．

学齢期の食べ方支援の実際

1）学齢期の咀嚼習慣育成への支援

（1）咀嚼習慣育成のためのポイント

　日常生活の中で今までの生活習慣を変えることは容易ではない．さらに，のど越し感で覚えてしまった「早食い」などの咀嚼習慣を変えることは決して容易ではない．たとえ「よくかむことが体によい」といわれても，日常生活の中で実行することが難しい行動である．咀嚼習慣を定着するためには，子ども自身が自分の生活を考えて「よくかんで食べる」ための具体的な方法を自分で決めて，実行して達成していく過程を支援する教育（ライフスキル教育）が大切である[12,13]．

（2）意志決定スキルを適用したライフスキル教育プログラム

　よくかむ習慣を日常生活の中に具体的な方法として位置づけ，実行しやすくするためのライフスキル教育プログラムの例を示す[14,15]．

プロセス①：課題を明確にする．例としては，「よくかんで食べる」ことを課題とする．
プロセス②：課題を解決するための方法（選択肢）をたくさんあげる．学級活動では，ブレインストーミングで子どもたちの視点での解決策をたくさんあげる．

表1　よくかんで食べるための10カ条

①1口30回かむ
②右で10回、左で10回、両方で10回、かむ
③飲み込もうと思ったら、後10回かむ
④1口30秒間かむ
⑤食べ物の形がなくなるまでかむ
⑥ドロドロで、これ以上かめなくなったら飲み込む
⑦口に食べ物がある間は水分を摂らない
⑧1口食べたら箸を置く
⑨飲み込んだら次のものを口に入れる
⑩1口に入れる量を少なくする

プロセス③：その中から個々人が実施できそうな方法を2, 3個選んで、実行した場合の結果を予測する．
プロセス④：最善と思われる選択肢を決定して実行する．
プロセス⑤：評価を通して、意志決定の内容を高めていく．この意味では、健康教育後のフォローアップも重要である．

　プログラムを通して、「よくかむ」ための最初の意志決定では、「一生懸命かむ」「集中してかむ」などの精神論的な方法があげられるが、実践と評価を繰り返す中で、具体的な表現である「1口30回かむ」などに変わってくる．しかし、この習慣を続けてみると、毎回、数えて食べるのは美味しくないことに気づき、「飲み込もうと思ったら、あと10回かむ」などのさらに実践的な意志決定へと変わってくる．

2)「よくかむ」ための意志決定を繰り返して確立されてきた咀嚼法

　子どもたちが「よくかむ」ための方法を意志決定して実践する中で、その評価を通して、以下の支援を繰り返すことが大切である．
　①日常的に実践可能な方法か？
　②よくかむことができるか？（課題を解決できるか？）
　③できたかどうか確認（評価）できるか？
　その結果、表1のような「よくかんで食べるための10カ条」が、子どもたちからあげられるように指導・支援する．

One Point Advice
子どもたちが自分で決めた方法を実行・評価を繰り返す過程において、支援者が子どもたちの視点での具体的な方法をいくつか引き出しにもっていて、必要に応じて解決するためのヒントとして提供していくことも効果的である．

References ●学齢期

1) 文部科学省:「生きる力」をはぐくむ学校での歯・口の健康づくり．2011．
2) 日本学校歯科医会:学校と学校歯科医のための「食」教育支援ガイド．日本学校歯科医会，2008．
3) 日本学校保健会:歯・口の健康と食べる機能Ⅱ．2006．
4) 伊藤公一ほか編:新版家族のための歯と口の健康百科．医歯薬出版，東京，2013．
5) 田中英一ほか:お母さんの疑問にこたえる子どもの食の育て方―小児歯科医からのメッセージ．医歯薬出版，東京，2011．
6) 佐々木 洋ほか編:口腔の成育をはかる1巻．こんな問題に出会ったら―生活者とともに考える解決策．医歯薬出版，東京，2003．
7) 食育支援ガイドブック作成委員会:歯科からアプローチする食育支援ガイドブック．医歯薬出版，東京，2009．
8) 内閣府:平成24年度版食育白書．2012．
9) 日本学校保健会:食と咀しゃくに対する実態等の調査委員会．2010．
10) 日本学校保健会:歯・口の健康と食べる機能Ⅱ―「食べる」ことから健康な生活を考える．2006．
11) 石井拓男ほか:咀嚼と肥満の関連性に関する研究 小学生の肥満と生活習慣との関連性と健康教育の効果に関する検討，平成17年度厚生労働科学研究費補助金医療技術評価総合研究事業 地域住民の口腔保健と全身的な健康状態の関係についての総合研究．H16-医療-020：209～239，2006．
12) 川畑徹朗監修:ライフスキルを育む歯と口の健康教育．東山書房，京都，1998．
13) 川畑徹朗監修:ライフスキルを育む実践・歯と口の健康教育．東山書房，京都，2004．
14) 岡崎好秀，武井典子編著:歯と口から伝える食育 『食べ方』からの食育推進を目指した理論・実践・教材集．東山書房，京都，56～67，2009．
15) 石黒幸司ほか編著:歯・口の健康づくり―生きる力をはぐくむ学校での歯・口の健康づくりの効果的な活用のために．東山書房，京都，4～148，2012．

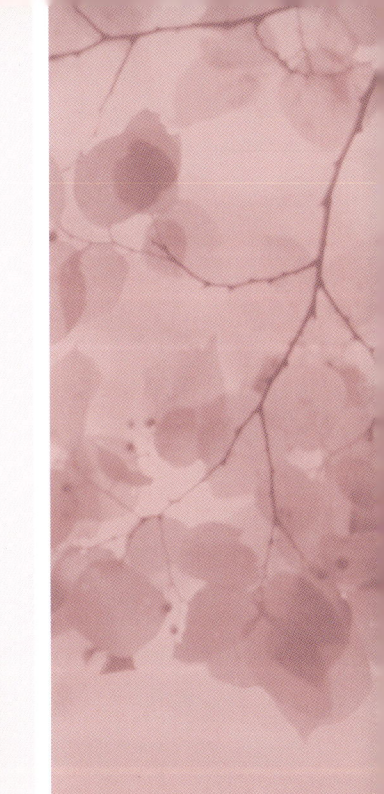

各ライフステージにおける
口腔機能への気づきと支援

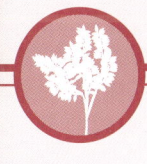

思春期

1 思春期の身体的特徴と口腔機能

Summary

思春期の身体的および歯科的な特徴を把握したうえで，食生活と歯・口の健康を考えてみたい．特に，思春期における栄養素の欠乏は身体への影響と深く関与するので，栄養の過不足を補正・充足する方法を考え，心と体の活動に見合った食生活を自己管理する必要がある．また，生活リズムの変化や栄養バランスの乱れなどによって口腔衛生状態が著しく悪化し，う蝕や歯周病が憎悪するので，食事の時間・回数・量などの指導が大切である．

気づきと支援の場 中学校，高等学校

気づきのポイント 思春期の生理的および心理的な変化を理解し，反抗的な行動や異性への関心など，個々人で異なるその特徴に対する自覚を促すことが第一歩である．

支援のポイント 第二次性徴や身体の変化に心や社会的役割が伴わず，心身のバランスが崩れ，保健行動に変化が表れてくるので，このような特質に応じた指導が望まれる．

Keyword 「思春期」「身体的特徴」「口腔機能」「摂食行動」

思春期の一般的特徴

思春期を学校教育の観点から定義したものが，学校教育辞典にあり，「青年期の前半の生理的・心理的特徴を指す．青年期前半に生理的・身体的変化が起こり，それが心理的成熟や社会的発達との乖離をきたし，青年期前半の『難しい年頃』を形成する」[1]とされている．

具体的には，第二次性徴や身体の変化に心や社会的役割が伴わず，心身のバランスが崩れるため，イライラや反抗的行動，異性への関心が高まり，情緒が不安定など種々の症状が現れてくる．

したがって，教育の現場では，その特質を生かし指導していくことが大切である．特に，内部で生じていることを表現することの技術の習得，感情コントロールの仕方，異性に対する理解，異性とのつきあい方の学習などについての指導が重要である．

思春期の身体的特徴

"思春期"の医学的な定義と身体的な特徴を医学書院・医学大辞典でみると，「二次性徴の発現から性的身体発達の完成まで，すなわち小児期から性成熟期への移行期をいう．女性では乳房発達，恥毛発生などの二次性徴出現から，初経を経て二次性徴の完成と月経周期がほぼ順調となるまでの期間」とされ[2]，以下のような特徴がみられる．

① "思春期"の時期には個人差が大きいが，日本人ではおよそ8～9歳から17～18

歳に相当する．
　②身長と体重の発育急進から骨端腺閉鎖まで身体的な成長がみられ，性腺から分泌される性ホルモン作用により，男性または女性としての性的成熟が完成される．
　③個人における精神的成熟と心理社会的適応が進行し，自己同一性（identity）が確立される．
　④この時期には，摂食障害，行為障害，物質依存，若年発症の統合失調症やうつ病などの精神障害が現れ始め，さまざまな心理的問題も出現する重要な時期である．
　この時期に現れる思春期性の疾患を列挙すると，思春期甲状腺腫，思春期挫折症候群，思春期早発症，思春期心身症，思春期側彎症，思春期妄想症などがある．

思春期の歯科的特徴

　口腔保健分野からみた思春期の特徴は以下のとおりである．
①顎骨の成長がほぼ完了し，永久歯咬合も完了し，永久歯列の安定期に入る．
②口腔清掃習慣が乱れるため，う蝕を放置しやすい．
③歯石沈着が増加する傾向にあるため，歯肉炎の罹患率が高くなる．
　思春期においては体質の変化や生活環境の変遷などで，一般的に健康に対する意識が低く無関心なことが多く，知識も十分でないことによりこのような症状が起こりやすい．しかし一方では，口臭や歯並びさらにはホワイトニングなど審美的なものへの関心が高く，神経質な態度をとる場合もある．この時期はホルモンバランスの変化によって精神的にも不安定になりやすく，社会環境からの影響も受けやすいため，指導にあたっては配慮が必要である．
　学齢期のように乳歯から永久歯の交換が行われることもなく，口腔に対する関心が希薄になる時期であることから，小児歯科の分野では，思春期における望ましい歯科保健行動として以下の項目が挙げられる[3]．
　①生活習慣を見直し，口腔清掃を習慣付ける．
　②食生活，甘味食品，甘味飲料についての正しい知識を身に付ける．
　③かかりつけ歯科医を受診し，歯科疾患の早期発見・早期治療に努め，フッ化物歯面塗布を受ける．
　④健康的な生活習慣を身に付け，生活習慣病を予防する．
　⑤スポーツと咬合に関する知識を身に付ける．
　⑥喫煙と全身の健康，歯周病との関係についての知識を身に付ける．

思春期の口腔機能と摂食行動

　思春期は口腔機能の形成と習熟がほぼ終了するので，早食いや，咀嚼しないで飲み込むことが習慣にならないように，口腔機能の発達面からも正しい食習慣を身に付けさせる必要がある．歯列や咬合は顔貌に影響し，それが精神面にまで大きく影響することがある．また，さまざまな食体験によって味覚の形成が行われる．味を感じる最低濃度（閾値）は20歳頃が一番敏感で，年をとるに従って閾値が上昇する．味を感じる受容器で

89

ある味蕾は4歳〜20歳頃まで増加するが，それ以降は減少するためである[4]．

思春期は，まだ人生経験が乏しいために，理性的な判断や主体的な行動ができにくい時期である．さらに，受験や就職などの精神的なストレスなどが加わり，情緒面が不安定になりやすい．食生活に関しては，次のことがよく指摘される．

①生活が夜型になり夜食を摂ることなどから，朝食を摂らない者が増加する．

②夜食には甘いものや，スナック菓子，インスタント食品など，栄養を考えない偏った食べ物を選択する傾向がある．

③一方では，外見を気にして過剰なダイエットを行うなど，誤った健康観をもつ者がみられる．

思春期の健康と栄養

思春期の摂食行動は男女間に違いはみられるものの，身体的にはホルモンのバランスの変動などがあり，一方，社会生活環境面では，受験勉強や部活動などの影響があり，

・栄養を無視したダイエットによるやせ願望

・夜型生活と朝食の欠食

・女性に多い鉄欠乏性貧血

・摂食障害：神経性食欲不振症（拒食症）と神経性食思異常症（過食症）

・不規則な食習慣

・喫煙

・飲酒

などのように口腔を含めた健康状態に問題が生じる場面が多い．

「日本人の食事摂取基準（2010年版）」[5]によると，1日あたりの推定エネルギー必要量は思春期で最も高く，特にエネルギー，タンパク質，カルシウム，鉄，ビタミン類は学童期よりも多く，バランスよく摂ることが必要である．

思春期は生活領域が広がり，精神的に不安定な時期とされ，食行動も「好きなときに好きなものを，好きなだけ食べたい」という欲求が高まるために栄養が偏る．思春期における栄養素の欠乏は身体への影響と深く関与するので，栄養の過不足を補正・充足する方法を考え，心と体の活動に見合った食生活を自己管理する必要がある．また，生活リズムの変化や栄養バランスの乱れなどによって口腔衛生状態が著しく悪化し，う蝕や歯周病が増悪するので，食事の時間・回数・量などの指導が大切である[6]．

> **One Point Advice**
>
> 思春期は，まだ人生経験が乏しいために，理性的な判断や主体的な行動ができにくい時期である．これに，受験や就職などの精神的なストレスなどが加わり，情緒面が不安定になりやすい．このような状況を理解した食生活支援が望まれる．

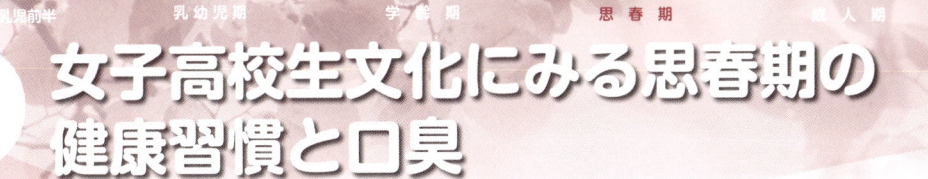

2 女子高校生文化にみる思春期の健康習慣と口臭

Summary

現代の女子高校生における文化的な側面を背景に，食生活と歯・口の健康の観点からみた，女子高校生特有の歯科保健行動および動機づけ，歯科保健の知識などに関する報告から女子高校生では食生活・食習慣の問題がブラッシングなどの歯科保健行動以上に口臭測定結果に表れていると推測されるため，予防や治療とともに，ファッションやエチケットなどの生活様式を背景とした歯科保健が望まれる．

気づきと支援の場：女子高等学校

気づきのポイント 現代の女子高校生における文化的な側面「女子高校生文化」，すなわち，女子高校生という年代に特徴的にみられる集団性や，流行への関心，異性との接触などに関する生活様式を背景に，食生活と歯・口の健康，特に口臭の観点からの健康教育が大切となる．

支援のポイント テレビのコマーシャルや広告などのキーワードを健康教育に取り入れ，予防や治療ではなくファッションやエチケットとして，歯科保健に関する興味を喚起していくことも支援の1つである．

Keyword「女子高校生文化」「食習慣」「口臭」「健康教育」

厚生労働省が昭和32〈1957〉年から6年ごとに実施している歯科疾患実態調査[7]によれば，12歳児の永久歯の1人平均う歯数（DMFT指数）は1969年をピークに，現在では明らかな減少傾向にある．これは，地域における歯科保健の取り組み，学校における歯科健診などの保健管理や保健指導などの効果ととらえることもできる．しかしその一方で，15歳以上の高校生の永久歯う蝕は改善傾向が遅いという現状がある．また，『21世紀における国民健康づくり運動（健康日本21，第2次）』にも盛られた成人期の口腔内の健康問題として，ほとんど「生活習慣病」としての歯周病に十分な対策が必要とされている．

このような実態をふまえ，高等学校においては，義務教育終了後も生涯にわたって自らの口腔内の健康増進を目指す健康教育を，今後もいっそう行っていく必要がある．「健康教育とは，自分の健康を自分で守ろうとする態度を育て，行動選択のための情報や技術を提供するもの」[8]である．知識を与えるだけでなく，子どもの心が動く健康教育が効果的であることは，多くの研究が明らかにしている．

ここでは，現代の女子高校生における文化的な側面「女子高校生文化（女子高校生という年代に特徴的にみられる集団性や，流行への関心，異性との接触などに関する生活様式という意味で定義しておく）」を背景とした思春期の口腔保健の特徴を示したい．食生活と歯・口の健康の観点からは，女子高校生特有の歯科保健行動および動機づけの実態，歯科保健に関する知識の実態を把握し，その背景をふまえて思春期における食習慣と口臭の関連性を主とした健康教育を行うことが大切となる．

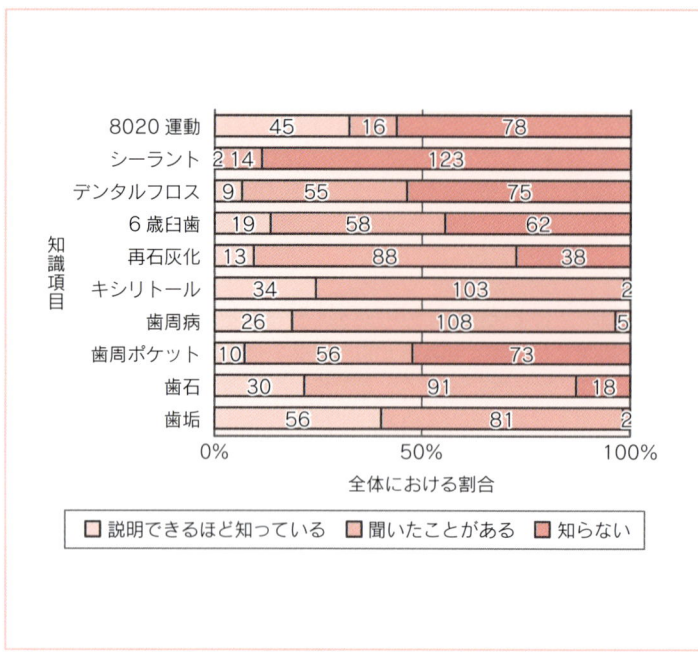

図1 歯科保健に関する用語の知識（n = 139．グラフ上の数字は人数）

表1 歯科保健行動とその動機づけ因子に関する評価項目

1. 歯科保健行動
   ① 毎日のブラッシングの自己評価
   ② 夜，寝る前のブラッシング習慣
   ③ 学校で，昼休みのブラッシング習慣
   ④ 夕食後に甘いものを摂る習慣
   ⑤ 歯ブラシの携帯
   ⑥ 学校の健診以外での，歯の定期健診
   ⑦ かかりつけ歯科医の有無
   ⑧ 喫煙の習慣
   ⑨ 飲酒の習慣
   ⑩ ガムをかむ習慣
   ⑪ ガムをかむ目的
   ⑫ フッ化物配合歯磨剤の使用
   ⑬ 使用している歯磨剤の種類

2. 歯科保健行動の動機づけ因子
   ① 好きな異性との接触の機会
   ② ファッション雑誌
   ③ ファッションの流行の取り入れ
   ④ 口臭への気づかい
   ⑤ 歯の着色への気づかい

女子高校生文化と歯科保健の支援ポイント

　私立女子高等学校生徒を対象として，歯科保健に関する用語の知識（図1），歯科保健行動（表1-1）ならびに歯科保健行動の動機づけ因子（表1-2）のアンケート，さらに歯科健診とRDテスト®を実施した．また，口臭測定の希望者にはオーラルクロマ®による3種類の口臭原因物質（硫化水素，メチルメルカプタン，ジメチルサルファイド）の検出を行った．そこからわかった内容については，以下の1）～5）のようにまとめることができ，指導・支援の基本とすることが可能である．

1）歯科保健に関する用語の知識

　歯科保健に関する用語としては，図1にあげたような用語が用いられることが多いが，女子高校生がよく知っている歯科保健用語のトップは「歯垢」と「キシリトール」であり，あまり知られていない用語は「シーラント」，「デンタルフロス」との報告がある．
　しかしながら，図1からわかるように，「歯垢」と「キシリトール」についても「説明できるほど知っている」者はそれほど多くない．特に「歯垢」はう蝕のみならず，歯周病予防の観点からも重要であり，理解を促す指導が必要である．「デンタルフロス」については，多くの種類が市販されており，ホームページなどで使用方法が紹介されていることが多いにもかかわらず，認知度が低いことから，指導の機会を増やす必要がある．まもなく成人期を迎え妊娠や子育てに従事することになるこの時期に，保健指導のプログラムにこれらの内容を入れて紹介していく必要性があるだろう．

2) 歯科保健行動

(1) 学校での「昼休みブラッシング」の支援

　毎日のブラッシング（歯みがき）習慣はほぼ全員が有しているが，昼休みにブラッシングを行っている者はほとんどみられていない．高等学校では授業体制などの関係で，昼休みに時間的な余裕がないものの，定期歯科健康診断時に生徒に対しセルフケアの必要性をささやくなど，昼食後のブラッシングを自主的に行うような行動変容を促す直接的な指導が望まれる．担任または養護教諭が，生徒の歯科保健行動に対する気づきの支援として，直接関わるアプローチの可能性を検討する話し合いをもつことも大切である．

(2)「かかりつけ歯科医」と「歯の定期健診」

　かかりつけ歯科医が決まっている者ほど，定期的に歯科健診を受ける傾向にあるのは確かであった．しかし，かかりつけ歯科医が「決まっている」者の中でも，定期歯科健診を「受けていない」者は半数以上を占めるという報告がある．

　宮武ら[9]によれば，「かかりつけ歯科医」機能の主な内容は6項目にわたるが，思春期では，患者のニーズに対応した健康教育・健康相談，歯科医療が必要とされる場合の対応，および定期的なプロフェッショナルケアを基本とした予防管理などがある．これらを思春期の高校生に適用するためには，う蝕の治療のみならず，学校歯科保健と連携した「かかりつけ歯科医」の教育的・予防的機能の活用が必要であろう．

3) 歯科保健行動の動機づけ因子

　女子高校生に特有なこととして表1-2に示したような「異性」や「ファッション」および「審美志向」があげられる．これら相互の関連や歯科保健行動への関与については，好きな異性との接触の機会の多い者のほうが，ファッション雑誌をよく読み，流行を取り入れている傾向にあり，口臭にも気を遣っていることが明らかであると報告されている．また，好きな異性との接触の機会の多い者，ファッションの流行を取り入れている者，口臭にも気を遣っている者のほうが，RDテスト®で見ると口腔内の衛生状態がよい傾向である[10]．

　女子高校生に特徴的にみられる意識は，歯科保健行動の動機づけになりうるのではないかと考えられる．女子高校生に限らず，このような特徴をもつ集団に対しては，歯科保健行動の動機づけとしてう蝕予防の観点からアプローチするよりも，口臭や歯の着色など，他者とのコミュニケーションに関わるエチケットの観点からのアプローチのほうがより効果的ではないかと考えられる[10]．

4)「自分の歯や口の中で気にしていること」の具体例

　女子高校生が「自分の歯や口の中で気にしていること」に関する調査報告がある（図2，重複回答可）．気にしていることでは，全体の6割近くの高校生が「歯の色」をあげ，次に「歯並び」と「口のニオイ（口臭）」が4割を超えていた．

　この結果において，歯の色調や歯列の問題は通常予測が容易であるが，「口のニオイ」である口臭を気にする女子高校生が半数近く存在することが注目される．中高年成人や高齢者では口臭の訴えは多いが，思春期であるこの年代でも口臭を気にしており，歯周

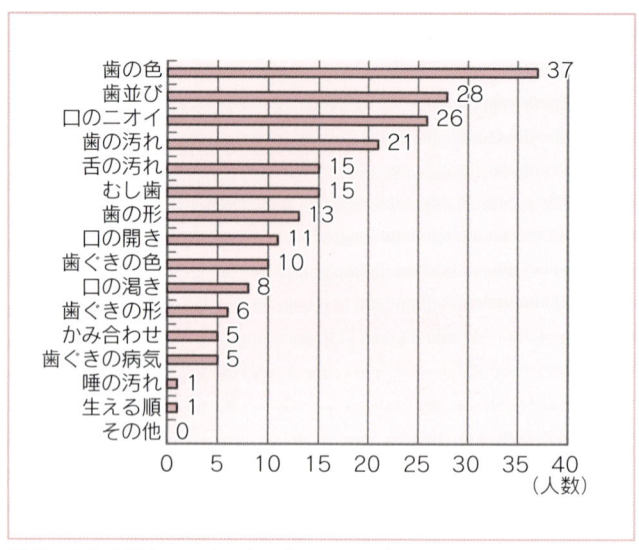

項目	人数
歯の色	37
歯並び	28
口のニオイ	26
歯の汚れ	21
舌の汚れ	15
むし歯	15
歯の形	13
口の開き	11
歯ぐきの色	10
口の渇き	8
歯ぐきの形	6
かみ合わせ	5
歯ぐきの病気	5
唾の汚れ	1
生える順	1
その他	0

図2 自分の歯や口の中で気にしていること (n＝64．グラフ上の数字は人数)

炎などとの関連や口腔の不潔な状態など，口臭の原因と予防に加えて，思春期に特有な自臭症などと関連させながらの指導が必要と考えられる．

5) オーラルクロマによる口臭測定

「自分の歯や口の中で気にしていること」として，口臭の問題をあげる女子高校生に対して行った実際の口臭検査との関連について，オーラルクロマによる前述の3種類の口臭原因物質の検出を実施した報告では，77％から検値域を超える口臭原因物質が検出されていた．

このような口臭の原因としては，通常，歯周病が最も疑われるところだが，女子高校生の場合は，朝食として「カップ麺」を摂取した者が複数，朝食から昼前の口臭検査までの間に「パン」「ちくわ」や「キャンディ」などの間食をした者，さらには，朝および午前のブラッシング習慣のない者が複数存在した．このうち，明白な歯周病(歯肉炎)や多数歯う蝕傾向を有する者は少数であった．

いずれにしても，この年代における食生活・食習慣の問題が，ブラッシングなどの歯科保健行動以上に口臭測定結果に表れていることも予測されることから，口臭に関する正しい理解を支援する必要がある．

One Point Advice

多くの先行研究から知識や科学的理解と保健行動の関連が弱い[11]ことが明らかになっているが，テレビのコマーシャルや広告などのキーワードを健康教育に取り入れ，予防や治療ではなくファッションやエチケットとして，歯科保健に関する興味を喚起していくことも大切である．

3 口腔機能とスポーツ

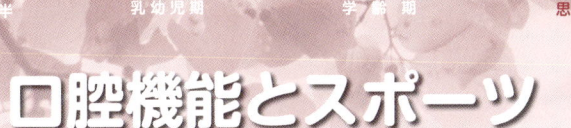

Summary
現在，う蝕によって前歯部が欠損することはないといっても過言ではない．前歯部の喪失を予防するには，外傷への対応が必須である．また，スポーツの競技力は，心・技・体の3者のバランスの上に成り立つといわれている．歯の状態や咬合状態だけでスポーツ競技力が左右されるものではないが，咬合状態の変化によって，筋力が変化したり，身体の動揺度が変化したりすることは知られている．

気づきと支援の場：学校，家庭，地域

気づきのポイント：歯・口とスポーツとの関わりについては，外傷からの予防，健康づくりのための運動・スポーツと歯・口の健康との関係，そして競技スポーツにおける歯・口の状態の各視点からのアプローチが考えられる．

支援のポイント：歯・口腔の外傷予防には主体的予防としてマウスガードがある．中学生から急激に増加する課外指導での歯・口腔外傷への支援が重要である．

Keyword：「スポーツ」「マウスガード」「スポーツ競技力」

スポーツと歯の外傷

1) 学校管理下での歯の外傷

> **独立行政法人日本スポーツ振興センターの災害共済給付制度**
> 独立行政法人日本スポーツ振興センター法第15条第7項の規定により，「学校の管理下における児童生徒等の災害（負傷，疾病，障害又は死亡をいう．以下同じ．）につき，（中略）災害共済給付（医療費，障害見舞金又は死亡見舞金の給付をいう．以下同じ．）を行うこと．」とされている．
> 負傷・疾病に対する災害共済給付医療費（通称，医療費），障害，死亡に対する災害共済給付見舞金（通称，障害見舞金，死亡見舞金）がある．

独立行政法人日本スポーツ振興センターの報告によれば，歯の障害については，3歯以上の歯に補綴を行う14級（前歯の場合には2歯の欠損から適用）が最低の基準であるが，この14級以上の適応を受けた割合は14級の中で定められた他の障害，すなわち聴力障害，上肢下肢露出面の醜形，手指障害，局部神経障害などと比較してみた場合には，24.4%（2011年）と最も高い値を示している．特に，身体の発育状態に従って件数が増加し，高等学校では最も多い件数となっている[12]．

歯の外傷の発生部位は，約60％〜70％は上顎中切歯であり，続いて上顎側切歯，下顎中・側切歯という順番で圧倒的に上顎中切歯に集中していることから，高校生までの子どもたちが早期に上顎前歯を失うことによる，摂食機能，発音機能などの障害や審美性の低下などの心身に及ぼす影響は計り知れない[13]．

2) マウスガードによる外傷の予防

文部科学省『「生きる力」をはぐくむ学校での歯・口の健康づくり』[14]においても，「独立行政法人日本スポーツ振興センターの報告では，学校管理下での災害共済給付金において，「歯牙障害」に関わる給付金がいぜんとして高い給付率を示している（図1）．〈中略〉一般的には，歯の傷害，歯槽骨・顎骨の傷害，口腔軟組織の傷害により，障害が残る場

95

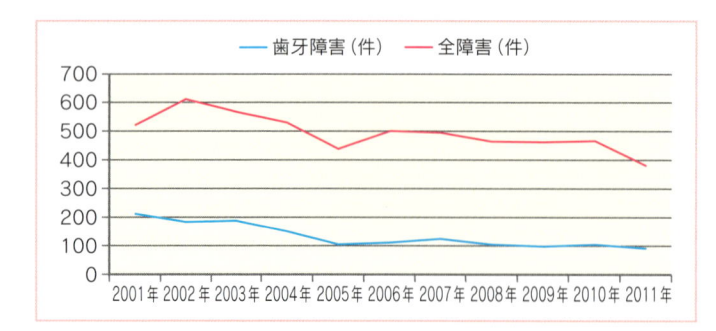

図1 障害見舞金の支払いと外傷件数〔独立行政法人日本スポーツ振興センター資料より作成〕
　障害見舞金の給付件数は，平成22〈2010〉年度の467件から平成23〈2011〉年度では381件と全体の傾向としては減少傾向にあるといわれている．また，学校管理下における歯の障害の傾向についても，近年，減少傾向になってきたといわれているが，歯牙障害に関わる障害見舞金の給付状況は障害全体のおおむね20～25%という状況が続いている．

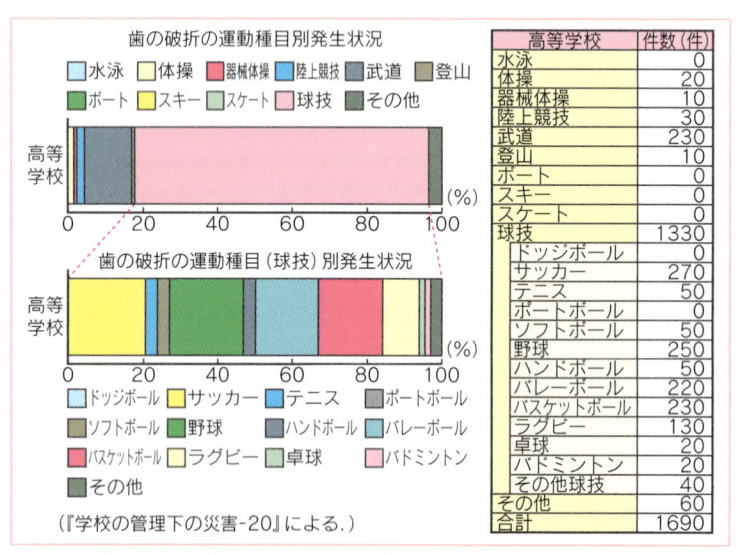

図2 高校生の歯の破折と運動種目〔文献13)より〕
　日本スポーツ振興センターの災害給付見舞金における「歯牙障害」の発生状況では，高校生においては見舞金を給付した「学校種別・障害種別の給付状況」全体の中での発生件数で約30%を占めており，最近5年間を通じても，最高件数になっている．

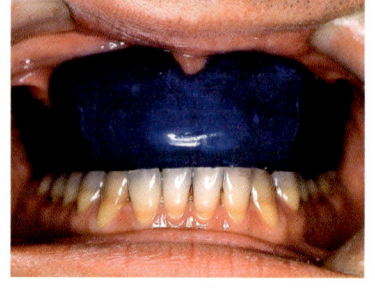

図3 カスタムタイプのマウスガード
　マウスガードには，お湯につけて自分で成型するマウスフォームドタイプと歯科医療機関で作製するカスタムタイプがある．

合が多い．学校歯科保健活動などの結果として，むし歯は減少し，また軽症化してきているが，外傷で健全歯を失ってしまうケースが多いことは残念である．」と記載されている．

　マウスガードとは「スポーツによって生じる歯やその周囲の組織の外傷（図2）を予防したり，ダメージを軽くしたりする目的で，主に上の歯に装着する軟性樹脂でできた弾力性のある安全具」を意味する．日本スポーツ歯科医学会による疫学調査の結果によれば[15]，カスタムタイプのマウスガード（図3）による歯および口唇・口腔粘膜などに対する外傷予防効果はオッズ比で0.941（95%信頼区間：0.895～0.989）（$p < 0.05$）となり，口腔外傷の予防効果は示されている．

スポーツパフォーマンスと咬合

　児童・生徒を対象にした観察研究から，筋力，走力あるいは遠投力にはかみ合わせの関与に違いのあることが示唆されている．すなわち，筋力では奥歯のかみしめ力による差が大きく，走力ではすべての歯がバランスの取れたかみ合わせの状態であることを予見させ，遠投力ではかみ合わせの力は関連性が認められなかった．また，生活体力（生活活動動作）についても起居動作や歩行動作などでは，かみ合わせの関係の良好な成人・高齢者ほど作業時間が短いという傾向が示され，家の中での活動も活発にできるという可能性が示唆された．

　また高齢者については，転倒などによる骨折から寝たきり状態になる場合もあるが，その転倒の要因の1つとして重心動揺があげられていることは周知のとおりである．重心動揺は，さらにバランスを必要とするスポーツ種目や静止状態が重要な意味をもつスポーツ種目ではスポーツパフォーマンスの影響もある．重心動揺をコントロールすることは，一般の国民がスポーツに取り組みやすくなる要素を付加することとともに，スポーツ選手の管理としても重要な意味をもっている．この重心動揺には，かみ合わせの状態が関与していることも示唆されており，特に，奥歯の接触がなくなり，前歯だけの接触では重心動揺が大きくなる傾向を示しており，かみ合わせの管理が必要と思慮された．

　次に，重いものをもつときに，なぜかみしめるのかについても，近年まで科学的に明らかにされてこなかった．しかし，かみしめの筋肉で，最も筋力の大きい咬筋のかみしめと，ヒラメ筋のH反射を利用した運動生理学研究の手法によって，咬筋の活動がヒラメ筋の促通量を増加させるという遠隔促通が示されるようになった[16]．これに関連する研究の結果として，かみしめは相反性抑制を生じている時間帯に，拮抗筋からの抑制効果が減弱している．すなわち，かみしめ時には，関節を曲げようとすると，曲げようとする筋に拮抗する筋の興奮性を十分に低下させない結果となることが示された．よって，関節は動きにくい状態になり，固定されることが示唆された．

　このことから，体位を固定する場合や瞬間的に関節固定が有用な場合，たとえば重量挙げで差し上げたような一場面，アームレスリングの一場面，野球のバッターがヒッティングでボールにあてる瞬間の一場面，あるいはテニスのボールを打つ一場面などでは，有効に作用することも推察される．反対に，早い動きが必要となるスポーツ動作においては，関節が固定されることにより，スムーズな一連の動きが抑制される可能性が推測される．

　ゆっくりとした角速度運動では，咬筋のかみしめによる効果がほかの筋群に影響を与えることが示唆されることから，たとえば，アームレスリングなどの運動では筋力の増大と関節の固定性の向上から，かみしめが有利に働くことも推察される．トップアスリートのかみ合わせの関係は，これらの研究結果を支持する結果を示しているものと考えられる．

One Point Advice

　思春期におけるスポーツと口腔の関係については，主に，外傷予防のマウスガードの周知が中心になる．スポーツパフォーマンスについては，心技体の三位一体の考え方に基づき指導する必要がある．

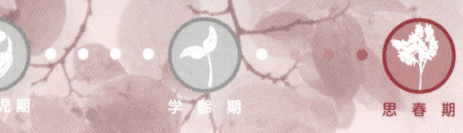

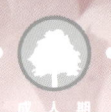

4 思春期やせが健康に与える影響

Summary

現在のわが国は，社会全体がやせ体型志向であり，これが影響して思春期小児，中でも女子にやせ体型が増えている．女子のやせ体型は，月経不順や骨粗鬆症などの障害ばかりでなく，母性の問題として低出生体重児の出生率を高めることにもなる．低体重出生児は生活習慣病の発症率が高いとされ，影響が次世代に及ぶことになる．男女ともに筋骨格系機能と糖代謝予備能の低下をきたす．社会全体がやせ体型志向を深刻に見直すべき時期が来ている．

気づきと支援の場：学校や職場の定期健康診断の場，歯科受診時の生活習慣に関する指導の場

気づきのポイント 思春期やせについては身長・体重成長曲線と肥満度を計算して，病的やせと単なるやせを区別する必要がある（表1，図3参照）．病的やせは早急に医療機関に紹介する．やせ体型についてはその健康上の問題点を理解する．

支援のポイント 病的やせは専門医療機関に紹介する．やせ体型については，あせらず時間をかけてやせ体型がもつ健康上の問題点を取り上げ，特に女性で月経不順や無月経があれば骨粗鬆症などの危険因子であることを説明する．

Keyword：「思春期やせ」「やせ体型志向」「低出生体重児」「SGA」「成人病胎児期発症説」「エピジェネティックス」

思春期とは

　思春期のいかなる問題を考えるにしても，思春期の定義を明確にしておく必要がある．広辞苑によると「思春期」は，「第二次性徴が現れ，生殖可能となる時期．春機（性的な情念，色情）発動期」とある．現状では個々の子どもについて第二次性徴が現れることを明確に観察することは不可能なので，この辞書が示す定義では個々の子どもの思春期を具体的にとらえることができない．

　わが国では学校保健安全法に基づいて定期的に身長が測定されているので，この測定値を用いて1年間に何cm身長が伸びたかを検討すると，個々の児童生徒について図1のような身長成長速度曲線が得られる．

　図1の思春期身長成長促進現象開始年齢（TOA）をもって思春期の始まりとし，最終身長年齢（FHA）をもって思春期の終わりとすることにより，個々の子どもの思春期を具体的にとらえることができる．正確にいえば，この思春期の定義は，英語圏でいう"puberty"（生殖能力をもつ体になること）に近い意味であり，このほかに"adolescence"（成人になること）の意味での思春期の定義も重要であるが，ここでは触れないことにする．

　図1に基づくと，思春期（puberty）は男子9～10歳で，女子8～9歳で始まり，男子17～18歳で，女子15～16歳で終わるといえる．

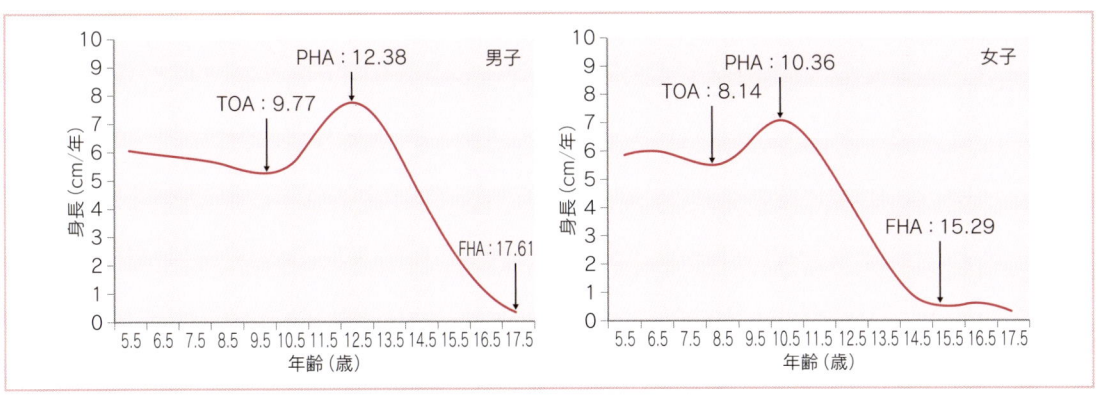

図1 身長成長速度曲線に基づく思春期の定義〔資料：文部科学省平成12年度学校保健統計調査報告書〕
TOA (take-off age)：思春期身長成長促進現象開始年齢
PHA (peak height-velocity age)：最大身長成長速度年齢
FHA (final height age)：最終身長年齢（身長成長速度が1cm/年になった年齢＋1年）．

思春期やせとは

　思春期やせについては，思春期やせ症（小児期発症神経性食欲不振症）と，見た目には健康上の問題がないように思われるやせ（やせ志向が強い女性に多い）とを区別して考えなくてはならない．この後者のやせを単にやせ体型とよぶことにする．

　思春期やせ症は精神的な問題を抱えた複雑な背景があって生じるもので，なかなか治療が難しく，小児科医，小児精神医学専門医，臨床心理士，管理栄養士などが協力して多角的に対応することが必要な疾患である．このためここではこれには触れない．

やせ体型の問題点

1) やせの定義

　わが国では思春期小児の体格判定はBMIではなく，肥満度＝［（実測体重－標準体重）／標準体重］×100％を基準にしている．この理由についてここで詳しく説明する紙面的余裕がないので，筆者らの文献[17]を参照していただきたい．

　思春期小児の肥満とやせの定義は表1に示すとおりである[18]．

2) やせ体型の現状

　近年，やせ体型が思春期および若年女性を中心に増加している．

(1) 国民健康・栄養調査の成績（厚生労働省のサイトを参照）

　厚生労働省が毎年行っている国民健康・栄養調査によると，1998年の調査において男性で肥満が増加し，女性では40歳代以降のやせ（BMI＜18.5）は減少しているにもかかわらず，1972年に比べて20歳代で14.4％から20.3％に，30歳代で9.2％から12.8％に増加していると報告している．その後は20歳代22％前後，30歳代18％前後で経過している．

表1 標準体重と肥満度の計算方法，および肥満傾向児と痩身傾向児の定義

年齢	男子 a	男子 b	年齢	女子 a	女子 b
5	0.386	23.699	5	0.377	22.750
6	0.461	32.382	6	0.458	32.079
7	0.513	38.878	7	0.508	38.367
8	0.592	48.804	8	0.561	45.006
9	0.687	61.390	9	0.652	56.992
10	0.752	70.461	10	0.730	68.091
11	0.782	75.106	11	0.803	78.846
12	0.783	75.642	12	0.796	76.934
13	0.815	81.348	13	0.655	54.234
14	0.832	83.695	14	0.594	43.264
15	0.766	70.989	15	0.560	37.002
16	0.656	51.822	16	0.578	39.057
17	0.672	53.642	17	0.598	42.339

標準体重＝a×身長（cm）－b
肥満度（％）＝〔（実測体重－標準体重）／標準体重〕×100．
軽度肥満：20％以上30％未満，中等度肥満：30％以上50％未満，高度肥満：50％以上．
やせ：－20％以下，高度のやせ：－30％以下．

20歳代，30歳代の5人に1人がやせ体型であることは大きな問題である．

（2）学校保健統計調査の成績（文部科学省のサイトを参照）

学校保健統計調査による体格判定は，2006年を境に表に示した基準によってなされている．そこで，筆者らは1980年度，1990年度，2000年度の学校保健統計調査報告に記載してある性別，年齢別身長体重相関表を用いて2006年度以降の基準による肥満とやせの出現率を計算し直して[19]，1980年度，1990年度，2000年度，2012年度のやせの出現率を示した（図2）．男女とも，特に女子においてやせの出現率が2000年度以降増加しているのがわかる．

（3）人口動態調査の成績

人口動態調査が安定してきた1950年頃から減少していた低出生体重児（出生時体重2,500g未満）の全出生数に占める割合（出生率）が，1980年前後から増加を示し，このところ増加傾向は落ち着いているものの，その数字は9.6％と高値安定状態である．これは世界の先進国の中で1，2を争う高値である[20]．

3）思春期の男女ともに，特に女子においてやせの出現率が増加している原因

（1）思春期を含めた若い女性のやせ体型志向

1998年度国民健康・栄養調査，それに2000年度以降の学校保健統計調査にみられるように，思春期から20歳代にかけて，特に女性のやせが増加する背景は，「肥満＝生活習慣病」として肥満の社会的価値が低くなったのに対して，やせの社会的価値が上がったことにあると考えられる．

生理的にみて男性より体脂肪率が高い女性のほうにやせの出現率が多いことは，女性は男性よりもやせ体型志向が強いことを意味している．

このことは日本学校保健会が報告した平成22〈2010〉年度児童生徒の健康状態等サー

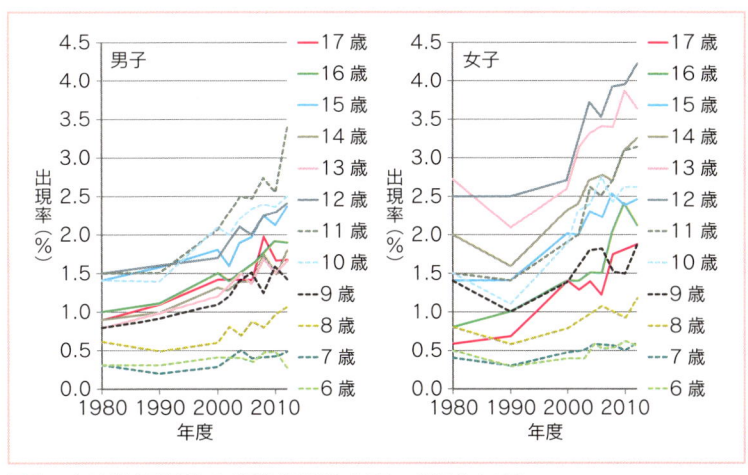

図2　やせ児出現率年次推移（1980年度～2012年度）
〔資料：文部科学省学校保健統計調査〕

ベイランス事業報告書によると，「今の体型よりもかなりやせたい」と思っているのは，中学生では男子の7.5％に対して女子で25.5％，高校生では男子の6.0％に対して女子で36.7％であり，「今の体型よりも少しだけやせたい」と思っているのは，中学生では男子の28.5％に対して女子で53.5％であり，高校生では男子の30.9％に対して女子50.1％であり，「とにかく少しでもやせたいと思っている」中・高校生は男子が35％前後であるのに対して，女子は80～85％に達していることでも明らかである．

(2) 体組成としての筋肉量の減少

筆者らが検討した女子大学生を対象にした体組成測定成績によると，BMIが18.5未満の者には，除体脂肪量が少ない者が多く，運動不足やダイエットの結果として筋肉量が減少したために体重が少ないことが示唆された（未発表資料）．筋肉は運動器としての役割ばかりでなく，脂肪組織と同様にエネルギー貯蔵庫としても重要であり，このことについては後述する．

(3) 低出生体重児が増加する原因

中村は，低出生体重児の出生率が増加する背景について詳細な検討を加え，その背景は複合的な原因があるとしたうえで，「妊娠中の体重コントロールが新生児の体重を小さくしていて，特に非妊娠時体格がやせている妊婦では，低出生体重児やSGA（small for gestational age：在胎週数別体重が基準値以下）の増加が著しい背景は無視できない．」としている[21]．ここにも，先に述べた若い女性のやせ体型志向が大きく影を落としているといえよう．

思春期のやせ体型がもたらすもの

1) 身長・体重成長曲線の活用による病的やせの鑑別

わが国では小・中・高校生はもちろん，大学を含めて学校に通っている限り，学校

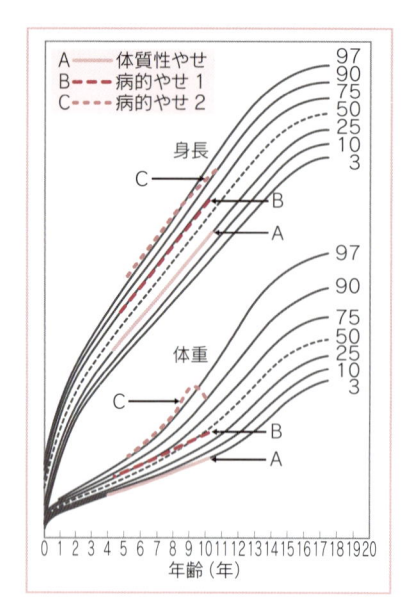

図3　身長・体重成長曲線に基づくやせの分類
　A：身長に対して体重が少なくやせ体型だが，身長と体重がともに基準線に沿って増加している体質的なやせ
　B：身長がほぼ正常な伸びを示しているのに対し，体重は増え方が正常を下回っている病的やせ1
　C：身長も伸びがやや正常を下回っていて，体重は過去の体重よりも少なくなっている病的やせ2．

　保健安全法に基づいて定期健康診断が行われていて，身長や体重が年1回は必ず測定されている．この測定結果をもとに身長・体重成長曲線を描くことによって，図3に示すように，健康障害につながる可能性の高い病的やせを早期に，かつ容易に発見することができる．図3において，

　　Aは身長に対して体重が少なくやせ体型であるが，身長と体重がともに基準線に沿って増加している体質的なやせ
　　Bは身長がほぼ正常な伸びを示しているのに対して，体重はその増え方が正常を下回っている病的やせ1
　　Cは身長も伸びがやや正常を下回っていて，体重は過去の体重よりも少なくなっている病的やせ2

である．これらのうちBは慢性基礎疾患やダイエットによる体重減少などであり，Cは思春期やせ症（小児期発症神経性食欲不振症）や脳腫瘍などの重症疾患である．BとCはできるだけ早くその原因を究明するために，専門医療機関に紹介する必要がある．

2) やせ体型志向がもたらす健康障害

(1) 一次性と二次性無月経症，月経不順，骨量減少と骨粗鬆症

　思春期に入ると，男性に比べて女性のほうが体重に占める体脂肪率の割合が高くなることはよく知られた事実である．思春期に体脂肪率が一定の率以上にならないと初経が発来しないこと，および初経が発来しても体脂肪率が一定の率を下回ると月経が不順になること，極端に体脂肪が少なくなると無月経になることは，思春期やせ症や若年女性のダイエットによる体重減少の事例をもとにしてよく知られた事実である．また，このことが骨粗鬆症につながることが心配されている[22]．

(2) 成人病胎児期発症説とエピジェネティックス

　Barkerら[23]が最初に唱えたのでBarker説ともいわれているが，出生児の体重が少

ない子どもほど，今でいうメタボリックシンドロームになりやすいとされ，これが成人病胎児期発症説（developmental origin of health and disease：DOHaD，developmental origin of adult disease：DOAD）である．

すでに述べたように，やせ体型の妊婦からは低出生体重児が生まれる率が高く，この低出生体重児が生活習慣病になりやすいとすれば，低出生体重児の出生率が高いわが国では，この成人病胎児期発症説のもつ意味が深刻なのである．成人病胎児期発症説が定説として重要視される背景にはエピジェネティックス*の基盤がある．DOHaDやエピジェネティックスについて説明する紙面的余裕がないので，詳しくは別文献[24]を参照していただきたい．

（3）ブドウ糖供給源としての筋肉減少

筋肉は運動器としての機能ばかりではなく，エネルギー貯蔵のうえでも大きな働きをしている．ヒトの貯蔵エネルギーは脂肪とグリコーゲンであるが，脂肪は主に皮下に，グリコーゲンは肝臓と筋肉に貯蔵される．脳は24時間機能している重要な臓器であり，そのエネルギー源は肝臓に貯蔵されたグリコーゲンが分解（解糖）されたブドウ糖である．肝臓に貯蔵されるグリコーゲンには限度があって，食事による炭水化物の供給がなければ6～8時間しか脳などの重要な臓器を働かせることができない．

肝臓のグリコーゲンが枯渇すると，筋肉のタンパク質が分解されてできたアミノ酸を肝臓がブドウ糖に変えて脳のエネルギー源とすることになる．このような状態になると，食欲中枢が刺激されて心身ともに不安定になることはよく知られた事実であると同時に，筋肉量が少ないことは食事が食べられないといった緊急時におけるブドウ糖供給予備能力が低下していることを意味している．このことは男子の「やせ体型」について特に心配されることである．

*エピジェネティックス
エピジェネティックスは，日本語で「後成的遺伝学」と訳されている．遺伝子の働きはDNAを構成する主要要素であるアデニン（A），グアニン（G），シトシン（C），チミン（T）の塩基配列で決まるが，この塩基配列には変化がない状態で，細胞分裂後（後成的といわれる理由）においても現れる遺伝子発現の変化を検討する遺伝学のことである．遺伝子の働きが同じでもその現れ方の強さの変化は，DNAやヒストンのメチル化部位の変化などが関係することがわかっている．このDNAやヒストンのメチル化部位の変化は遺伝子が形成されるときの栄養状態や温度といった環境の影響を受けている．たとえば，胎生期における低栄養状態では節約遺伝子の基本構造は変化しないが，その発現力は強くなるといったことである．

特殊なやせ体型

思春期遅発症（いわゆる晩熟型）において通常より遅れて思春期成長促進減少がみられるときに，−20%近くまでの「やせ体型」になる者が多いことがある．この原因は，おそらく急激な骨格系の伸びに筋肉の増加がついていけないことではないだろうかと考えている．これも運動不足が関係している可能性が高い．これは筆者の印象であり，まだ十分な検討がすんでいないので，この程度の言及にとどめておく．

もう1つ注意すべきことは，中学校に入ってからの運動部の部活が激しく，急速にやせ体型になってしまうことがあることである．これは男子に多いので，運動部の指導者に注意を促したい問題である．

One Point Advice　思春期小児におけるやせ体型が増加する原因と対応について社会全体がさらなる関心を示すと同時に，やせ体型に対する社会の価値観を見直す必要がある．

Column

思春期における食生活を中心とした実態調査（女子高校生対象）から

思春期は子どもから大人への転換期であり，情緒的には自立と依存を繰り返す不安定な時期である．また，この時期の肥満や過度なダイエットなどは，将来の全身健康への影響が懸念される．このような思春期の中でも，特に高校生は，塾やクラブ活動，携帯電話・スマートフォンへの依存などで食・生活習慣が不規則になりやすい．そこで今回，思春期の「食べ方」支援を目指して，女子高校生の食・生活習慣全般を調査した[25]．

対象者は，関東と関西の某私立女子高等学校2校の1～3年生712名である．2013年12月に食・生活習慣に関する調査を無記名で行った結果，クラブ活動を行っている生徒46.9%，夕食を家族と毎日食べる生徒45.5%，やや太りぎみと感じている生徒50.3%，早食いと答えた生徒27.5%，ダイエットしている生徒54.7%，孤独を感じている生徒32.4%であった．また1日の平均睡眠時間は6.8時間で，電話・メール・LINEの使用は平均3.2時間であった．

常にダイエットを行う生徒は，自身をやや太りぎみと感じており（67.6%，$p < 0.01$），毎日の食事量を減らす生徒が多かった（61.8%，$p < 0.01$）．さらに，常にダイエットしている生徒は，それ以外の生徒に比べて「とても体調がよい」とする生徒が多い一方で，「悪い」生徒も多く，二極化していた（下図）．さらに，クラブ活動に参加したり夕食を家族と毎日食べる生徒は孤独感が少なく（$p < 0.05$），逆に，孤独を感じる生徒は電話・メール・LINEの使用時間が長かった（$p < 0.05$）．また，食・生活習慣に問題をもつ生徒，睡眠不足を感じる生徒，体調がすぐれない生徒は，常に孤独感をもつ傾向が強かった（$p < 0.01$）．

以上の結果から，思春期の特徴をふまえた「食べ方」支援の必要性，さらには総合的な食・生活支援の必要性が示唆された．

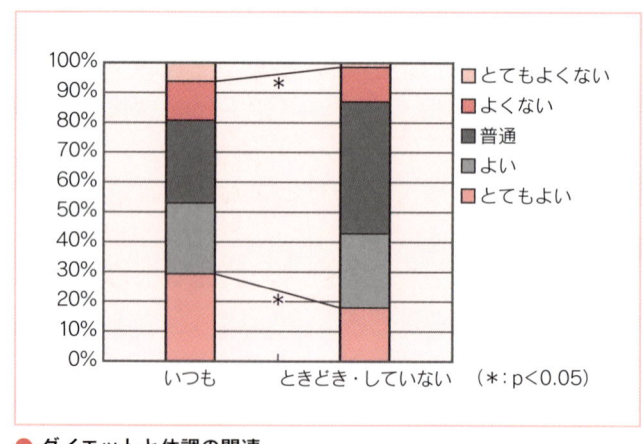

● ダイエットと体調の関連

References ●思春期

1) 今野喜清ほか編：学校教育辞典 第3版．教育出版，東京，2014．
2) 伊藤正男ほか総編集：医学大辞典 第2版．医学書院，東京，2009．
3) 全国歯科衛生士教育協議会 監修：最新歯科衛生士教本 小児歯科．医歯薬出版，東京，169～172，2009．
4) 澤 純子ほか：応用栄養学 第9版．医歯薬出版，東京，2010．
5) 厚生労働省「日本人の食事摂取基準」策定検討委員会報告書：日本人の食事摂取基準 2010年版．第一出版，東京，2010．
6) 全国歯科衛生士教育協議会 監修：最新歯科衛生士教本 歯科予防処置論・歯科保健指導論．医歯薬出版，東京，274，2011．
7) 日本口腔衛生学会編：平成23年歯科疾患実態調査報告．口腔保健協会，2013．
8) 高橋浩之：第1章 健康教育の時代へ．健康教育への招待．大修館書店，東京，7～23，1999．
9) 宮武光吉，藤岡道治：新介護システムと歯科保健医療．日本歯科医師会雑誌，49(3)：25～30,1996．
10) 眞木吉信：第4章 あなたは「むし歯になりやすい？」「むし歯になりにくい？」どちらでしょう！むし歯・歯周病は感染症―発病の原因と予防．少年写真新聞社，東京，24～31,2003．
11) 高橋浩之：第3章 健康のための行動を実現させるものは何か．健康教育への招待．大修館書店，東京，45～80,1999．
12) 独立行政法人日本スポーツ振興センター：学校の管理下の死亡・障害事例と事故防止の留意点（平成24年度版）．2013．
13) 独立行政法人日本スポーツ振興センター：学校の管理下における歯・口のけが防止必携．2008．
14) 文部科学省：「生きる力」をはぐくむ学校での歯・口の健康づくり．2011．
15) Maeda, Y. et al.：Is mouthguard effective for preventing traumatic injuries during sports events？：A strategic protocol formulated by the Japanese Academy of Sports Dentistry (JASD) to accumulate scientific evidence. *Int. J. Sports Dent.*, **6**：7～11，2013.
16) Miyahara, Y. et al.：Modulation of human soleus H reflex in association with voluntary clenching of the teeth. *J. Neurophysiol.*, **76**：2033～2041, 1996.
17) 橋本令子，村田光範：思春期小児の体格評価指標としての肥満度とBMIの比較検討．日本成長学会雑誌，**16**：59～68, 2010．
18) 日本学校保健会編集・文部科学省監修：児童生徒の健康診断マニュアル（改訂版）．2006．
19) 生魚（澤村）薫ほか：学校保健における新しい体格判定基準の検討 新基準と旧基準の比較，および新基準による肥満傾向児並びに痩身傾向児の出現頻度にみられる1980年度から2006年度にかけての年次推移について．小児保健研究，**69**：6～13, 2010．
20) OECD：Health at a Glance 2013, OECD INDICATORS. http://www.oecd.org/els/health-systems/Health-at-a-Glance-2013.pdf, 2013.
21) 中村 敬，長坂典子：低出生体重児出生率増加の背景因子に関する検討．分担研究：出生体重に及ぼす背景因子の分析．平成15年度児童環境づくり等総合研究事業報告書．子ども未来財団，2004．
22) 甲村弘子：思春期の無月経と生涯のヘルスケア．産婦人科治療，**103**：156～162, 2011．
23) Barker, D. J. and Osmond, C.：Infant mortality, childhood nutrition, and ischaemic heart disease in England and Wales. Lancet, **327**：1077～1081, 1986.
24) 特集・成人病胎児期発症説からみた母体・胎児の栄養管理．小児科臨床，**64**(11)：2271～2333, 2011．
25) 島田 睦ほか：女子高生における食・生活習慣の実態〜思春期の食べ方支援を目指して．口腔衛生学会雑誌，223, 2014．

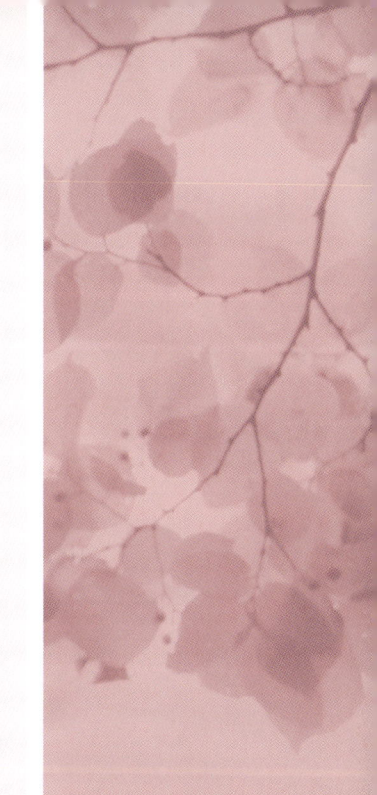

各ライフステージにおける
口腔機能への気づきと支援

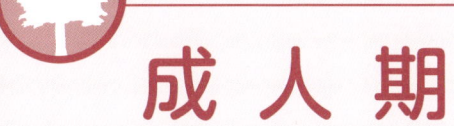

成人期

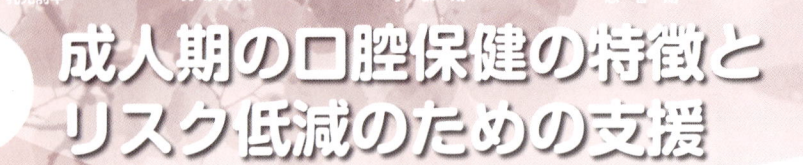

1 成人期の口腔保健の特徴とリスク低減のための支援

Summary

40代前半までの成人期では，口腔の健康のリスクは比較的低く，この時期に課題となるのは，歯科受診の中断などの個別的なものが多い．それに対して，中高年以降では，全身の健康リスクが高まり，健康に不安を感じ始める年代である．この時期には，高齢期の健康状態の予測を含めた健康情報の提供と，自己決定の要素をふまえた保健指導によって，口腔疾患および歯の喪失予防を図る支援が重要である．

気づきと支援の場 家庭，職場，(歯科)医療機関

気づきのポイント ①健康に不安を抱え始める中高年以降は，健康づくりのモチベーションが高まる．②モチベーションの高まりは，健康情報の関心を高めるので，最新の科学的根拠のある情報を示す．③個別的な口腔保健状態のリスクと将来予測を示す．④口腔と全身の関係をふまえた情報提供を行う．

支援のポイント ①成人期から高齢期の健康への不安の軽減，②口腔保健に関する現状および課題と解決策の提案，③自己決定の要素を取り入れた保健指導．これらのポイントをふまえ，セルフケアと歯科受診指導を通した支援を継続して行う．

Keyword「健康情報」「保健指導」「生活習慣病(非感染性疾患NCD)」「歯周病」「歯の喪失」

成人の生活習慣と口腔の特徴

1) 成人の健康と生活習慣

ヒトの一生を，小児期，成人期，高齢期と分けた場合に，成人期が生物学的および社会的にどのようなステージかということから考える．成人期の口腔保健の支援では，20歳代および30歳代では口腔の健康リスクは相対的に低く，この年代で課題となるのは，歯科治療の中断など，個別的・社会経済的要因が大きい．それに対して，40歳代以降では健康リスクが高まる．

小児期・成人期・高齢期の3つのライフステージの中で，成人期は最も長く約50年間に及ぶ．生命進化論からみると，寿命を生物がもつようになったのは，有性生殖を行うようになってからである．しかも有性生殖を行う生物個体の寿命は，生殖機能が失われるとともに尽きるのが一般的であり，後生殖期に入ってからも40年近く寿命を保つことができるヒトは，動物の中できわめてユニークな存在である[1]．

一方，ヒトの細胞や臓器は加齢とともに起こる老化によって，その機能が低下していく．この老化が顕著になるのが，後生殖期以降の中高年の年代からである．機能の低下とは，予備能力や防御能力が低下することであり，約30歳から高齢までは加齢とともに直線的(対数プロット)に死亡率は高まる．このことはすでに1825年の「死の確率は，

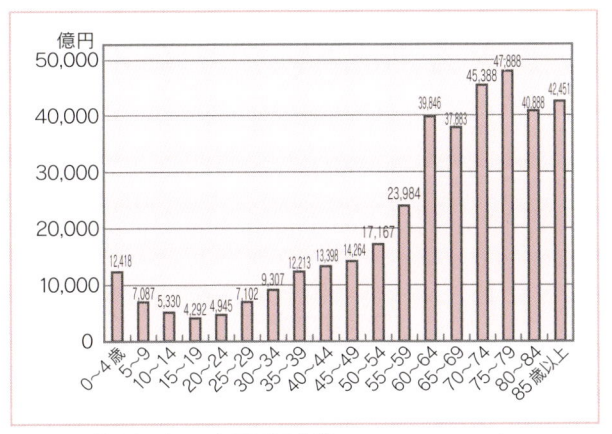

図1 年齢階級別にみた国民医療費〔厚生労働省，2011年〕

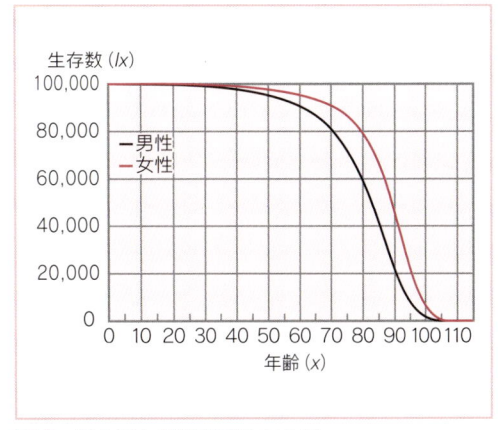

図2 男女別年齢階級別生存曲線
〔厚生労働省，2010年完全生命表〕
生存数（lx）：10万人の出生児が生命表上の年齢別死亡率に従って死亡していくとした場合の生存数．寿命中位数（出生児の半数〔完全生命表では5万人〕が生存すると期待される年数）は，男82.60年，女89.17年である．

年齢とともに指数関数的に急激に増加する」というGompertzの法則として知られ，30歳以降で約8年ごとに2倍ずつ死の確率は高まり，80歳では40歳の30倍死にやすい．老化とは「疾病に罹患しやすく，死にやすくなること」と定義してもよい．

実際，年齢階級別国民医療費（図1）をみると，20歳以降，疾病に罹患し医療を受ける患者は年齢とともに増加し，60歳以降で急増する．1980年代以来，世界の最長寿国となったわが国の平均寿命（2012年）は，男性で79.4歳，女性では86.4歳であり，生存曲線からみると，80歳で生存している人は，女性約80％，男性約60％である（図2）．そして，10万人の出生児が生命表上の年齢別死亡率に従って死亡していくとした場合の死亡数をみると，男性では85歳，女性では91歳が死亡年齢のピークとなっている．

死亡の原因は，老化や事故などの原因もあるが，多くは疾患である．日本人の主な死亡原因は，がん，心疾患，肺炎，脳血管疾患であり，これらで死亡する者の割合は約70％にのぼる．これらの死因となる疾患の多くは，成人期以降に発病する生活習慣病（NCD：non communicable diseases；非感染性疾患）であり，NCDは，WHOの定義では，「不健康な食事や運動不足，喫煙，過度の飲酒などの原因が共通しており，生活習慣の改善により予防可能な疾患」と位置づけられている．わが国の健康日本21（第2次）では，NCD（生活習慣病）として，がん，循環器疾患，糖尿病およびCOPD（慢性閉塞性肺疾患）が位置づけられている[2]．

成人期はこのような生物学的な視点以外に，社会的側面に，ほかのステージにない明らかな特徴がある．この期間は子育て，就労，親の介護など，経済的にも，肉体的にも，精神的にも大きなストレスがかかる年代である．ヒトの健康を損なう要因には，遺伝，生活習慣，医療・社会保障制度，社会的要因がある．このうち遺伝的要素は，20～30％である．成人期の健康を支え，生活を営む機能を高齢者になってもより長く保つための健康づくりが重要であり，個別的な生活習慣の改善と，社会的要因を加味した保健政策によって成人期を支援する必要がある．

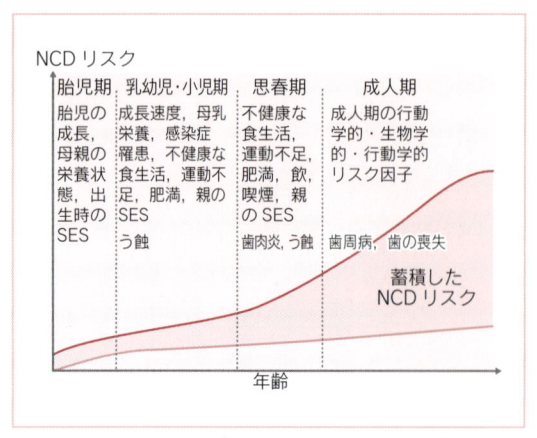

図3 ライフコースアプローチとNCDリスクの蓄積
〔文献3)に筆者加筆〕

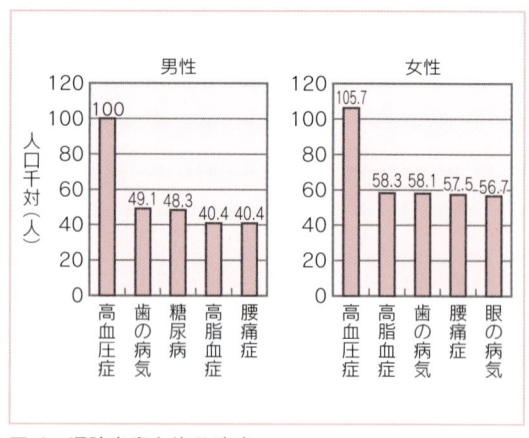

図4 通院者率上位5疾患
〔厚生労働省，2010年国民生活基礎調査〕

特に，NCDのリスクは，ライフコース疫学の視点からみると，小児期からのリスクが蓄積した結果であり，健康に不安を覚え，健康寿命に関心をもち始める中高年で，このNCDのリスクを低減するための方策は，個人にも社会保障制度の維持という観点からも必須の取り組みである[3]（図3）．

2) 口腔機能の低下とそのリスク因子に着目した支援

成人期において，摂食およびコミュニケーションに代表される口腔機能が低下する主な要因は，う蝕，歯周病などの症状と，これらの口腔疾患に起因する歯の喪失である．

う蝕の発病リスクは，歯の萌出後3，4年間が最も高いために，その予防は，小児期の課題と考えることもあるが，実際には，う蝕の再発などによって疼痛および不快症状に悩む成人期以降の歯科患者は多い．過去1年間に歯科を受診する者は，国民レベルで40％以上にのぼり，毎月約1,000万人の国民が歯科を受診していて，疾患別の通院率でみると男性では第2位，女性では3位である（図4）．

また歯周病は，明らかにこの成人期に増加する．成人の約80％が歯周病に罹患しているのに対して，歯周病を自覚している人の割合は，罹患状況に比べて明らかに低く，重症化するまで症状は少ないために放置されやすい．この病的歯周ポケットの所有者の割合は，この10年間で減少傾向にある．65歳を境に増加がみられるが，これは歯の保存状況の改善を反映しているとともに，高齢者に対する歯周病予防対策の遅れを示している（図5）．歯周病のコントロールには，本人の自覚に基づく継続的な歯科受診が必要であり，歯周病検診および保健指導をはじめとする対策をよりいっそう充実していく必要がある．

図6は，過去50年間の日本人の年齢階級別歯数の推移である[4]．確かに，各調査年の曲線は右に移動し，歯の保存状況が男女いずれも改善してきていることがわかる．しかしながら，25歯から5歯までに減少する期間は約38年，20歯から10歯までの期間は約16年となり，この50年間で有意な差異はみられない．25歯を下回る年代が30歳代から50歳代へとシフトしているので，成人期にあたるこの期間に，歯を失わない

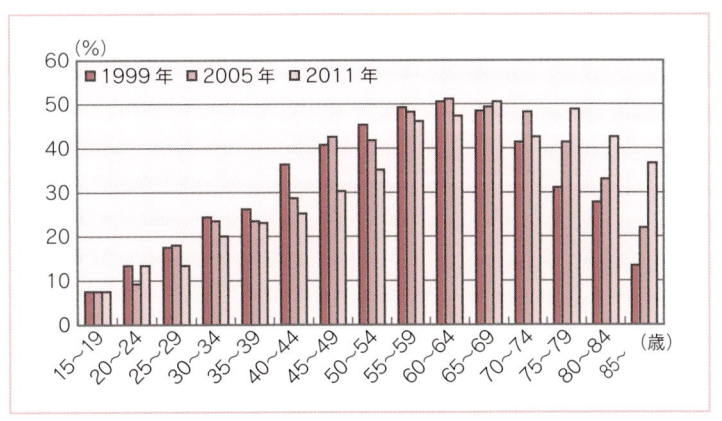

図5 4mm以上の歯周ポケットを有する者の割合〔厚生労働省,歯科疾患実態調査〕
注1) 1999年と2005年以降では,1歯あたりの診査部位が異なる.
注2) 被調査者のうち対象歯をもたない者も含めた割合を算出した.

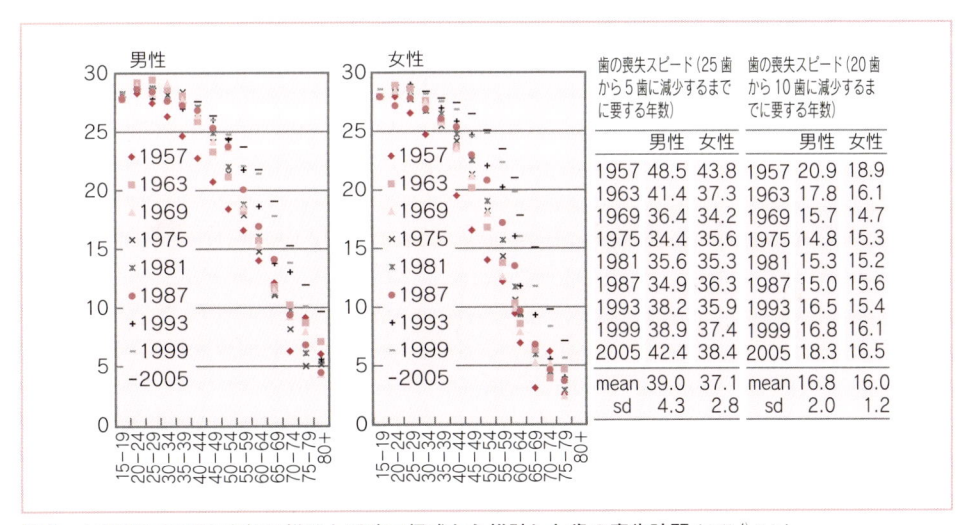

図6 年齢階級別現在歯数の推移と最適回帰式から推計した歯の喪失時間〔文献[4]より〕

めの方策が必要である.

　歯の喪失の直接の原因は,う蝕と歯周病に代表される口腔疾患である.しかし,これ以外にも喫煙,糖尿病などの全身疾患,歯数および咬合状態などがある.たとえば,喫煙は歯周病とともに歯の喪失のリスクそのものを高める.

　2011年にHaniokaらが報告したシステマチックレビューをみると,喫煙者では非喫煙者に比べて歯の喪失リスクは1.69～4.04倍である[5].またこの歯周病は,糖尿病患者では重症化することがわかっている.その主因は,生体の感染防御能としてのマクロファージ機能や好中球の細菌貪食能が,高血糖や虚血によって低下し,歯周病原菌の増殖を制御できないことにある[6].糖尿病は,歯の喪失のリスクファクターであり,2型糖尿病患者は非糖尿病者に比べて,歯を支える歯槽骨の吸収度合いでみると歯周病発症率が1.1～6.6倍である[7].

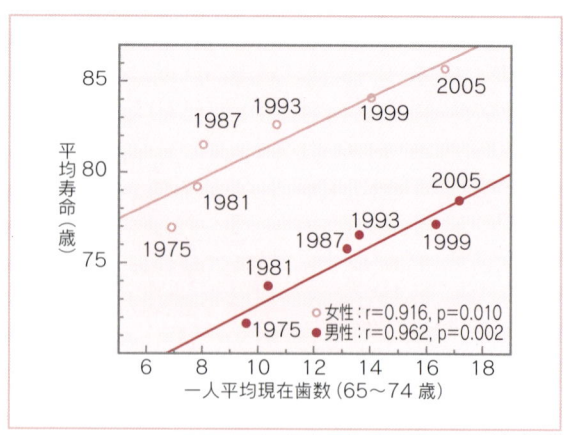

図7 日本人の現在歯数と平均寿命との関係（1975～2005年）〔文献[9]より〕

　このように，成人期以降の口腔疾患の予防と歯の喪失防止には，歯・口腔の要因以外に，老化や全身疾患のリスクは無視できない要因であり，これらをふまえた対策が必要である．

口腔機能の低下と全身疾患のリスクとの関係を示す口腔保健情報

　口腔機能の低下防止は，口腔内の要因ばかりでなく，全身の要因が影響する．そして，この口腔と全身の健康との関係は双方向性であり，口腔の健康が全身の健康に及ぼす影響に関する科学的根拠に基づく十分な健康情報の提供が，成人期の気づきを促し，口腔保健状態を改善するための支援には有効である．
　以下，その例として，口腔の健康と生命予後，死因と生活習慣病，要介護状態の予防という点からいくつかの先行研究の結果を示す．
　歯・口腔の健康状態と寿命との関係をみてみる．歯数は口腔保健状態を示す強固な指標であり，寿命をはじめとする全身の健康との関連を示した研究報告は多い．
　筆者らが行った40～89歳の地域住民5,730名を対象にした15年間のコホート調査の結果によると，ベースライン時の歯の保存状況と生命予後との間には明らかな関連がみられている．80～89歳の調査期間中の生存率では，機能歯10歯未満群と10歯以上群とを比較した場合，男性では約2倍の累積生存率が，平均生存時間で約2.5年の延長がみられ，女性では約1.5倍の生存率となっていた．40歳以降の全年齢層で，全身疾患などの交絡因子を調整すると，この歯数と寿命との関係は男性で顕著であり，ハザード比で1.33（95％ CI：1.11～1.59，$p = 0.01$）であった[8]．
　一方，過去30年間の日本人の1人平均現在歯数と平均寿命との関係でみると，その相関係数は男性では0.96，女性では0.92であり，有意な直線関係を示すことが確認されている（図7）[9]．歯数の増加は，口腔機能の向上を示すものであり，これが国民の寿命の延伸に寄与してきたことは否定できない．また，口腔機能の評価の1つである主観的咀嚼障害をみると，「よくかめない」という訴えが，成人期以降の男性では，生命予後

に影響するという結果が示されている（ハザード比 1.31, 95％ CI：1.07〜1.6, p = 0.01）[10]．

　日本人の死因の上位を占める疾患と口腔保健との関連をみると，歯数が心疾患による死亡および呼吸器疾患による死亡と関連するという報告がみられる．また，NCD との関連では，歯周病との関係を示す報告は多い．歯周病は，病的歯周ポケットにおける持続的な慢性炎症性疾患であり，これが糖尿病や動脈硬化の進行促進因子となる可能性をはじめ，全身的な疾患に影響を及ぼすと考えられるようになってきている．Morita らの報告では，1,023 名の成人を対象とした 4 年間のコホート調査で，歯周ポケット（CPI3 以上）と肥満，高血圧，脂質異常などのメタボリックシンドロームの発症との関連が示されている（オッズ比 1.6, 95％ CI：1.1〜2.2）[11]．

　要介護状態になれば，日常生活動作に制限を受けるので，口腔保健状態が低下することは容易に想像がつくが，口腔保健状態がその後の要介護状態の発症や身体機能の低下に関連することが報告されている．Aida らは，4 年間のコホート調査で，歯数が 19 歯以下の高齢者は，20 歯以上に比べて要介護への移行リスクが 1.21 倍と有意に高まると報告している[12]．

　また，要介護状態の原因として上位を占める認知症と転倒との関係では，Yamamoto らが 4,425 名を対象とした 4 年間のコホート調査で，19 歯以下で義歯を使用していない者は，20 歯以上歯を有する者に比べて認知症の発症率が 1.85 倍（CI：1.04〜3.31）であった[13]．さらに，65 歳以上の高齢者 1,765 名を対象とした 3 年間のコホート調査では，歯数が少なく義歯を装着していない者は，転倒のリスクが 2.5 倍（95％ CI：1.21〜5.17）である[14]．

　ここに例示した以外にも，口腔保健状態と全身の健康との関連は，栄養改善に関する点をはじめ多くのエビデンスが蓄積されてきている．このような口腔保健情報の提供は，健康に不安を抱え始める年代にとって切実なものであり，その時点の口腔の健康状態が，その後の健康リスクに影響していくという事実を伝えることが重要である．

歯科医療の効果を示すエビデンスと保健指導

1）歯科医療・メインテナンスの効果の自覚と意思決定の共有

　歯周病の発症予防と重症化防止および歯の喪失防止には，歯科医院において定期的なメインテナンスを受けることが効果的であるとする報告は多く，歯科医院を定期的に受診している者では歯の喪失歯数は，年間約 0.1 歯にとどまる．国民レベルで定期的に歯科健診を受けられる環境を整備していくことが不可欠である．そして，個人の歯の喪失のスピードを緩めるためには，個別的にその人を支える医療提供体制の充実が急務である．

　また，歯科医療による機能回復や口腔衛生状態の改善が，全身の健康に与える効果についてもコホート調査で示されるようになってきているので，これらの情報を伝えることと口腔内の改善効果を自覚できるような主観的・客観的評価が必要である．

　たとえば，よく知られている Yoneyama らの要介護高齢者施設入所者を対象とした 2

年間のコホート調査報告で，定期的な口腔ケアによって肺炎が約40%予防できることが確認された．また著者らの40歳以上の地域住民を対象とした追跡調査でも，歯を喪失しても義歯による咀嚼機能の改善により，その生命予後が改善されることが示されている．すなわち機能歯数10歯未満の群で義歯の装着の有無で比較すると，女性では有意に義歯非装着群で生命予後の悪化が認められている（ハザード比0.72，95% CI：0.57～0.91，$p = 0.005$）[15]．

このような疫学的に示された多数例の効果を示すことが，成人期の口腔保健の維持の自覚を促すことにつながる．しかしこれだけでは一般論に陥り，歯科受診者や人びとは，あくまで自分の問題として保健情報を知りたいので，十分ではない．臨床の場面でも口腔内の歯周病の状態をはじめとする口腔内の改善効果を客観的に示し，主観的な評価を促すことが必要である．これが医療や保健指導への参加を促し，口腔保健の意思決定の共有を促進する．

2) 保健指導における自己決定の要素

健康教育・ヘルスプロモーションの観点から，口腔保健を考えると，口腔の機能を低下する主な要因である口腔疾患は，ある種の口腔内細菌が異常に増殖することによって引き起こされ，食べている限り生涯その発病のリスクを伴う．そしてこの発病も予防も，日常生活における保健行動に左右される面が大きい．そのため，「健康日本21（第1次）」をはじめとして，食行動，口腔清掃行動，歯科受診・受療行動に関わる各ライフステージにおける保健指標と目標値が提案され，その成果をあげてきた．しかも，口腔疾患のリスクは，食事，口腔衛生，喫煙など，他の生活習慣病と共通のリスク因子（コモンリスクファクター）として対応することが可能である．

口腔疾患をはじめとする生活習慣病は，環境要因および保健行動要因に左右される点が多い．これらに対するアプローチには，国や歯科医師会などの専門職種が唱導する運動展開だけでは限界がある．地域においては，周囲への働きかけ，計画および目標設定を含む住民参加型運動に発展していく必要がある．

また，個人においては，健康に関する行動変容が必要である．成人期の日常的な行動を変えることは容易ではない．歯科医師，歯科衛生士などの専門職が，行動科学の理論をはじめ，コミュニケーション能力，評価技術の向上に努め，そして何よりも，行動を変えるのは，あくまで本人なので，そこに自分が決めた目標や行動が達成できるような自己決定の要素を重視した保健指導が求められる．

> **One Point Advice**
> 成人期における口腔機能の維持・回復のための支援には，全身の健康リスクとの関連を示す健康情報の提供と歯科受診指導が重要である．これらの保健指導には，本人の自己決定の要素を取り入れることが効果的である．

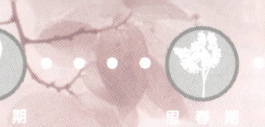

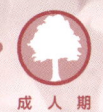

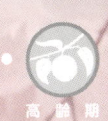

2 口腔保健支援プログラム

—— 効果的な歯科健診・保健指導プログラムとは

Summary

　成人期の口腔保健支援プログラムに求められるのは，受診者の行動変容を効果的に促しそれを継続的に支援していくことである．そのためには，行動科学に基づく簡便なプログラムの開発が必須である．そのプログラムを用い地域・職域と歯科医院とが共通のアセスメントと保健指導体系で多職種連携の中で取り組むための施策と研修体制を構築することが必要である．

気づきと支援の場　家庭，地域・職域，（歯科）医療機関

気づきのポイント　①歯・口腔の健康課題の自覚，②可能な保健行動目標の気づき，③行動の結果の自己評価，④高齢になっても維持したい口腔機能．

支援のポイント　①受診者の抱える困りごとや保健行動および環境の評価，②気づきを促すコミュニケーション，③行動目標の自己決定の支援，④継続的な評価と励まし．

Keyword　「口腔疾患」「保健行動」「生活習慣病（NCD）」「地域保健と医療との連携」

行動変容を促すプログラム

1）効果的な行動変容支援 —— 個人か環境か

　口腔の機能を低下する要因の多くは歯の喪失であり，その主な原因は，う蝕と歯周病をはじめとする口腔疾患である．これらの口腔疾患は，その発病も予防も，日常生活における保健行動に左右される面が大きい．そのため，効果的な口腔保健支援プログラムは，本人の行動変容を促すものである必要がある．

　一方，積極的に病院や健康教室に通う人は健康な人が多く，リスクが高く介入が必要な人ほど参加しない．これは1970年代にHartが指摘し，『逆転するケアの法則（The Inverse Care Law）』として知られている[16]．それから40年近く経過した現在でも，定期歯科受診や健診を受ける者は，健康に関する意識が高く口腔保健状態も良好な人が多い．

　この法則が発表された1970年代は，ヒトの健康に関する行動を説明するモデルが提唱され始めた時期である．病気の脅威や感受性と保健行動の有効性を自覚したときにヒトは行動するというRosenstockのヘルスビリーフモデル，病者の行動を「病気の認知」，「対処行動」，「評価」というサイクルでとらえるLeventalの病気行動の自己調節モデル，あるいは保健行動に対する自己効力感（セルフエフィカシー）と行動，個人，環境が相互に影響しあう因果関係を説明したBanduraの社会的学習理論などである．それ以降，1990年代にかけて，行動の段階に着目しそれに応じた動機づけを促すProchaskaらの段階変化モデル，行動を自分で決めたいという心理を重視し動機づけ理論を体系化した

Deciらの自己決定理論など，個人の認知が行動変容には重要であるとする考え方が保健行動学の主流となっている．

それに対して，健康教育に関する健康政策の観点から個人の行動を説明したものが，GreenらのPrecede-Proceedモデルであり，このモデルでは，評価項目として行動の前提要因（知識，技術，支援）とともに，環境が位置づけられた．そしてMarmotらによって，個人の健康や行動を規定する「健康の社会的決定要因」という環境や社会経済的要因というより上流にアプローチしていくことが，現在では強調されるようになってきている．この考え方は，どんなに優れた健康支援プログラムがあっても，そもそもそこにアクセスできない人がいるので，むしろ環境に対する働きかけを重視していくべきとするものである[1]．

しかし，ヒトの行動をめぐって，この個人の認知かそれとも環境かという議論に結論は得られておらず，現時点では，両者を加味した対応が追究されなければならない．

歯科・口腔保健の分野には，
① 口腔の健康度を自覚しやすい
② ライフステージごとの保健行動目標が設定できる
③ 歯科疾患の予防手段が確立している
④ 歯科医療には歯科疾患の予防と保健指導が一体的に取り組まれている
⑤ 国民皆保険制度によって歯科医療へのアクセスが容易である
⑥ 中高年以降の歯周病や歯の喪失と，がん，循環器疾患，糖尿病などの生活習慣病（非感染性疾患．non communicable diseases：NCD）発病のリスクが高まる時期が一致しているので，口腔保健とNCDリスク低減の一体的な取り組みが可能である

といった特徴がある．他分野に比べて本人も専門職も予防に取り組みやすいので，この特性を生かした口腔保健支援プログラムが必要である．

2）行動科学に基づく保健指導

行動変容を促す保健指導は，個人の口腔保健行動が改善するための専門的アドバイスの一つであるとともに，受診者の行動の変化と健康状態の変化をみながら，医療者と受診者が相互に図るコミュニケーションである．一般的に，行動が変わるための要件として，
① 自分が決めたこと
② 本人が実行できると思っていること
③ 結果が好ましいものであると実感していること
④ 中断しても再開するきっかけがあること
⑤ 行動できる環境があること

などがある．

1950年代に始まり1980年代に学問領域として確立された行動科学（behavioral sciences）は，理論や方法を研究する基礎研究でも，臨床などの現場に理論を適用し問題解決を図る応用研究においても，行動の「記述」，「説明」，「予測」，「制御」，「評価」という5つの要素からなり，これらに基づくプロトコルが保健指導に求められる．

① 記述…診査・診断に基づく受診者の現状の評価

② 説明…その人の行動や環境を理解し，その情報を共有すること
③ 予測…効果的な保健指導方法を選択する歯科医療者の思考プロセス
④ 制御…実際の保健指導と長期間にわたる行動変容・行動維持に対する支援
⑤ 評価…一定の行動モデルに基づく関連因子をアセスメントし，その結果に沿った保健指導の成果を行動の変容として評価する．

標準的成人歯科健診・保健指導プログラム

1) 歯科健診・保健指導プログラムの要件

ここでは，プログラムの実例として，日本歯科医師会が2009年に公表した『標準的成人歯科健診・保健指導プログラム（通称：生活歯援プログラム）』を紹介したい．

これは，行動の「記述」から「評価」までを，GreenらのPrecede-Proceedモデルの概念枠組みを用いて作成された20問からなる質問紙を用い，しかも地域や職域で効果的なリスクスクリーニングと目標設定を行い，歯科医院などで継続的に支援するプログラムとして開発された（図1，表1）．

その内容と手順などの実施マニュアルは，判定および集計ソフトとともに，日本歯科医師会のホームページにすでに公開され，地域においても歯科医院においても利用できる[17]．

2) 歯科健診・保健指導プログラムの特徴

このプログラムを用いた口腔保健支援にはいくつかの特徴がある．

(1) 目的・目標の設定

本プログラムの目的は，口腔疾患の予防と歯の喪失防止および口腔機能の維持であり，そのための短期的な目標は，受診者の①保健行動の変容，②口腔内状態の改善，の2点となっている．そして，①環境・行動診断に基づく保健指導のための効果的なスクリーニング，②成人の口腔疾患発生の予防，③健診からフォローアップまでの継続的支援，の3点が目標である

(2) 質問紙を中心としたスクリーニングへの転換

本プログラムでは，「ほとんど問題のない者」，「保健指導が必要な者」，「医療機関における精密検査が必要な者」の3者に受診者を判定し，区分する．この中で，受診行動を含めた保健行動の変容に基づく口腔内状態の改善には，効果的な保健指導が欠かせないので，質問紙の結果から，受診者を類型化し，その人に対して最も必要な保健指導を提供する．

(3) 受診者の特性に応じた保健指導

受診者の訴えは，通常は主訴として医療者に把握されるが，実はこの主訴以外にも，受診者が抱えている問題は多く，それを初診時の短い時間の中で把握することができれば，その後の保健指導とコミュニケーションが患者のニーズに沿ったものになる．

そのためには，あらかじめいくつかに受診者の訴えやニーズを分類し，その人に必要な保健指導を類型化しておくことが，受診者の個別性を理解するための助けになる．本

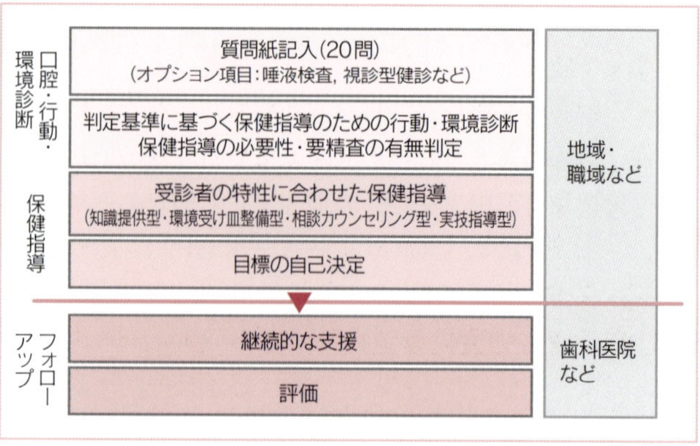

図1 日本歯科医師会による標準的成人歯科健診・保健指導プログラム

表1 標準的成人歯科健診・保健指導プログラムの質問票

質問	選択肢
Q 1. 現在，ご自分の歯や口の状態で気になることはありますか	1. はい　　2. いいえ
Q1で「1. はい」と回答した方へ：該当する項目をすべてご記入下さい（Q1で「2. いいえ」の場合，下記6項目はすべて「2. いいえ」とする）	
1. かみ具合が気になる	1. はい　　2. いいえ
2. 外観が気になる	1. はい　　2. いいえ
3. 発話が気になる	1. はい　　2. いいえ
4. 口臭が気になる	1. はい　　2. いいえ
5. 痛みが気になる	1. はい　　2. いいえ
6. その他（　　　　）	1. はい　　2. いいえ
Q 2. ご自分の歯は何本ありますか（かぶせた歯（金歯・銀歯），差し歯，根だけ残っている歯も本数に含めます）⇒本数もご記入下さい　（　　　）本	1. 19本以下　　2. 20本以上　　歯の本数（　　　）本
Q 3. 自分の歯または入れ歯で左右の奥歯をしっかりとかみしめられますか	1. 左右両方かめる　2. 片方　3. 両方かめない
Q 4. 歯をみがくと血が出ますか	1. いつも　2. ときどき　3. いいえ
Q 5. 歯ぐきがはれてブヨブヨしますか	1. いつも　2. ときどき　3. いいえ
Q 6. 冷たいものや熱いものが歯にしみますか	1. いつも　2. ときどき　3. いいえ
Q 7. かかりつけの歯科医院がありますか	1. はい　　2. いいえ
Q 8. 仕事が忙しかったり休めず，なかなか歯科医院に行けないことがありますか	1. はい　　2. いいえ
Q 9. 現在，次のいずれかの病気で治療を受けていますか	1. はい　　2. いいえ
Q9で「1. はい」と回答した方へ：該当する項目をすべてご記入下さい（Q9で「2. いいえ」の場合，下記6項目はすべて「2. いいえ」とする）	
1. 糖尿病の治療を受けている	1. はい　　2. いいえ
2. 脳卒中の治療を受けている	1. はい　　2. いいえ
3. 心臓病の治療を受けている	1. はい　　2. いいえ
Q10. 家族や周囲の人々は，日頃歯の健康に関心がありますか	1. はい　2. どちらともいえない　3. いいえ
Q11. 自分の歯には自信があったり，人からほめられたことがありますか	1. はい　2. どちらともいえない　3. いいえ
Q12. 普段，職場や外出先でも歯をみがきますか	1. 毎回　2. ときどき　3. いいえ
Q13. 間食（甘い食べ物や飲み物）をしますか	1. 毎日　2. ときどき　3. いいえ
Q14. たばこを吸っていますか	1. はい　　2. いいえ
Q15. 夜，寝る前に歯をみがきますか	1. 毎日　2. ときどき　3. いいえ
Q16. フッ素入り歯磨剤（ハミガキ）を使っていますか	1. はい　2. いいえ　3. わからない
Q17. 歯間ブラシまたはフロスを使っていますか	1. 毎日　2. ときどき　3. いいえ
Q18. ゆっくりよくかんで食事をしますか	1. 毎日　2. ときどき　3. いいえ
Q19. 歯科医院などで歯みがき指導を受けたことがありますか	1. はい　　2. いいえ
Q20. 年に1回以上は歯科医院で定期健診を受けていますか	1. はい　　2. いいえ

プログラムでは，下記の4類型を質問紙を用いて，それをふまえた保健指導を行うことになっている．

① 困りごとが多く，相談者を求めている人…相談・カウンセリング重視型保健指導
② 保健に関する誤解・知識不足から行動に結びつかない人…知識提供・気づき支援型保健指導
③ 保健行動の技術が獲得されていない人…技術指導型保健指導
④ 支援的環境が不足している人…環境整備支援型保健指導．

(4) 自己決定の要素を重視した保健指導とそのフォローアップ

行動変容には，本人の疾病に対する主観的評価と対処の自己決定が重要である．本プログラムでは，歯科健診・保健指導時に，受診者が保健行動目標をその場で立てることになっている．自分で決めた目標には無理がなく，しかも達成されやすいが，達成度の確認や新たな目標設定などフォローアップが必要であるので，歯科医院などでの継続的な支援が位置づけられている．

(5) 新しい歯科健診・保健指導における歯科医師・歯科医療機関の役割

受診者の行動変容の契機となるための歯科健診を考えた場合，歯科医師には，疾病を発見するという単に歯や歯周組織だけを診るだけではなく，その人の"保健行動を引き起こしてきた要因や環境因子を"みつけ出して，それを改善するための支援を行うことが求められるようになってくる．そして，地域の歯科医療機関は，効果的な保健指導の提供機関になることが必要である．

地域と歯科医院をつなぐシステム～保健と医療のベストミックス

成人期の口腔保健を支援するためには，上記に示したような行動科学に基づくプログラムが効果的である．その一方，口腔保健のリスクは，歯科患者だけではなく，健康な成人を対象にして広くスクリーニングできなければ，リスクの早期発見にはつながらない．そのためには，地域や職域で行われている健診などの保健事業と，歯科医院における医療との連携が求められる[18]．

また，質問紙を用いたリスクアセスメントと行動目標の設定は，歯科医師，歯科衛生士だけでなく，一定のトレーニングを受けた保健師らの多職種で取り組むことが可能である．口腔疾患と生活習慣病（NCD）には，共通のリスク因子がある．多職種が共有できる口腔保健の評価指標[19]と保健指導体系によって，地域・職域で行ったアセスメントと目標設定を，歯科医院が引き継ぎ継続的に支援するという枠組みを構築していくことが，成人期の口腔保健支援には必要である．

> **One Point Advice**
> 成人期の口腔保健の支援は長期間にわたり，しかも個別性が高い．受診者が抱える課題をアセスメントし，その結果を本人に示し，保健行動の変容を促して，その結果を評価するというプログラムを専門職間で共有することが重要である．

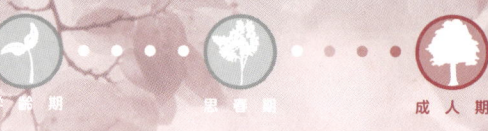

3 歯科受診行動の必要性とその支援

Summary

1年間で歯科医院を受診する国民は約半数であり，歯の保有状況の改善により，高齢者の歯科患者が近年増加している．予防管理を目的とした定期歯科受診患者も増加している．定期歯科受診への移行は，まず歯科医院側が行動変容して受け入れ態勢が整い，それが患者に伝わって受診行動の変容を促し，さらに知人への口コミにより広がる，というプロセスをたどる．これをふまえて，患者や住民の気づきを少しずつ引き出しながら，柔軟に支援していくことが必要である．

気づきと支援の場　家庭，職場，歯科診療所，医療機関（診療所・病院），地域保健活動，産業保健活動

気づきのポイント　患者や住民の多くは，定期歯科受診の必要性を認識しているが，行動変容には至っていない．多忙や経済要因など，変容困難な理由をもつ人も少なくない．支援する側は，単に言葉で訴えるだけでなく，従来型歯科診療と異なる姿をみせることも重要である．

支援のポイント　定期歯科受診をすすめる際，歯科保健医療の提供者側の論理に陥ることなく，個人の健康はさまざまな要因に影響されることをふまえた支援が必要である．医院全体としてのコミュニケーション力も求められる．

Keyword　「受診・受療行動」「歯の保有状況」「定期歯科受診」「行動変容」

成人期以降の歯科受診および定期歯科受診の実態

1) 歯科受診の動向

(1) 歯科医院を受診する国民の割合は，1年間では約半数，1日では約1％

国民の歯科医院への受診動向をみる指標として「1年間で歯科医院を受診する割合」が用いられることが多く，1999年に行われた保健福祉動向調査では41％と報告されている．その後，この指標に関する全国調査は実施されていないが，筆者らが2011年に調査会社のモニタ3万人（20～60歳代）を対象に行ったWeb調査[20]では約5割であり，1年間で歯科医院を受診する国民は約半数といえる．

患者調査では特定の1日に歯科医院を受診する患者数が3年に1回の間隔で調査され，その推計値（推計患者数）は1980年代以降，110～130万人程度で推移しており（図1），日単位でみると国民の約1％が歯科医院を受診していることになる．

(2) 歯科受診患者の年齢特性と高齢シフト

歯科医院の受診患者は性・年齢層の幅が広いという特徴があり，医科の外来受診患者との最も大きな違いは高齢者の受診率が低い点である．しかし，近年では高齢の歯科患者の割合が大きく増加し，歯科患者に占める高齢者の割合の増加（図2）は人口の高齢化を上回る．この傾向は国民生活基礎調査でも観察されている（図3）．国民生活基礎

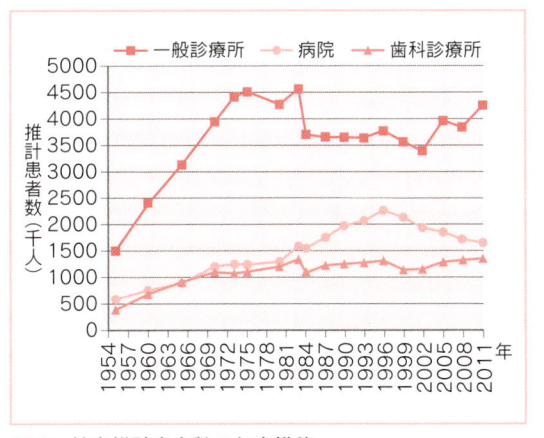

図1　外来推計患者数の年次推移
〔患者調査，1955～2011年，施設の種類別〕

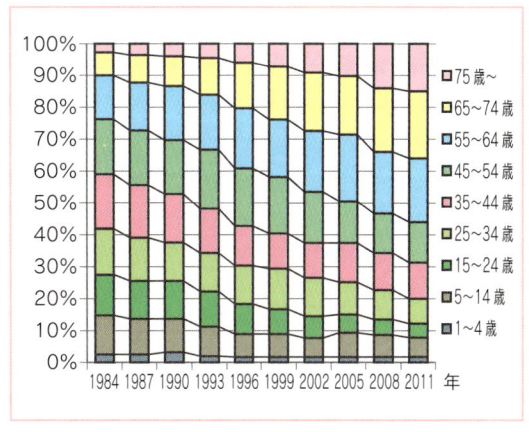

図2　歯科診療所の推計患者数の年齢構成の推移
〔1984～2011年，患者調査〕

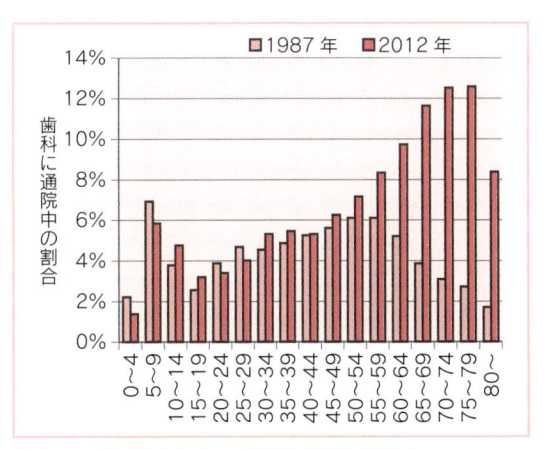

図3　年齢階級別にみた歯科受診状況の変化
〔国民生活基礎調査，1987年 vs 2012年〕

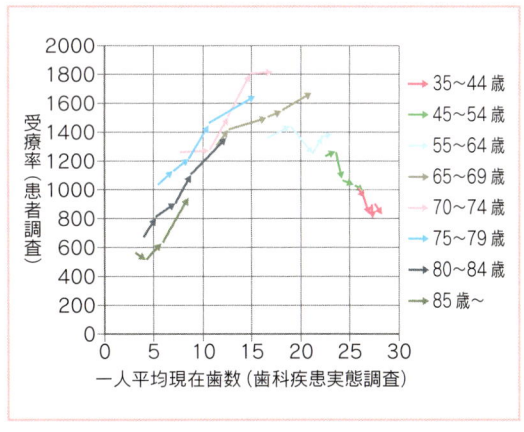

図4　年齢階級別にみた受療率と1人平均現在歯数の関連
〔1987～2011年[21]〕

調査（世帯票）では調査実施日（例年6月の第1木曜現在）に歯科医院を通院しているかどうかが質問紙調査されているが，最新の2012年調査を四半世紀前の1987年と比較すると，高齢者では著しい増加を示している（図3）.

　高齢者における歯科受診率の増加は，現在歯数の増加によるものである．図4は，1987～2011年に行われた歯科疾患実態調査における各年齢階級の1人平均現在歯数と同じ年に行われた患者調査における同じ年齢階級の受療率をプロットして年次推移を示したものである[21]．受療率は現在歯数が15本前後でピークを示す方向に推移していることが読み取れる．

　これは，治療主体の現行保険制度のもとでは，現在歯数15本前後で，各種歯科診療行為の頻度が最も高まることによるものと考えられ，他調査の個票データを用いた分析でも確認されている[21]．

121

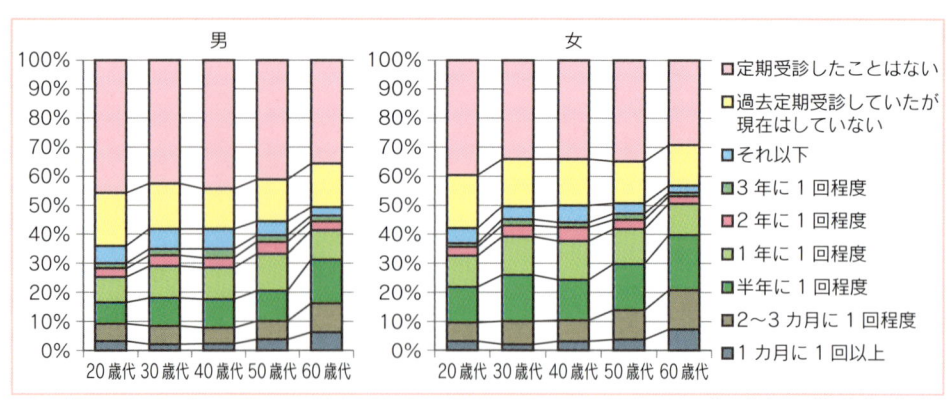

図5 定期歯科受診の実施状況〔筆者らが2011年に調査会社モニタ3万人に行ったWeb調査[20,22]〕

2) 定期歯科受診の動向

前述した筆者らによるWeb調査[20,22]では，20〜60歳代男性の32％，女性の40％が1年に1回以上の頻度で，歯科医院を定期的に受診し，高年齢ほど高割合を示した(図5)．定期歯科受診者の割合は，継続的な全国調査が行われていないが，この調査結果は全国の概況を示しており，近年かなり増加してきたと考えられる[20]．

定期歯科受診による歯の喪失抑制効果

定期歯科受診を長期間継続した患者を対象とした調査では，長期にわたる受診期間中の歯の喪失が少ないことが示されている[23]．この種の調査は，歯科医院に長期間定期受診していた患者に対する調査であることから，対照群が設定されていない場合が多く，エビデンスのレベルは決して高いとはいえない．しかし，研究の数は少ないものの，対照群が設定された介入研究[24]では，歯周疾患および歯の喪失抑制効果が認められており，歯科医院を定期受診することは，歯科疾患に対するプロフェショナルケアとして，またセルフケアの支援として，高い効果が期待できると考えられる．

歯科治療の中断および未受診の要因

1) 歯科治療の中断・転医

歯科治療の中断・転医については1999年の保健福祉動向調査で調査され，全体の27％が歯の治療途中で「治療を止めたり，転医したことがある」と回答し，25〜34歳が最多(4割近く)であった．また，治療の中断・転医の理由については，「痛みなどの症状が治まったから」と「治療に不満があるから」の2つによるものが多かった．これについて，厚生労働省から利用許可を得た個票データにより分析したところ[25]，前者については家計支出の低い男性で多く，後者については家計支出が比較的高い女性で多く，治療中止・転医と経済要因の関連は複雑であることが示唆される．

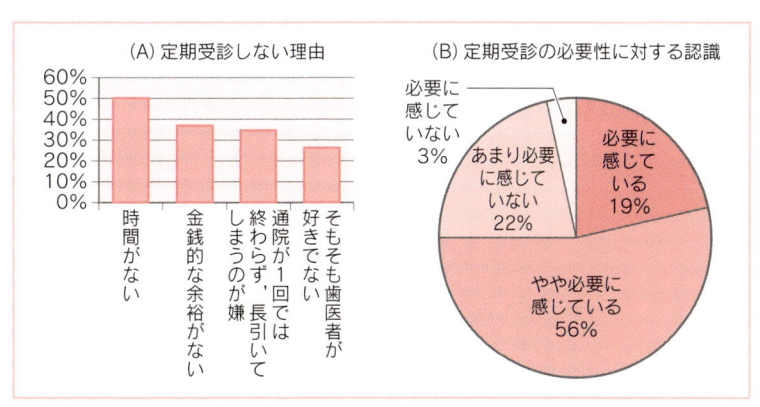

図6 従来型受診パターンの歯科患者における定期受診しない理由（A）と必要性の認識（B）[22]

定期歯科受診者の中断については筆者らによるWeb調査[20,22]でも調査され，16％が「過去定期受診していたが現在はしていない」と回答し（図5），定期受診者の半数近くと高い割合を示した．定期受診を開始したとしてもただちに定着に至るものではない状況が推察される．

2) 定期歯科受診をしていない人の特性

図6は，筆者らによるWeb調査[22]において，従来型受診パターン（非定期受診）の歯科患者に定期受診していない理由（A）と定期受診の必要性（B）を尋ねた結果で，前者については「時間がない」が最多で，以下，「金銭的な余裕がない」，「通院が1回で終わらず長引いてしまうのが嫌」，「そもそも歯医者が好きでない」という順であった（図6-A）．

一方，必要性について半数強が「やや必要に感じている」で，残る半数弱のうち「必要に感じている」と「あまり必要に感じていない」が半々であった（図6-B）．定期受診の必要性は比較的浸透しているものの，解決が難しい理由を抱えている層も多いことが示された．

定期歯科受診の啓発・支援

1) 定期歯科受診は行動変容が容易とはいえない面がある

定期歯科受診の意義を啓発して支援していくことは，多くの人びとにとって有用であるが，その一方で「定期歯科受診したくてもできない」人びとが多い（図6）ことも念頭に置く必要がある．

定期歯科受診に関する行動変容は容易とはいえず，歯間部清掃やフッ化物配合歯磨剤の使用などのセルフケアに比べると目標達成度が低いことが，日本歯科医師会がすすめている「生活歯援プログラム」を評価した研究[26]により示されている．

2) 定期歯科受診に至る歯科医院側と患者側の行動変容

筆者らによるWeb調査[22]では，定期歯科受診をしている人たちの通院する歯科医院

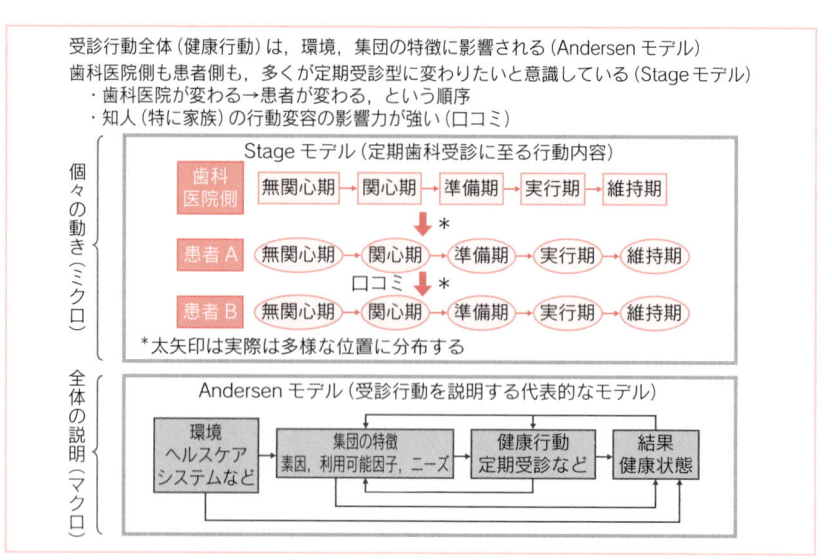

図7 定期受診に至る行動変容[22]

は，従来型歯科受診者の通院する歯科医院に比べて，患者目線からみてコミュニケーションを重視しているなど，明らかな違いが認められた．また，定期受診者では知り合いが定期歯科受診しているケースが多いことも認められた．

これらの知見から，定期歯科受診に至る歯科医院側と患者側の行動変容は以下のようなプロセスをたどると考えられる[22]（図7）．

① 歯科医院側が，定期受診のシステムを取り入れ，実行する．
② それにより患者側が，定期受診という健康行動を取り入れ，実行する．
③ ②の患者の身近にいる人たちが，この健康行動を取り入れ，実行する．

3) 具体的な支援方法

図7で示したプロセスのうち，①については歯科医師が行う診療行為にとどまる問題ではなく，歯科衛生士などの医院スタッフの人材育成など，歯科医院づくり全般にも大きく関わる問題ととらえて対処していく必要がある[27,28]．また，このステップを通じて，定期歯科受診の姿を患者側にみせるという可視化効果が期待できる．

②は歯科医院への来院患者への対応になるが，図6に示したように，まだ定期歯科受診していない人たちの認識は単純ではないので，医療供給者側の価値観を一方的に提示することなく，個人の健康はさまざまな要因に影響されることをふまえた支援（保健指導）が必要である[29]．

One Point Advice
定期歯科受診はセルフケアのように，アドバイスをしてただちに実践が可能なものではなく，全体の中での自身の立ち位置を確認しつつ，総合的に対応していくことが必要である．

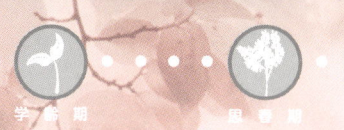

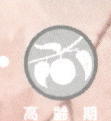

4 成人期の食行動とその支援

1) 成人期の食行動の特徴

Summary
　成人期は，人の一生の半分を占める最も長いライフステージであり，その後の健康に与える影響は大きい．また，成人期における咀嚼と肥満の関連性が明らかになっている．したがって，将来の生活習慣病予防につなげるためにも，成人期における肥満予防の観点から，よくかんで食べるなどの「食べ方」支援が重要である．

気づきと支援の場　地域歯科保健活動，産業歯科保健活動，歯科診療室での歯科保健指導など

気づきのポイント　現在の食行動の問題点に気づくには，今の食行動の継続が自分の将来の健康や楽しみに与える影響について考える機会をもつことが大切である．

支援のポイント　成人期においても咀嚼と肥満の関連性が明らかになっており，生活習慣病予防の観点からも「よくかんで食べる」ための具体的な支援が重要である．

Keyword　「成人期」「食行動」「生活習慣病予防」「咀嚼習慣」「食べ方支援」

成人期の食行動の特徴ならびに啓発の考え方

1) 成人期の特徴

　成人期は，人生のほぼ半分に当たる約40年を占めている．人の一生は連続的なものであり，成人期の生活習慣や食行動は，その後の高齢期における健康や生活の質に大きく影響すると考えられる．一方，成人期は働き盛りで仕事が優先となり，規則正しい食行動や健康への関心が低い時期でもある．

　したがって，成人期においては，肥満や生活習慣病の予防に対する，「よくかむことの重要性」，さらにはよくかんで食べるために重要な歯の健康，それを守り育てるうえで「定期的な歯科健診の必要性」などを積極的に啓発することが大切である．

2) 成人期を「若年層」と「中高年層」に分けて特徴を考える[30]

　成人期は長いステージである．欠食やダイエットなどの誤った知識に基づく食生活の乱れなどが主な問題となる若年層と，生活習慣病の予防や対策などが主な課題となる中高年層とを分けて考えると特徴を理解しやすい．

　就業者を対象に行った食行動の調査では，20歳代の男性で「朝食を毎日摂取する」，「野菜料理を毎日摂取する」者の割合が少なく，「早食い」や「全部残さず食べる」者の割合が多いことが報告されている．また年代が高くなるにつれて「朝食の摂取」の割合は増加，逆に「全部残さず食べる」者の割合は減少していた．一方，「早食い」と「野菜料理をあまりとらない」食行動は，20歳代に限局しており，食行動により年齢階級のトレンドが異なっていた（図1）[30]．これは成人期の中でも，若年層では結婚，出産などの影響が大き

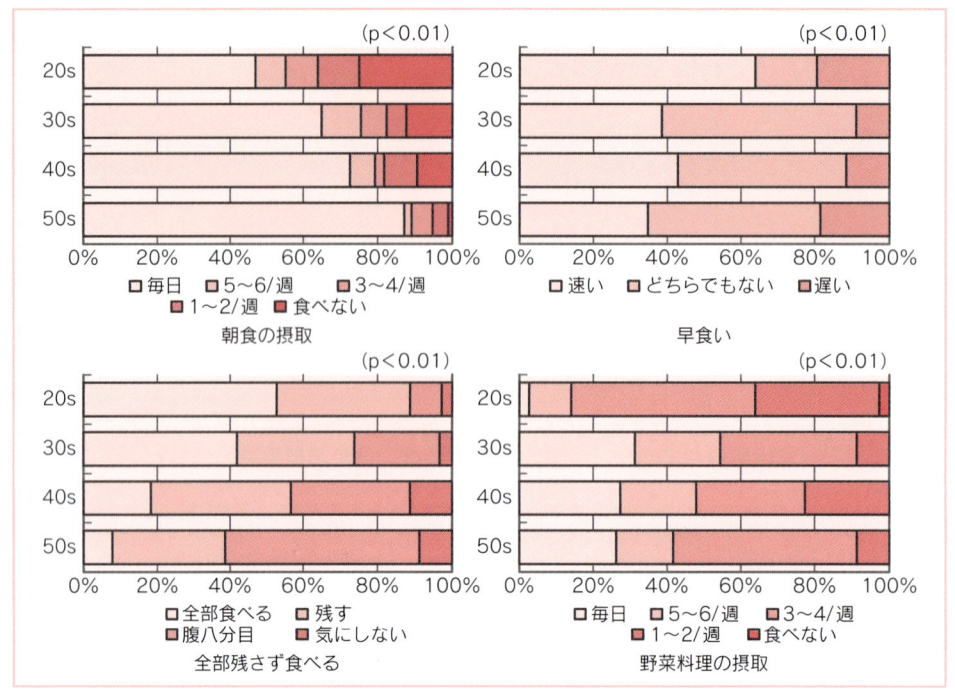

図1 食行動の年齢階級ごとの比較（20歳代～50歳代以上，男性，240名）[文献30)より]

く，また中高年層では本人や家族の生活習慣病に対する意識の影響が示唆されている．

そこで，成人期の食行動に対する気づきと支援においては，若年層と中高年層に分けて検討すること，さらに，個々人においても食習慣や生活習慣は異なるため，それぞれの食習慣や生活習慣の課題をふまえたうえで継続的な支援が重要であると考える．

成人期の食行動とその支援

1) 成人期の食べ方支援の必要性

食行動に関する調査において若年層と中高年層を対象にしてBMI (body mass index：体重[kg] / 身長[m²])を算出した．肥満 (BMI = 25以上) と関連のある食行動は，『いつ食べるか』(「朝食の摂取」「遅い夕食の摂取」「夕食後2時間は寝ない」「夜食の摂取」)においてはすべての年代で有意差は認められなかった．逆に，『何を食べるか』(「肉料理の摂取」「野菜料理の摂取」など)，『食べ方』(「早食い」「よくかむ」「一口の量」) に関する項目で差が認められている (表1)．

『食べ方』が肥満と関連していることから，今後，成人期における歯科保健の立場から，肥満予防を目的とした「よくかんで食べる」『食べ方支援』が必要である．

2) 肥満予防の食べ方支援のヒント[30)]

食べる速さ (速い・普通・遅い) と食行動の関連の検討から，食べるのが「速い」ほど，全部残さず食べる割合が多いことが示されている．このことから，早食いは満腹中枢か

表1　食行動と肥満（BMI）との比較で有意差があった項目
（＊：p＜0.05，＊＊：p＜0.01）

	20歳代	30歳代	40歳代	50歳代	20～30歳代	40～50歳代	全年代
朝食の摂取							
遅い夕食							
夕食後2時間は寝ない							
夜食の摂取							
早食い			＊＊		＊	＊＊	＊＊
よくかむ	＊		＊		＊	＊＊	＊＊
腹八分目							
一口の量				＊＊		＊＊	＊＊
肉料理の摂取				＊＊			
野菜料理の摂取	＊						＊＊

BMIは「25以上」「25～18.5」「18.5未満」の3群に分けて検討．
肥満（BMI＝25以上）と関連性があった食行動は，「いつ食べるか」よりも「食べ方」であった．
［文献30）より］

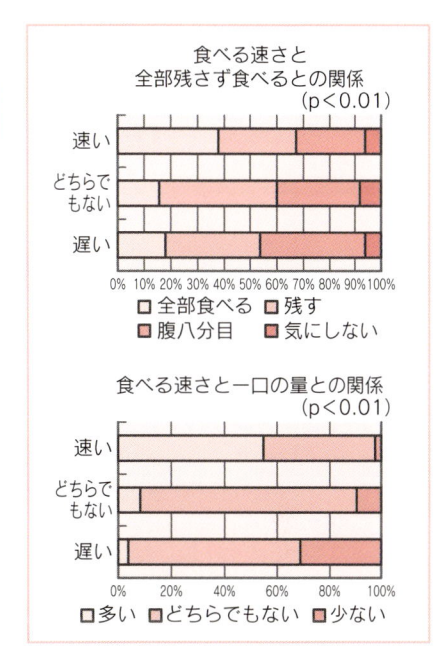

図2　食べる速さ（速い・普通・遅い）と食行動の関係（340名）

ら信号が出る前に，胃が満タンになるまで食べてしまい，結果として食べすぎになると考えられる．さらに，食べるのが「速い」ほど，「一口に食べる量」が圧倒的に多いことが示されており，このことは早食い改善のためのポイントとなる（図2）[30]．

One Point Advice
成人期においても肥満や生活習慣病を予防するために，「よくかんで食べる」などの『食べ方支援』が大切である．

Column

口腔状態と咀嚼力の関係

職域成人への健康教育の充実を目指して，兵庫県IT系製造工場の従業員179名（男性：143名，女性：36名，平均年齢：38.9±11.6歳）を対象に，口腔状態と咀嚼力判定ガムによる咀嚼力（色差計にて判定）との関連を検討した．

その結果，40歳以上（93名）において歯の喪失がある者，およびう蝕または補綴治療の必要な者の咀嚼力が低く，歯の喪失や未処置のう蝕がある場合に咀嚼力に影響を与えることが示唆された（右図）[31]．

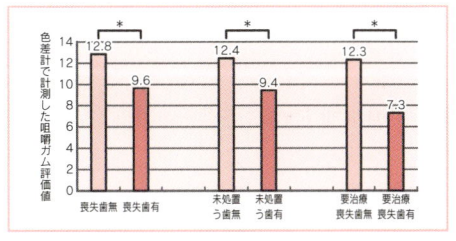

● 歯の喪失，う蝕・補綴治療の必要の有無と咀嚼力の関係（40歳以上，93名．＊：p＜0.05）
［文献31）より］

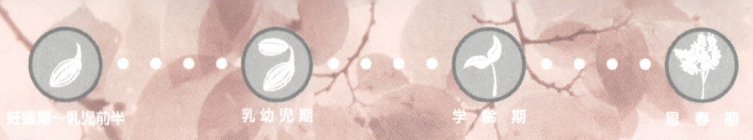

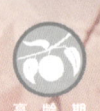

4 成人期の食行動とその支援

2）食べ方による生活習慣病（NCD）予防

Summary

成人期では，「食べ方」により肥満や生活習慣病を予防することが期待されている．そこで，成人に「よくかんで食べる」ことの大切さを身近な話題として気づいてもらえるよう，よくかんで食べることにより少ない食事摂取量で満腹感を得られること，インスリン分泌量が少ないことなどの情報を提供することも効果的である．

気づきと支援の場：地域歯科保健活動，産業歯科保健活動，歯科診療室での歯科保健指導など

気づきのポイント　成人期においては，自分が早食いであるかどうかについての認識はあるが，早食いの継続が肥満や生活習慣病にどう影響するかについての理解は十分とはいえない．このため，よくかんで食べることが肥満などの予防につながる具体的な根拠を示しながら，よくかんで食べることの重要性についての理解を深めることが大切である．

支援のポイント　のど越し感で覚えた早食いの習慣は改善しにくいものである．そこで，よくかむために自分の生活の中で何を行うかを具体的に決める機会を提供することや，よくかむ習慣を実際の食生活の中で実践してみる機会を作ることが大切である．

Keyword「成人期」「早食い」「咀嚼習慣」「肥満」「食べ方支援」

成人期の食べ方による生活習慣病予防の根拠を求めて

成人期では，「食べ方」により肥満や生活習慣病を予防するための支援が期待されている．しかし成人期においては，自分の食べる速さについては認識しているが，早食いの継続が肥満や生活習慣病にどう影響するかについての理解が十分ではない場合が多い．そこで，成人に「よくかんで食べる」ことの大切さを身近な話題として気づいてもらえるよう，咀嚼方法の違いによる食事量や血液検査値の違いなどの具体的な数値情報を示しながら支援することも大切である[32〜35]．

「よくかんで食べる」ことの大切さを示す例として，BMIが25未満の健康な男性を対象に，おにぎりをいつもどおり食べた場合（通常咀嚼）と，6分割して一口50回以上咀嚼して食べた場合（多咀嚼）で，満腹になるまでのおにぎりの量や血液検査値の違いを調べた報告がある[32〜35]．この報告を食べ方に対する気づきと支援の視点からまとめて以下に示す．

（1）咀嚼方法の違いによるおにぎりの摂取量と時間

満腹になるまでに食べたおにぎりの摂取量は，通常咀嚼が平均693g，多咀嚼が平均528gであり，ゆっくりよくかんで食べる「多咀嚼」は少ない量で満腹感が得られている（図1-A）．また，満腹になるまでに要した時間は，多咀嚼が33.7分，通常咀嚼は17.2分であり，多咀嚼で食事時間が長いことが示されている（図1-B）．

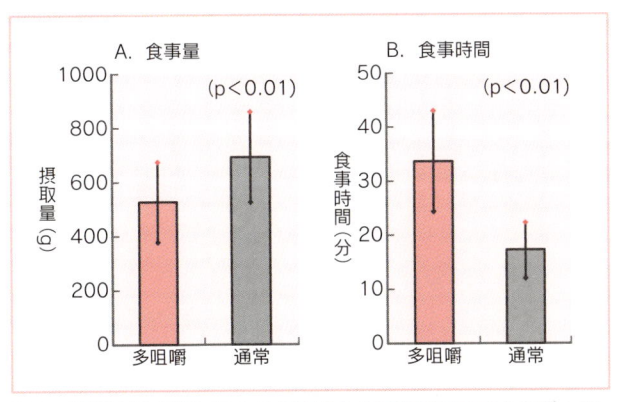

図1　咀嚼方法の違いによる食事量と食事時間の比較［文献35)より］

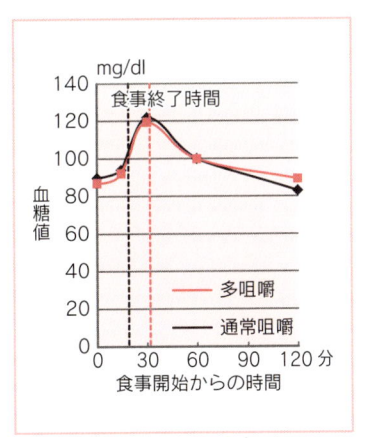

図2　咀嚼方法の違いによる食後の血糖値の変化［文献35)より］
おにぎりの食べ方の違いによる食後の血糖値の差はない．しかし，多咀嚼では食事終了時刻と血糖値がピークとなる時刻がほぼ同時であるのに対して，通常咀嚼では血糖値がピークになる前に食事をやめている．

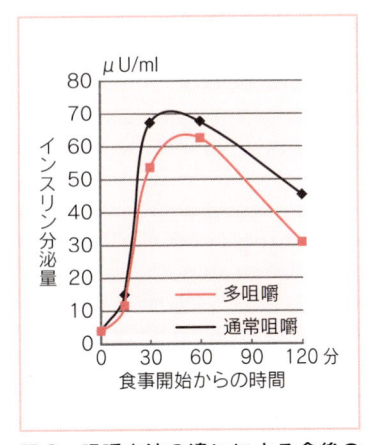

図3　咀嚼方法の違いによる食後のインスリン分泌量の比較［文献35)より］

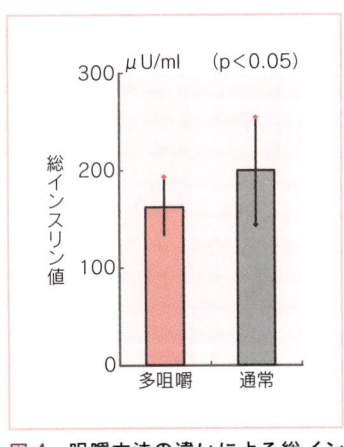

図4　咀嚼方法の違いによる総インスリンの比較［文献35)より］

(2)咀嚼方法の違いと食後の血糖値およびインスリン値の変化

　ヒトの食欲は，「もっと食べて」と指令を出す摂食中枢と，「もう食べないで」と指令を出す満腹中枢によりコントロールされている．つまり，血液中にブドウ糖が少ない（血糖値が下がる）と，摂食中枢が作用して「おなかがすいた」と感じて食欲が出る．逆に，食事をして栄養分を吸収して血液中のブドウ糖の量が高まる（血糖値が上がる）と，満腹中枢が「おなかがいっぱいだ」と感じ，食欲にブレーキがかかり食事をストップする．しかし，血糖値が上がり満腹中枢に指令を出すまでには，個人差はあるが数十分かかるため，早食いはその前に胃が満タンになるまで食べてしまい，過剰摂取によって肥満の原因となる．

今回の報告では，おにぎりの食べ方の違いによる食後の血糖値に差はない．しかし，多咀嚼は食事終了時刻と血糖値がピークとなる時刻がほぼ同時であるのに対して，通常咀嚼では血糖値がピークになる前に食事を止めている．このことは，多咀嚼では血糖値がピークとなり「おなかいっぱい」の指令が出て食事をストップしているのに対して，通常咀嚼では「おなかいっぱい」の指令が出る前に，胃が満タンになるまで食べてしまっており，食べすぎにつながる可能性が示されている（図2）．

　一方，おにぎりの食べ方によりインスリン分泌量にも違いが認められている．通常咀嚼に比べて多咀嚼のほうが，どの時間帯も食後のインスリン分泌量が少ない（図3）．また，各採血時間でのインスリン値を合計した総インスリン値では，多咀嚼のほうが低い値である（図4）．

　インスリンは，膵臓のランゲルハンス島にあるβ細胞から分泌されるホルモンである．体内組織における糖質・脂肪・タンパク質・核酸の合成・貯蔵を促す作用があり，特に，ブドウ糖の筋肉内への取り込みを促進させ，血糖を減少させる．つまり，よくかむことでインスリンの分泌量が少なくてすみ，膵臓に優しい食べ方となる可能性が示されている．

食べ方による生活習慣病予防の支援

1) 就業者を対象とした多職種が連携した肥満予防セミナーの例[36]

　企業の35歳～55歳の全就業者の中からBMIが25以上の者（381名，平均年齢49歳）を対象とした「肥満予防セミナー」で，食生活，運動習慣，ストレス対処法，咀嚼法などの参加型学習を行った例がある．2泊3日のセミナー終了時には，参加者全員がこれから実施することについて目標を立てている．

　肥満予防のために立てられた目標としては，第1位は「歩く」，第2位は「よくかむ」，第3位は「運動する」，第4位は「食事量の減少」，第5位は「飲酒量の減少」である．しかし，1年後に実行している者の割合では，第1位の「歩く」は95％，第2位の「よくかむ」は42％，第3位の「運動する」は92％，第4位の「食事量の減少」は69％，第5位の「飲酒量の減少」は60％であり，「よくかむ」や「食事量の減少」，また「飲酒量の減少」など，食べる楽しみに関わる行動に関しては目標を立てる者は多いが，実行の難しい行動であることが示されている．

2) 大人のための早食い改善法

　種々の機会を活用して，「よくかんで食べる」方法を自分で決めて実行しながら評価（意志決定スキルを適用）することを支援するために，表1のような「大人のための早食い改善法」が考案されている．表中，①～⑥は「よくかんで食べるための方法」，⑦～⑧は「よくかむための食べ物の選択」，⑨～⑩および番外編は「よくかんで食べるための環境整備」である．「よくかむための食べ物の選択」については，「野菜は煮るより生，調理する場合は大きく切り固ゆでに」，「魚は刺身より加熱する」，「のど越しでおいしいと感じる麺類は太目の麺や固ゆでに」などがそのポイントである．

表1 大人のための早食い改善10カ条

① 一口30回ずつかんで食べる
② 飲み込もうと思ったら，あと10回かむ
③ 水分で流し込まない
④ 飲み込んでから次の食べ物を口に入れる
⑤ 一口に入れる量を少なくする
⑥ ご飯の上におかずをのせて食べない
⑦ かみ応えのある食べ物を選ぶ
⑧ ファストフードより和食，品数が多い定食を選ぶ
⑨ 一口食べたら箸を置く
⑩ 2人以上で会話を楽しんで食べる

番外編：混みあったレストランは避ける

　成人期は，個々人により食・生活習慣が大きく異なるため，支援者が「よくかんで食べる」ための選択肢をたくさんもっており，必要に応じて自己決定するためのヒントを提供することが大切である．

3) 咀嚼カウンターの活用

　近年では，咀嚼回数をカウントしてくれる機器が開発されている．それらを活用して，普段のかみ方を確認しながらよくかむ訓練を行うことも効果的である．

4) 早食いは子どもの頃からの習慣!?

　成人期における「食べ方」支援プログラム実践者を対象とした「現在の食べる速さと早食いの改善のしやすさ」についての調査では，食べるのが速い者の80％が「早食いは子どもの頃からの習慣のため改善しにくい」と回答している[33]．この結果から，「よくかむ」習慣の確立には，小児の時期からの支援の必要性も大切と考えられる．

> **One Point Advice**
> 　成人期の「食べ方」を中心とした食育の推進は，生活習慣に関わる内容が多くなることから，歯科の分野を含めて，医療・保健関連職種など多くの分野が連携しながら展開していくことが求められる．

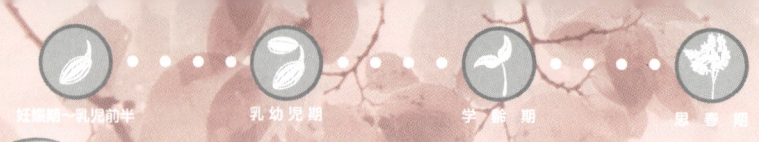

4 成人期の食行動とその支援

3）食生活とトゥースウェアおよび歯根面う蝕

Summary

成人期以降に現れるトゥースウェア（歯の硬組織の実質欠損）と歯根面う蝕は，食習慣や食生活に影響されるといわれる．近年これらを促進する最大の要因がタイミングを誤った毎日の歯みがきにあるとして，「食後は歯みがきまで30分ほど置くのが安全」という考えが社会に流布しているが，食生活との関連からこれらの論理を検証したところ，「30分間」の根拠は，主に試験管内での酸蝕実験の結果に基づくものであり，臨床的には酸性飲食物の摂取指導と胃液の逆流や嘔吐を確認することが望まれる．

気づきと支援の場：成人歯科健診，産業歯科保健，高齢者歯科健診，高齢者施設

気づきのポイント：健康飲料や清涼飲料の日常摂取の見直しと，患者が認めたがらない胃液の逆流や嘔吐を確認することが必須である．

支援のポイント：エビデンスに基づく科学的な歯科保健情報の提供と，臨床における現実的な支援がポイントとなる．

Keyword：「トゥースウェア」「酸蝕症」「くさび状欠損」「歯根面う蝕」

　トゥースウェア（tooth wear）と歯根面う蝕は，成人期以降に現れる歯の硬組織の実質欠損と疾病であり，一般的に食習慣や食生活に影響されるといわれている．特にトゥースウェアは「酸蝕は酸性飲食物の摂取によって引き起こされる，むし歯，歯周病に次ぐ第3の歯の病気」[37]として注目されている．歯根面はエナメル質よりさらに軟らかい組織で構成されているので，酸蝕の多発に警戒が必要であると警告する研究者もいる．

　これらの実質欠損や疾病を促進する最大の要因は，タイミングを間違えた毎日の歯みがきにあるとして，「食後はブラッシング（歯みがき）まで30分ほど置くのが安全策」[37]という考えが，新たな常識のように社会に流布している．ここでは，食生活との関連からこの論理を検証してみたい．

食生活とトゥースウェア

　トゥースウェアとは，酸蝕，咬耗，摩耗によって生じた歯の実質欠損をいう．酸蝕（erosion）は歯が酸によって化学的に溶解されること，咬耗（attrition）は歯と歯の接触により歯がすり減ること，摩耗（abrasion）は歯以外の物理的な方法と手段によりすり減ることと定義されている[38]．

(1) 酸蝕の要因と病態

　日本では昔から特殊な事業所や工業的に使用される酸を原因とした歯科疾患を酸蝕症と定義してきたが，ここで重要なのは，飲食物や胃に由来する酸による酸蝕である．酸蝕はトゥースウェアの要因として最も重要な位置を占め，摩耗や咬耗と合併するとそれ

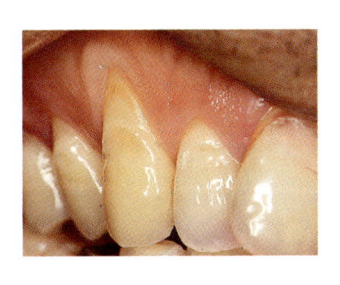

図1 トゥースウェアの1つであるくさび状欠損

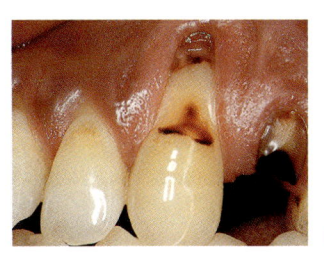

図2 歯根面う蝕

ぞれが単独で生じる場合よりもそのダメージが大きいと報告されている[39]（図1）.

酸蝕は上顎前歯部の口蓋側に最もよくみられることから，飲食物の酸によるものとする報告[40]もあるが，通常は胃液の逆流による胃酸に関連するといわれる[41]．多くの飲食物はpH3〜4であるのに対して，胃液のpHは1〜2と明らかに低い値となっている.

(2) 酸蝕にかかわる飲食物中の酸と胃酸

飲食物中の酸は一般的に西洋風の飲食物に多くみられるとされてきたが，日本においても健康飲料としての黒酢の日常摂取や清涼飲料の普及は目覚ましいものがある．炭酸飲料の市場の隆盛は，酸蝕の主要な原因の1つとしてしばしば言及されているが，この仮説を立証できるだけの科学的なエビデンスはほとんどない[42]．

頻繁に生じる胃液の逆流や嘔吐を認めることは，やや不名誉なことと考えられており，患者がそれを認めたがらないため，疫学的な調査はなかなか困難な状況にある．さらに，硫酸ミストなどの酸を吸引することによって生じる労働環境による職業性の酸蝕に関しては，労働環境の改善により現代社会では一般的であるとはいえない．このような事情から，酸蝕の主要な原因は酸性飲食物の摂取であるとされてきた経緯がある.

食生活と歯根面う蝕

歯根面う蝕とは，セメント-エナメル境（cement-enamel junction：CEJ）あるいは歯根面に限局した，歯科用探針によって明らかなソフト感（軟化質）が探知される，着色のある明瞭な欠損部位をいう（図2）[43]．歯根面う蝕の発病は成人期以降で，日本人の有病者率は50歳代がピークである．一般的に，女性より男性に多く，上顎は前歯部，下顎は臼歯部に多発する傾向がある（表1）[44]．

(1) 歯根面う蝕の要因

歯冠部のう蝕予防に関しては，Keyesの3つの輪に表現された宿主（host），細菌叢（microflora）および食餌性基質（substrate）の3つの要因のいずれかをターゲットにした予防手段によって，かなりの予防効果を得ることができるが，歯根面う蝕の場合は，歯肉退縮（resession）による歯根面の露出が第一の要因となる．このような歯肉退縮をきたす病的要因としては歯周病，咬合異常さらには全身疾患とも関連する口腔乾燥といったものがあげられる．この露出した歯根面にう蝕が形成されるメカニズムは，Keyesの病因論によって説明することができるが，歯根面う蝕は乳幼児期および青少年期にはほとんどみられないことから，最終的には加齢（aging）の問題，つまり加齢とともにリスクが増大する特異的な疾病であると位置づけることもできる（図3）[45]．

表1 歯根面う蝕とくさび状欠損の疫学的特徴

	歯根面う蝕	くさび状欠損
性差	男性に多い．	女性に多い．
好発年齢	20歳代より始まり，加齢とともに増加し，50歳代の有病率が最も高い．	初発年齢は歯根面う蝕より低く，加齢とともに増加，50歳代で有病率はピークに達する．
好発部位	上顎： 切歯＞犬歯＞小臼歯＞大臼歯 下顎： 大臼歯＞小臼歯＞犬歯＞前歯 左右差はない． ＊ただし，成人の場合，上顎切歯の有病率は低い．	上下顎とも小臼歯と犬歯に多い．全体として上顎に多く，左右差を認める報告（左側に多い）もある．
細菌叢	*Lactobacilli* *mutans streptococci*	う蝕原性菌のレベルは低いか，または検出されていない．

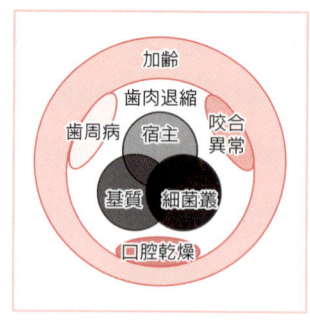

図3 歯根面う蝕の病因

(2) 歯根面う蝕と歯みがき

さらに，近年は食生活・食習慣との関連から，「歯根露出が認められる患者は，酸性の飲食物を摂取した場合，酸蝕様の状況が生じ，歯根面う蝕に進行する危険性があるので，摂取後30分経ってからブラッシング（歯みがき）すべき」とする研究者もいる．これらの根拠となる論文には，食習慣や食生活との関連をヒトで疫学的に調査したものはなく，すべて *in situ* または *in vitro* の実験的な研究によるものである．

酸蝕症および歯根面う蝕の予防と食生活

歯根面う蝕の発病は成人期以降なので，フッ化物応用の組み合わせによるフッ素症歯その他の慢性毒性の問題はない．また，日本の場合は水道水フッ化物添加やフッ化物添加食品および錠剤などの全身的な応用がないので，この点でもリスクを考慮した使い方をする必要はない．したがって，歯根面う蝕の予防の基本は，家庭でのセルフケアとしてのフッ化物配合歯磨剤であり，これにプロフェッショナルケアの場における高濃度フッ素（22,600 ppm）を含有するフッ化物バーニッシュの定期的な応用（3週間～1カ月間隔）を組み合わせ，職場では昼食後のフッ化物洗口を行えば，効率的に歯根面う蝕の予防と再石灰化によるリバーシブル効果が得られるであろう[46]．

酸蝕症予防のポイントは，健康飲料や清涼飲料の日常摂取の見直しと，患者が認めたがらない胃液の逆流や嘔吐を確認して対応することである．ブラッシングの問題も，通常の食後のブラッシングは問題なく，酸性飲食物摂取後のブラッシングの注意であり，30分後のブラッシングについてはエビデンスが明確でない．酸性飲食物の定期的な頻回摂取に対する気づきをもとにした保健指導型の支援や，酸蝕や歯根面う蝕の予防として酸性飲食物摂取後のフッ化物洗口をすすめるほうが説得力がある．

> **One Point Advice**
> 「食後は歯みがきまで30分ほど置くのが安全策」といわれているが，30分後のブラッシングについてはエビデンスが明確でない．それよりは，酸性飲食物の定期的な頻回摂取に対する気づきをもとにした保健指導型の支援や，酸性飲食物摂取後30分間待つのではなく，飲料水での洗口やフッ化物洗口をすすめるほうが現実的である．

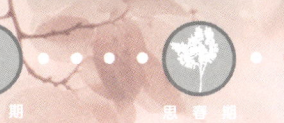

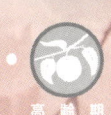

5 生活習慣病（NCD）を有する人の口腔機能への支援

1）糖尿病と口腔

Summary

糖尿病に罹患すると唾液分泌量の低下，口腔乾燥，口臭，多発性う蝕，味覚異常，歯周病などが起こり，口腔機能が損なわれる．とりわけ歯周病は糖尿病と相互に関連することが報告されており，第6の合併症ともいわれている．近年では歯周病が糖尿病を悪化させ，また糖尿病の合併症を増加させるという報告もある．患者には糖尿病と歯科疾患の関連性を説明し，定期的な歯科受診と，必要に応じて歯科治療を受けるよう促す必要がある．

気づきと支援の場：病院，家庭，歯科診療所

気づきのポイント　歯周病は糖尿病と同様に生活習慣病の1つとも考えられている．口腔内の観察だけではなく，日常の生活についての情報を得ることが大切である．

支援のポイント　糖尿病と歯周病が相互に作用しあっている事を理解してもらい，口腔内の管理だけではなく食生活や運動を含めた生活習慣についても改善するように働きかけることが大切である．

Keyword　「糖尿病」「歯周病」「合併症」

糖尿病とは

糖尿病とは，インスリンの分泌不足，あるいはインスリンの相対的作用不足により慢性の高血糖状態が継続している病態を示す疾患である．

インスリンは膵臓で作られるホルモンであり，肝臓や筋肉をはじめとする体中のさまざまな細胞に糖を取り込ませ，その結果として血糖値を低下させる．しかしながら，インスリンの絶対的分泌量の低下，もしくはインスリンがある程度分泌されていても，標的となる細胞でインスリンが効きにくい状態となる，いわゆるインスリン抵抗性が発現することにより，高血糖状態の持続が起こる．高血糖状態が持続することによる糖毒性は，血管内皮，微小血管，大血管にも障害を及ぼすだけではなく，免疫力の低下や損傷治癒遅延も引き起こす．

糖尿病はその成因から**表1**のように分類される．

厚生労働省の平成24年国民健康・栄養調査によると，日本では糖尿病が強く疑われる人（糖尿病に罹患している人）は約950万人，糖尿病の可能性が否定できない人（糖尿病のリスクをもつ人）は1,100万人，あわせて2,050万人が糖尿病あるいは糖尿病発症前状態と推定されることが報告されている．すなわち日本の成人の5～6人に1人は糖尿病あるいは糖尿病発症前状態であることが明らかになっている．

表1　糖尿病の成因分類〔文献47）より〕

①1型糖尿病
　身体の膵臓にあるインスリン分泌細胞（膵β細胞）がインスリンを作り出すことができなくなる状態．自己免疫性，特発性のものがある．

②2型糖尿病
　インスリン分泌低下を主体とするものと，インスリン抵抗性が主体で，それによりインスリンが相対的作用不足となっているものがある．日本人の糖尿病患者の約90％はこの2型糖尿病である．

③その他の特定の機序，疾患によるもの
　・遺伝因子として遺伝子異常が同定されたもの
　・他の疾患，条件を伴うもの

④妊娠糖尿病
　妊娠中初めて発見または発症した糖尿病に至っていない糖代謝異常．

表2　低血糖症および糖尿病性昏睡（糖尿病の急性合併症）

低血糖症	＊一般に血糖値が50〜70mg/dL以下になったときに症状が起こるが，血糖値よりも症状の出現の有無が重要．薬物療法を受けている患者に起こりうる． ＊発汗，不安，動悸，頻脈，手指振戦，顔面蒼白，頭痛，目のかすみ，生あくび，意識レベルの低下，異常行動，痙攣などの症状が発現し，さらに悪化すると昏睡に陥る．低血糖が疑われる際には速やかにブドウ糖投与などで対処する．
糖尿病性昏睡	＊「糖尿病性ケトアシドーシス」と，ケトン体産生量の比較的少ない「高血糖性高浸透圧昏睡」がある．基本的救命処置後，速やかに医療機関へと移送する． ①糖尿病性ケトアシドーシス 　高度なインスリン作用不足により起こるケトン体の産生亢進，代謝性アシドーシスに脱水が加わって起こる意識障害．ただちに十分な水分補給とインスリン治療および電解質の管理が必要となるため，専門医のいる医療機関へ移送する． ②高血糖性高浸透圧昏睡 　著しい高血糖，血漿浸透圧の上昇，重篤な脱水を伴うが，ケトアシドーシスおよびアシドーシスを伴わない．2型糖尿病患者で起こり，比較的高齢の軽糖尿病に多く，ステロイドや利尿薬の投与，輸液や中心静脈栄養，人工透析の際などに医原性に起こりやすい．

糖尿病の症状

（1）全身症状
　糖尿病の初期には，はっきりした自覚症状がない場合が多い．口渇，多飲，多尿，予期しない体重減少，下脚のしびれ，全身倦怠感，視力障害，歯周病，傷の治りが遅いなどの症状がある場合は，ある程度糖尿病が進行した状態であることが多い．

（2）合併症
　糖尿病の合併症には急性の合併症（低血糖症や糖尿病性昏睡；表2）と，数年から10年くらい経過すると出現する慢性合併症がある．慢性合併症には細い血管が障害されて起こる神経障害，網膜症，腎症の三大合併症と太い血管に起こる心筋梗塞や脳梗塞などの動脈硬化性病変がある．

（3）口腔関連症状
　口腔内に関連する糖尿病の症状としては，唾液の分泌量の低下，口渇，口腔灼熱感，

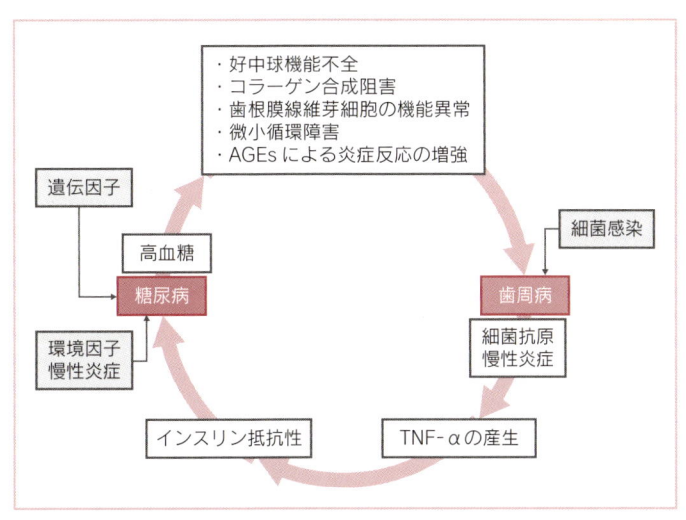

図1　糖尿病と歯周病の負のサイクル

口臭，多発性う蝕，味覚異常，歯周病などがあげられる．特に歯周病は糖尿病と相互に関連していることが報告されており，歯周病は糖尿病の第6の合併症といわれている．

糖尿病と歯周病

1) 糖尿病と歯周病

前述したように，糖尿病と歯周病は関連していることが報告されている．1型，2型いずれも糖尿病患者は健常者と比較して歯周病の有病率が高く，また，より重症化していることが多い．アメリカのピマインディアンを対象とした疫学調査では，2型糖尿病患者の歯周病発症率は，非糖尿病患者に比べて約2.6倍高かったことが報告されている[48]．

糖尿病が歯周病のリスクとなる原因としては，好中球の機能低下，コラーゲン代謝阻害，歯根膜線維芽細胞の機能異常，歯周組織での微小血管障害，最終糖化産物（AGEs）による炎症反応の増強と組織破壊促進があげられる（図1）．

2) 歯周病と糖尿病

糖尿病が歯周病に影響を及ぼすばかりではなく，歯周病が糖尿病に及ぼす影響も報告されている．歯周病罹患組織ではTNF-αをはじめとするさまざまな炎症メディエーターが産生されている．TNF-αは脂質代謝を抑制し，インスリンの拮抗物質であることが報告されており，筋肉や脂肪での糖取り込みを阻害して血糖コントロールを悪化させると考えられている（図1）．

また，米国国民健康栄養調査を用いた疫学調査からは歯周病患者における糖尿病の有病率は非歯周病患者の約2倍高いことが示されている[49]．

さらには，歯周病が糖尿病の合併症を増悪させることも報告されており，ピマインディアンを対象とした研究において，重度歯周病を有する2型糖尿病患者では，重度歯周病

表3　血糖コントロール指標と評価

指標	優	良	可（不十分）	可（不良）	不可
HbA1c (*NGSP) %	6.2 未満	6.2〜6.8	6.9〜7.3	7.4〜8.3	8.4 以上
HbA1c (*JDS) %	5.8 未満	5.8〜6.4	6.5〜6.9	7.0〜7.9	8.0 以上
空腹時血糖値 mg/dl	80〜110 未満	110〜130 未満	130〜160 未満		160 以上
食後2時間血糖値 mg/dl	80〜140 未満	140〜180 未満	180〜220 未満		220 以上

*NGSPとJDS
NGSPとJDSはともにHbA1cの表記方法．これまで日本ではJDS値を用いてきたが2012年から日本においてもNGSP値で表記するよう変更された．HbA1c(NGSP) ≒ HbA1c(JDS) ＋ 0.4．

を有しない患者に比べて糖尿病腎症，虚血性心疾患，総脂肪量がより増加することや，心腎疾患による死亡率が3.2倍高かったことが報告されている[50]．

3) 歯周病の治療が血糖コントロールへ与える影響

歯周治療により血糖コントロールが改善する可能性についても報告されている．

1型糖尿病患者と2型糖尿病患者を含む複数の研究のメタアナリシスでは，1型糖尿病患者では歯周病治療による血糖コントロールへの影響は認められないが，2型糖尿病患者に限ってはHbA1cが低下する傾向があることが示されている[51]．

また，歯周治療に伴ってインスリン抵抗性を惹起するTNF-αの血中，歯周局所での濃度が減少する報告があり，歯周病治療によって血糖コントロールが改善する可能性は高い．わが国でも抗菌薬の局所投与を併用した歯周治療により，血中TNF-αの濃度低下，インスリン抵抗性の改善，HbA1cの低下が認められたことが報告されている[52]．

糖尿病患者への歯科からの支援

1) 糖尿病が疑われる患者への歯科医師・歯科衛生士からのアプローチ

糖尿病患者は歯科疾患に罹患しやすい．しかしながら，糖尿病患者自身が糖尿病であることに気がつかなかったり，重症であるにもかかわらず治療を受けていなかったりすることも少なくない．厚生労働省の平成24〈2012〉年国民健康・栄養調査によると，糖尿病が強く疑われる男女の約35％が何の治療も受けていないというデータがある．

問診，家族歴，口腔内診査，治療後の治癒不全などから糖尿病が疑われる場合には内科へ紹介し，血糖コントロールをしながら歯科治療を行う（表3）．血糖コントロールが良好であれば一般的な歯科治療は可能であるが，血糖コントロールが不良であると損傷治癒遅延や重篤な感染症の合併を起こしうるため，通常の歯科治療ができないこともある．

2) 糖尿病患者における歯科治療時の注意点

糖尿病患者の歯科治療において注意が必要なのは，易感染性であることから，抜歯や歯周手術などの観血処置を行う際の術後感染症と，糖尿病の急性合併症の低血糖症および糖尿病性昏睡である．

また，糖尿病患者では循環器疾患を合併していることが多いので，血圧や脈拍の確認といったバイタルサインのモニターがすすめられる．

3) 口腔健康維持への気づきと支援が重要

これまでに述べたように，糖尿病患者では歯科疾患に罹患しやすい．そのため現時点で口腔内に要治療部位が認められない場合でも，定期的に歯科を受診するよう促す．歯周病安定期治療（SPT）期にある患者において糖尿病はSPTの予後に影響を与えることが報告されており[53]，通常の年3〜4回のSPTよりも厳格なSPTを行うことが推奨されている．良好にSPTを行うためには最低HbA1cが7％未満（日本人では6.5％未満）であることが望まれる．

すでに何らかの歯科疾患に罹患している場合は速やかに歯科を受診させ，治療を受けるように促す．糖尿病と歯周病は相互に関連しており，糖尿病が歯周病に影響を与えるだけではなく，歯周病罹患によって起こる慢性炎症の持続も糖尿病に影響を与える．また，糖尿病患者は歯周病やう蝕のリスクが高く，これらにより歯の喪失や歯の動揺が進んで咀嚼に障害が出ることが考えられる．咀嚼に支障のある人では栄養摂取バランスが乱れ，ミネラル，ビタミン類の摂取が少なく炭水化物の摂取が多いことも報告されており[54]，糖尿病治療の1つである患者への食生活指導（咀嚼指導・食品摂取指導など）がうまくいかなくなる．

糖尿病患者には糖尿病が口腔内に及ぼす影響，口腔の健康が糖尿病に及ぼす影響について理解してもらい，口腔健康維持へのモチベーションを持続してもらうように働きかける．また，歯科医師・歯科衛生士も糖尿病，糖尿病と口腔の関連性についてよく理解し，口腔機能の維持と口腔内の慢性炎症のコントロールに努め，必要があれば生活習慣を改善するように指導を行っていくことが大切であると考えられる．

> **One Point Advice**
> 糖尿病が歯周病のリスクとなるということだけではなく，歯周病が糖尿病のリスクともなることについて理解してもらい，両疾病の改善に向けて本人の生活習慣改善へのモチベーション向上を図る．

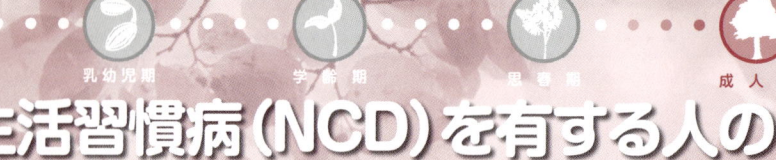

5 生活習慣病（NCD）を有する人の口腔機能への支援

2）心疾患と口腔

Summary

人口 10 万人あたりの心疾患による死亡率は，欧米諸国に比較すると低いものの，心疾患はわが国における死因の第 2 位であり，高齢者増加の影響もあって，近年は増加傾向にある[55]．本項では，成人・高齢者における急性および慢性心疾患患者への支援について，薬剤に関するものと，それ以外に分けて概説する．

気づきと支援の場：成人・高齢者保健活動，医科・歯科連携医療

気づきのポイント　心疾患治療薬の投与により，口腔内出血，薬物性歯肉増殖症，口腔乾燥症などが発症することを患者へ説明し，症状が現れたら医療者へ連絡するように指導する．

支援のポイント　心疾患治療薬投与中の患者に対しては，口腔内出血等の症状が現れていないかを常に確認する．心疾患手術後の患者では，状況を的確に把握して，プロフェッショナルケアを行う．

Keyword　「口腔内出血」「薬物性歯肉増殖症」「口腔乾燥症」「口腔内潰瘍」「人工呼吸器関連肺炎（VAP）」

心疾患の分類

心疾患は，世界保健機構（WHO）が作成した国際疾病分類第 10 版（ICD-10）[56]では，「第 9 章 循環器系の疾患（I00-I99）」に分類され，さらに**表 1** のように細分類される．

心疾患と口腔疾患の関連

古くから抜歯後に細菌性心内膜炎（I30.1）を発症することや，最近では，う蝕や歯周病などの慢性感染性疾患が虚血性心疾患（狭心症，心筋梗塞）や脳血管疾患などの発症

表 1　循環器系疾患の分類

循環器系疾患	ICD コード
急性リウマチ熱	I00-I02
慢性リウマチ性心疾患	I05-I09
高血圧性疾患	I10-I15
虚血性心疾患	I20-I25
肺性心疾患および肺循環疾患	I26-I28
その他の型の心疾患	I30-I52
脳血管疾患	I60-I69
動脈，細動脈および毛細血管の疾患	I70-I79
静脈，リンパ管およびリンパ節の疾患，他に分類されないもの	I80-I89
循環器系のその他および詳細不明の障害	I95-I99

表2　出血傾向を示す心疾患治療薬

抗血小板薬	アスピリン，塩酸チクロピジン，シロスタゾール，塩酸クロピドグレル，ベラプロストナトリウム
抗凝固薬	ワルファリン，ヘパリン
血栓溶解薬	ウロキナーゼ，t-PA，pro-UK
鎮痛薬	アスピリン，NSAIDs

t-PA：tissue plasminogen activator，pro-UK：pro-urokinase，NSAIDs：non-steroidal anti-inflammatory drugs.

表3　出血傾向の早期発見に必要な検査

ワルファリン	PT-INR，トロンボテスト
ヘパリン	APTT，ACT
血栓溶解薬	フィブリノーゲン，FDP，PIC，画像診断
抗血小板薬	血小板機能
NSAIDs	便の黒色化

PT-INR：prothrombin time-international normalized ratio（プロトロンビン時間-国際標準化比）
APTT：activated partial thromboplastin time（活性化部分トロンボプラスチン時間）
ACT：activated clotting time（活性化全血凝固時間）
FDP：fibrin/fibrinogen degradation products（フィブリン・フィブリノーゲン分解産物）
PIC：plasmin-α2 plasmin inhibitor complex（プラスミン-α2 プラスミンインヒビター複合体）

リスクを高めることなど，口腔疾患が心疾患の一因になるとの報告は多々あるが，心疾患が直接の原因となって口腔内に疾病を発症するとの報告はない．

しかし，心疾患の治療に伴い口腔内状態の悪化をみることは多い．以下，それらを，投薬に起因する場合と，それ以外に大別し，代表的なものについて概説する．

心疾患治療薬が原因となる口腔内症状

このカテゴリーに分類される代表的なものとしては，口腔内出血，薬物性歯肉増殖症，口腔乾燥症の3つがあげられる．

1）口腔内出血

（1）出血傾向を示す薬剤

心疾患の治療に際して投与される薬剤で，出血傾向を示すものとしては，表2のようなものがある．

抗血栓薬に分類される抗血小板薬，抗凝固薬，血栓溶解薬の中でも，血栓溶解薬には重大な副作用として「重篤な出血」があり，同薬投与時には特に注意を要する．抗血小板薬や抗凝固薬では，「出血」や「出血傾向」がみられる．NSAIDsを連用した場合には，消化性潰瘍を発症し，胃腸出血が起こることが知られている．したがって，これらの薬剤を投薬中には，「歯肉出血」や「鼻出血」，「皮下出血」などに注意して経過観察するとともに，表3に示す検査を適宜行い，出血や出血傾向の早期発見に努める必要がある．

ワルファリンの投与に際しては，処方医がPT-INRの検査結果をもとにコントロールしているが，代謝酵素の遺伝子多型による個人差や，同じ代謝経路の薬の併用によるワルファリンの作用増強による出血に注意する必要がある．また，消化器系の異常などでビタミンKの摂取が不十分な場合も，ワルファリンの作用が増強することがある．ワルファリンの作用を増強する薬物を表4に示す．

（2）対応（局所止血法）

口腔内出血に対する局所止血法としては以下がある．

表4　ワルファリンの作用を増強する薬物

抗てんかん薬	バルプロ酸ナトリウム
鎮痛薬	アスピリン，アセトアミノフェン，インドメタシン，メフェナム酸，ピロキシカム
精神神経用薬	三環系抗うつ薬，MAO阻害薬，パロキセチン，フルボキサミン，メチルフェニデート
抗不整脈薬	キニジン硫酸塩，プロパフェノン塩酸塩，アミオダロン塩酸塩
脂質異常症治療薬	フィブラート系薬，シンバスタチン，デキストラン硫酸ナトリウム，フルバスタチン
消化性潰瘍治療薬	オメプラゾール，シメチジン
抗血栓薬	抗凝固薬，抗血小板薬，血栓溶解薬，プロテインC，トロンボモジュリン
痛風治療薬	アロプリノール，プロベネシド，ベンズブロマロン
糖尿病治療薬	スルホニル尿素系糖尿病薬
抗菌薬	アミノグリコシド系，セフェム系，ペニシリン系，マクロライド系，テトラサイクリン系
抗ウイルス薬	サキソナビル，リトナビル，アンプレナビル，デラビルジン
抗悪性腫瘍薬	タモキシフェン，フルオロウラシル系薬，ゲフィチニブ，イマニチブ，フルタミド

① 圧迫法…ガーゼ（過酸化水素水やアドレナリンを併用），歯周包帯，止血床を使用．
② 凝固法…電気メス，レーザーメスで熱凝固．
③ 塞栓（タンポン）法…吸収性止血薬（酸化セルロース，ゼラチンスポンジ，コラーゲンなど）やガーゼを出血部へ填入．

2) 薬物性歯肉増殖症

(1) 歯肉増殖作用をもつ薬剤

　薬物性歯肉増殖症では，抗てんかん薬（フェニトイン）によるもの（ヒダントイン性またはダイランチン性歯肉増殖症）が最も有名であるが，以下の循環器用薬でも同様の症状が起こる．
　抗狭心症薬，降圧薬であるニフェジピン（アダラート®）では0.1％未満の発症頻度であり，抗狭心症・不整脈薬，降圧薬である塩酸チルジアゼム（ヘルベッサー®）と，抗心筋梗塞・狭心症・（頻脈性）不整脈薬，その他の虚血性心疾患薬である塩酸ベラパミル（ワソラン®）による発症頻度は不明とされている．

(2) 対応

　投薬中の薬剤で歯肉増殖症が生じた場合には，他の薬剤への変更が可能であるかを処方医に相談する．変更が不可能な場合は，ブラッシングやスケーリングなどを行い経過観察するが，改善がみられない場合は過増殖した部分の歯肉を切除する．しかし，原因の薬剤が継続して投与される場合には，手術により一旦症状が改善しても，繰り返し歯肉切除を必要とすることが多い．

3) 口腔乾燥症

(1) 口渇作用をもつ薬剤

　循環器用薬（抗不整脈薬，降圧薬など）投与中に口渇を生じることがある．その頻度は，降圧薬であるクロニジン塩酸塩で19.04％，レセルピンで5％以上または頻度不明と報告されているが，他の薬剤では5％未満とされている．

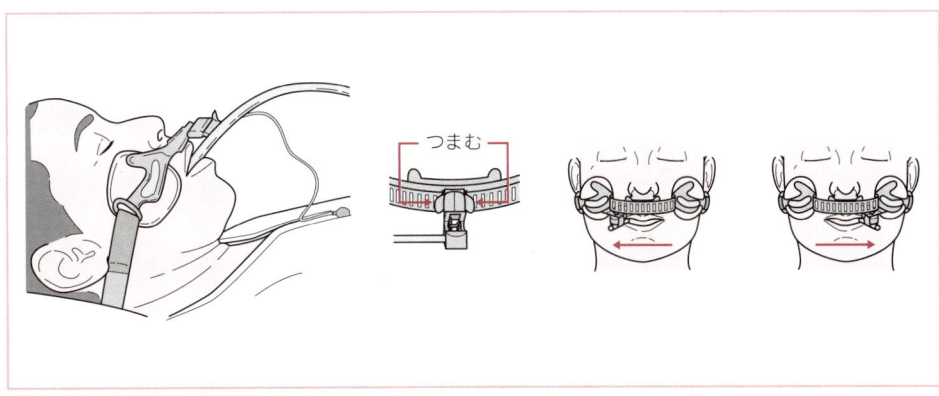

図1 チューブ固定装置の例（アンカーファスト，ホリスター社製）
チューブ保持クランプをスライドさせることで気管チューブの位置を左右に変えることができるチューブ固定装置．

(2) 対応

前述の薬剤で口渇を生じた場合には，同様の効能を有する他剤への変更を処方医に依頼する．処方薬の変更が無理な場合は，頻回の水分摂取や含嗽に加えて，保湿剤の塗布が有効である．ほかには，唾液腺マッサージや口腔機能向上訓練の有効性も報告されている．

薬剤以外が原因となる口腔症状

心疾患に対する手術の多くが全身麻酔下で行われ，術後も経口挿管のままICUやCCUで管理される場合が多いことから，以下の項目への対応が必要となる．

1) 口腔内潰瘍

(1) 原因

気管内チューブ，バイトブロックの不適切な固定や長期の挿管，歯・義歯の刺激により生じる．

(2) 予防

潰瘍を予防するためには，適切な位置に適切な方法でチューブを固定することが重要である．チューブにより舌が移動し，歯の切端や咬合面に当たり潰瘍を形成することがないように，また，チューブやバイトブロックで舌や口唇を圧迫しないように固定する．チューブに装着するタイプのバイトブロック（ニプロ）を使用することにより，従来型のバイトブロックよりも粘膜への刺激を軽減できる．また，挿管時には義歯を外すのが原則であるが，医師や看護師が義歯を見落とし，装着されたままの場合もあるので，歯科医療者が確認することが望ましい．

固定用のテープが皮膚や粘膜に固着している場合には，皮膚・粘膜とチューブの間を保湿剤や薬液で湿らせた後に慎重に剥がす．長期挿管例では，チューブの位置を定期的に変えて，潰瘍の形成を予防する必要があるが，これには，アンカーファストが便利である（図1）．

(3) 対応

潰瘍が形成された場合には，まず原因となった機械的刺激を除いた後に，潰瘍部を洗浄し，軟膏を塗布して潰瘍面を保護する．

2) 口腔乾燥症と随伴症状

(1) 原因

心疾患患者が救急搬送された場合や，全身麻酔下に手術を受けた後には，酸素が投与される．また，術後も経口挿管されていると開口状態になるため，口腔内が乾燥する．これにより口臭や分泌物の乾燥および付着が起こりやすい．

(2) 口腔乾燥の予防と対応

酸素を投与する際に加湿する考えもあるが，加湿用水の細菌汚染などの問題があるため，低流量では酸素の加湿は推奨されていない[57]．可能であれば，頻回の洗口・含嗽後に，保湿剤を乾燥した部分に塗布すればよい．

挿管時には，患者自身による洗口・含嗽ができないので，医療従事者が適宜，口腔ケアを励行し，保湿に努める必要がある．その際，口腔内洗浄や清掃によって歯面から遊離した菌が気管内チューブに沿って気管へ流れ込み，人工呼吸器関連肺炎（VAP）[*]を惹起するのを防ぐためには，遊離した菌の回収がきわめて重要である．このような観点から，米国のICUでは，口腔内洗浄を行わないケア法が普及している[58]．

*VAP (ventilator associated pneumonia)：
気管挿管後48時間以降に発生する肺炎で，48～96時間間に発症するものを早期VAP，96時間以降に発症するものを晩期VAPという．VAPの発生率は9～27％，死亡率は25～50％と報告されている．

(3) 随伴症状への対応

乾燥した分泌物を粘膜から除去する場合に，無理に除去すると血液や浸出液が出て，再度粘膜に付着するので，薬液で軟化させた部分のみを除去する．一度に除去するのが難しい場合には，筆者はハサミで部分切除し，複数回に分けて除去している．

口臭には，口腔乾燥が関係している場合が多いので，前述した方法で対応し，保湿に努める．口臭は，歯周病や舌苔，口腔清掃の不良によっても惹起される．これらへの対応法については，他項を参照されたい．

3) 人工呼吸器関連肺炎（VAP）

口腔内症状ではないが，咽頭や喉頭の細菌が，分泌物とともに気管内チューブのカフ周囲，あるいはチューブ内を通って下気道に進入することで発症するVAPは，初期治療が適切に行われないと致死的になるため，予防がきわめて重要である．

気管内チューブのカフ圧とカフの形状や人工呼吸器の汚染，鼻咽喉内の細菌汚染，患者の体位などが発症に関係するが，口腔内細菌数の減量がVAPの予防につながることも，広く知られている．このような観点から，口腔ケアを挿管直後から定期的に行うことが推奨されている．

One Point Advice

当該患者の心疾患に対して，現在行われている治療内容について把握することが最も重要である．歯科医療者は，それをふまえて患者の気づきを引き出し，支援を行う．

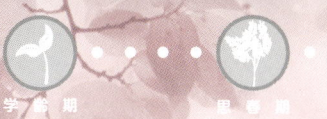

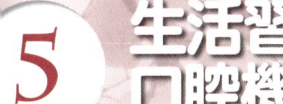

5 生活習慣病（NCD）を有する人の口腔機能への支援

3）脳卒中と口腔

Summary
脳は人間の中枢であり，そこが障害される脳卒中は，当然のことながら全身および口腔に大きな影響を与える．脳卒中による口腔への直接的な影響や，脳卒中の結果生じた障害など，さまざまな要素が口腔内の問題につながっている．

気づきと支援の場：病院，在宅，施設

気づきのポイント　口腔の観察ももちろん必要であるが，それだけでなくどのような障害をもっているか，意思疎通は可能かなど，患者を一人の人として観察することが大切である．

支援のポイント　医師や看護師，療法士といった他職種あるいは患者家族など，異なった視点をもつ者からの情報収集も重要であり，それに基づいて多職種連携で対応することが大切である．

Keyword　「脳卒中」「中枢神経障害」「摂食嚥下障害」

脳卒中と口腔の関連

1）脳卒中

脳卒中という言葉は一般的な用語であり，医学的には脳血管障害とよばれる．脳梗塞，脳内出血，くも膜下出血の3つが代表的な疾患で，いずれも生命を脅かす重篤な疾患である．

脳卒中は長らく日本人の死因第1位であったが，平成23年以降では第4位と後退している．一見，脳卒中の発症者数が減少しているようにも思えるが，実はそうではない．死因としての脳卒中が減少しただけであり，脳卒中の発症者数自体が減少したわけではない．つまり，脳卒中を発症しても医療技術の進歩により救命されるケースが増え，結果的に脳卒中による後遺症とともに生活している人が増えているということである．

2）脳卒中の口腔への影響[59]

脳卒中の後遺症がある者は，さまざまな問題から口腔内に問題を抱えやすい．その原因としては，脳卒中による口腔への直接的な影響に加え，脳卒中の結果生じた障害などがあげられ，脳卒中に関連するさまざまな要素が，口腔内の問題につながっている．

脳卒中による直接的な口腔への影響[60,61]

神経系が侵されることによる口腔周囲器官の感覚障害や運動障害があげられる．口腔周囲器官の感覚や運動は，三叉神経や顔面神経，舌咽神経，舌下神経，迷走神経といっ

145

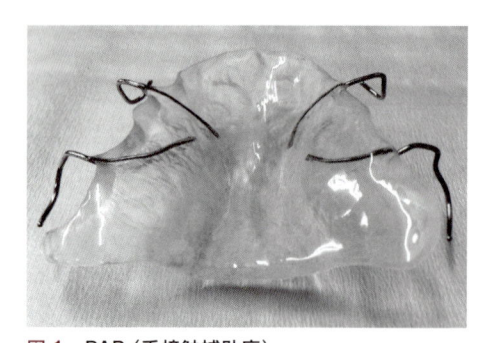

図1　PAP（舌接触補助床）
口蓋部分が厚い．

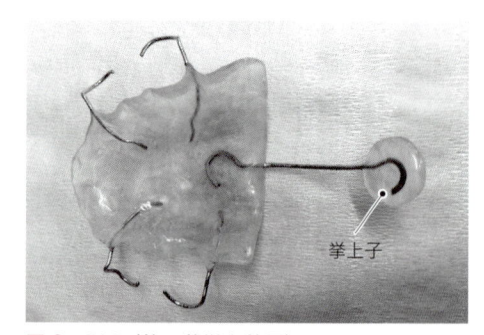

図2　PLP（軟口蓋挙上装置）
床の後方に挙上子が付与されている．

たいくつかの脳神経により支配されており，それらは脳幹の神経核を経て大脳とつながっている．脳卒中によって関連するこれらの脳神経や神経核，大脳のどこかが障害されることで，口腔周囲器官の障害が生じる可能性がある．

(1) 口腔の感覚障害

口腔内感覚は鋭敏で，その分，大脳皮質の広い範囲にわたって関連領域がある．この広範な大脳皮質を含め，口腔の感覚に関連する領域が障害されると口腔の感覚が低下する．その結果，口腔内にある食物の存在を認知できず，口腔内残留が増加する可能性がある．また，頰粘膜の感覚低下によって，誤咬・咬傷が生じ，それを繰り返すことによって重症化する場合もある．歯の形態修正やプロテクターの使用で対応可能な場合がある[62]．

(2) 顔面神経麻痺

顔面神経とそれに関連する神経核や大脳の上位運動ニューロンなどの障害によって顔面筋の麻痺が生じ，障害部位によっては味覚障害，さらには唾液分泌障害が生じることもある．顔面筋の麻痺のために，口唇閉鎖機能が不良となり，摂食時の取りこぼしや食塊の口腔からの漏出が認められるようになる．また麻痺側からの流涎も認められる．長期的にみると，口腔周囲筋のバランスに左右差があり，持続的に一方向から偏った力がかかるようになることで歯が移動し，歯列不正や咬合異常を生じる場合がある．

(3) 舌の運動障害

舌下神経やそれに関連する神経核や大脳の上位運動ニューロンなどの障害によって，舌運動が不全となり，主に口腔期の摂食・嚥下障害や構音障害を生じる．

舌運動のリハビリテーションや舌接触補助床（palatal augmentation prosthesis：PAP）を製作し対応することがある（図1）．PAPの特徴は口蓋部分の装置の厚みである．装着することで口蓋の高さを下げ，舌と口蓋が接触しやすくなるよう補助するのである．それにより口腔から咽頭への食物の送り込みや舌音が改善される．作製・使用にあたっては，摂食場面の観察や，言語聴覚士や看護師らからの情報を得るとよい．

(4) 軟口蓋閉鎖不全[63]

舌咽神経や迷走神経に関連する部分の障害にて軟口蓋挙上が不十分となり，鼻咽腔閉鎖不全となる．その結果，声が鼻に抜けてしまう開鼻声や，嚥下時の鼻腔への食物逆流が認められる鼻咽腔逆流が生じる．

リハビリテーションや軟口蓋挙上装置（palatal lift prosthesis：PLP）の作製にて対応することがある（図2）．特徴は，義歯あるいは口蓋床の後方に付与されている挙上子

であり，挙上子により物理的に軟口蓋を挙上して，構音時，嚥下時の鼻咽腔の閉鎖を図る．PLP 作製・使用時も言語聴覚士からの情報は有益である．

(5) 失調

運動の調節を司っている小脳の障害で生じる．協調運動が不全となり，動きが爆発的になる．口腔の場合，舌の運動や開閉口運動が爆発的になり，構音時や咀嚼時の口腔の動きに影響があり，微調整や細かな動作がしにくくなる．また，嘔気・嘔吐が生じやすいので歯科処置や口腔ケア時に注意が必要である．

(6) 開口障害

まれで文献的な報告も少ないが，脳幹部の橋の障害にて生じることがある開口障害である．咀嚼筋のジストニアによるといわれている[64]．発症後，徐々に開口障害が進行することもある．開口訓練は無効であることが多く，三叉神経ブロックにて対応すると有効な場合がある．片側ブロック後は，顔面神経麻痺後のように持続的に一方向から偏った力がかかるようになることがあり，歯列不正を生じる場合がある．

(7) 味覚障害[61]

味覚は，舌や口蓋にある味蕾が刺激を受け，その刺激が顔面神経や舌咽神経から延髄の孤束核を通り，視床に至り海馬回や中心後回に終わって認識されている．その関連領域が障害されると中枢性の味覚障害となる可能性がある．しかし他の因子として，薬剤性の味覚障害や口腔乾燥，口腔清掃状態不良などもあり，まずそれらの対応可能な味覚障害を疑うべきであろう．

脳卒中患者にみられる障害とそれに対する支援

脳卒中は口腔に大きな影響を与えるが，口腔以外の全身に対しても，もちろんさまざまな障害をもたらす．その障害によっては間接的に口腔へ影響し，放置すると口腔内環境の悪化につながる場合がある．障害は口腔内疾患の大きなリスクファクターであるとともに，本疾患特有の口腔保健・口腔機能の支援が必要である．

(1) 上肢の障害

上肢の障害によって，自力での口腔清掃が困難となる場合がある．自力での口腔清掃が困難なまま放置してしまうと口腔衛生状態が悪化し，う蝕や歯周炎の進行が認められるようになる．

リハビリテーションとして，可能な限り自力でケアしてもらいながら，困難な部分に関しては介助での口腔ケアが必要となる．また，作業療法士との連携で口腔清掃用の自助具を作製して，自力での口腔清掃の手助けをすることも必要である．

(2) 下肢の障害

下肢の障害によって，一般歯科医院への通院が困難となる．歯科医院は基本的に健常者を想定して作られていることが多いので，歯科医院が障害者に対応できないことがある．たとえば，入り口に段差があって車椅子では入れない，治療台へのトランスファーが困難，などである．

歯科医院に通院する機会が減少することで，口腔内疾患の放置につながり，口腔内環境が悪化する可能性がある．一般歯科医院の整備も必要であるが，それ以外の方策とし

て歯科訪問診療の充実，病院や施設での歯科の充実も必要である．

(3) 半側空間無視[60]

右大脳半球の障害で生じることがある．脳梗塞の急性期に多い．視界に入っていても脳が認識しないという障害で，意識して注意を向けなければ，片側（多くの場合左側）の物体に気づかない．

口腔内も左側の清掃ができないことがあるので，声かけなどで意識づけることや，介助による口腔ケアが必要な場合がある．また，歯科治療や口腔ケアの際に，認識している右側から声をかける必要がある．

(4) 高次脳機能障害[60]

高次脳機能障害の症状は多岐にわたる．認知症や失語症，記憶障害や遂行機能障害，注意障害などの障害の総称であり，外見で判断できる障害ではないため「みえない障害」とよばれている．高次脳機能に関連する脳の範囲は広く，前頭葉や頭頂葉を中心にさまざまな脳の領域が障害されることで生じる．

失語症の場合，程度によっては言語理解ができないため，口腔清掃指導や歯科治療の際の声かけなど，コミュニケーションが困難となる．言語以外の方法でのコミュニケーションが有効な場合がある．また注意障害がある場合は，気が散ってしまうので，周囲の刺激を少なくした環境での口腔清掃指導や歯科治療が必要となる．

(5) 廃用症候群[65]

摂食・嚥下機能の低下で経口摂取をしていなかったり，意識状態が不良で発語がなかったりなどで，口腔周囲器官が使用されないでいると，いわゆる廃用症候群とよばれる状況に陥ることがある．

口腔周囲器官には舌をはじめとして筋組織が多く存在するが，栄養状態が不良で廃用が進むとサルコペニアとなる可能性がある．サルコペニアとは筋肉の減少という意味であり，活動量の低下に伴い口腔周囲器官もその状態に陥りうる．また，口腔周囲への刺激が少ないため，唾液の分泌量も低下し，口腔乾燥が認められることもある．

(6) 摂食・嚥下障害と誤嚥性肺炎

摂食・嚥下に関わる器官は，口腔以外にも大脳や延髄，咽頭，食道と多部位にわたり，そのどこが障害されても摂食嚥下障害になりうる．

脳卒中によって摂食嚥下障害になる場合，上肢の障害や口腔内の感覚障害などの障害を伴っていることが多い．それらの障害の結果，口腔内環境が悪化することで口腔内細菌数が増加し，増加した口腔内細菌を誤嚥することで誤嚥性肺炎のリスクが高まる．また反対に，誤嚥性肺炎になると経口摂取が困難となり，口腔周囲の廃用が進むことや，痰などの分泌物が口腔内に付着することで口腔内環境も悪化しやすい．いずれにせよ，口腔ケアが必要である．

> **One Point Advice**
>
> 脳はヒトの中枢であり，そこが障害される脳卒中は当然のことながら全身に大きな影響を与える．口腔もその例外ではなく，さまざまな問題が口腔に生じる．また，口腔に関連する問題が1つだけ，ということはほとんどなく，複合した問題を抱えている患者がほとんどである．個々の患者の脳卒中の種類や程度，障害部位を把握したうえで，口腔に関する問題が何なのかを分析しつつ，実際の患者の状態を観察して対応する必要性がある．

5 生活習慣病（NCD）を有する人の口腔機能への支援
4）がんと口腔

Summary
がん患者の口腔の健康状態は，口腔合併症の発生率・重症度に関連する．口腔合併症は直接的，間接的にがん治療に悪影響を与え，治療予後を悪化させる．適切な口腔衛生管理は，がん治療のすべての段階で重要である．安全・円滑ながん治療のために，がん治療開始前に歯科を受診し口腔環境を安定させておくこと，また，がん治療中はもちろん，治療が終了した後も，さまざまな口腔の治療副作用が遷延することがあり，定期的な口腔管理を継続することが重要である．

気づきと支援の場　歯科診療室

気づきのポイント　がん治療中の口腔管理は患者自身によるブラッシングを中心とした口腔清掃が基本である．患者自身が口腔衛生管理の重要性を理解し，セルフケアにより自らの手で感染から身を守る必要性に気づいてもらうことが大切である．

支援のポイント　がん治療の円滑化と治療中の苦痛軽減が目的であることを意識し，歯科処置はがん治療の妨げとならないよう，清掃管理も苦痛を与えないよう留意する．歯科の支援は，患者の気持ちに寄り添いながら行うことが大切である．

Keyword「がん」「口腔粘膜炎」「支持療法」

日本人とがん

1981年以降，がんは日本人の死因の第1位であり，最新のがん統計では，がんによって亡くなる人は年間36万人，新たにがんと診断を受ける人は年間75万人に上る．しかし，近年では，早期発見・治療により，がんは治る病気，あるいは長く共存できる病気となってきた．このことは，高齢化などの年齢構成の変化の影響を取り除いた「がん年齢調整死亡率」が，1990年代後半からは減少傾向を示していることからもうかがえる[66]．がんの予防にあたっては，喫煙ががんの危険因子であるため歯科からの禁煙支援もがんの予防管理のための重要な取り組みであるが，この詳細は他稿に譲る．

同時に，がんの治療は，強力にかつ徹底的に行われるため，付随して起こる副作用や合併症の問題も深刻になってきている．副作用，合併症を緩和・軽減することが，苦痛を軽減し，がん治療の療養生活の質を高めるだけでなく，がんの治療予後にも良好な影響を及ぼすことがわかると，円滑な治療をサポートする「支持療法」が，がん医療の現場で重要視されるようになった[67]．

がん治療時に起こる口腔合併症

がん治療中には，口腔に関連する副作用も出現する（表1）．その頻度は高く，抗が

表1　各種がん治療における口腔に関連する合併症

がん薬物療法
・口腔粘膜炎
・骨髄抑制期の口腔感染症
・味覚異常
・口腔乾燥
・末梢神経障害に起因する知覚の異常
・慢性GVHD（造血幹細胞移植後）
・骨修飾薬に関連する顎骨壊死

頭頸部放射線療法
・放射線性口腔粘膜炎
・放射線性口腔乾燥症
・口腔感染症
・味覚障害
・放射線性顎骨壊死，軟組織壊死
・放射線性う蝕

外科周術期
・誤嚥性肺炎（術後肺炎）
・気管内挿管に伴う歯の損傷
・口腔や中咽頭の術後創感染

ん薬治療を受ける患者の約40％，造血幹細胞移植を受ける患者の80％，口腔周辺に放射線療法を受ける患者にはほぼ全例において，口腔に何らかのトラブルが発生すると報告されている[68]．口腔の副作用は経口摂取の問題と直結し，また誤嚥性肺炎をはじめとしたさまざまな感染の源になることで全身状態を悪化させ，ときにはがん治療の完遂を妨げて，治療の予後にまで悪影響を与えることもある．

　がん治療に付随して生じる口腔合併症の発症頻度や程度には口腔内細菌による影響が少なくないため，対応として口腔内の衛生状態を良好な状態に維持し，口腔の機能を健全に保つよう支援，管理することが有効である．がん専門病院などでは，がん治療に歯科が介入することで口腔合併症のリスクを軽減し，円滑ながん治療の一助としようとする取り組みが注目されている．健康な口腔でしっかり食べられることは，体力を維持し，がん治療を完遂するために重要である．

1）口腔粘膜炎

　口腔粘膜炎はがん薬物療法による非血液毒性の中でも発症頻度が高く，がんの種類や抗がん薬の内容によってその発症頻度や重症度の差はあるものの，ほとんどの抗がん薬で発症が認められている（**表2**）．また放射線治療では口腔が照射野に含まれた場合，口腔粘膜炎は必発であり，またその程度も薬物療法による粘膜炎と比較してより重症化，遷延する傾向がある．

　口腔粘膜炎は疼痛により患者を苦しめるだけでなく，重度になると経口摂取を妨げて低栄養や脱水をきたしたり，細菌の侵入口となり全身の感染症を惹起したりと，全身への悪影響からがん治療の妨げとなることも少なくない．粘膜炎の発症を完全に抑える予防法や治療法はなく，疼痛などの症状を緩和し，二次感染のリスクを下げて治癒を促す

表2　口腔粘膜炎の発症頻度が高い抗がん薬 (特に赤字の薬剤は発症頻度が高い)〔文献[67]より〕

抗がん薬の種類	抗がん薬名（一般名）
抗がん性抗生物質	ブレオマイシン，ドキソルビシン，ダウノルビシン，アクチノマイシン
トポイソメラーゼ阻害薬	イリノテカン，エトポシド
代謝拮抗薬	5-FU，メトトレキサート，S-1，カペシタビン，シタラビン，ゲムシタビン，ヒドロキシウレア
アルキル化剤	ブスルファン，メルファラン，シクロフォスファミド
プラチナ系	シスプラチン，カルボプラチン
タキサン系	パクリタキセル，ドセタキセル
分子標的薬	エベロリムス，テムシロリムス

ことが対応の中心となる．

　がん治療中は唾液分泌が障害され口腔内は乾燥し，嘔気や倦怠感で適切な口腔管理が困難な状態が重なり，口腔内の衛生状態を良好に維持することが難しい．しかし，状況に合わせた適切な口腔衛生指導を行い，口腔内を清潔で保湿された状態に維持するよう努めることで，粘膜炎の症状緩和や重症化の抑制，病悩期間の短縮などが期待できる[69]．

2) 骨髄抑制期の歯性感染症

　治療による骨髄抑制期には，口腔内の微生物による感染症リスクが有意に上昇する．そのため，今まで無症状で経過していた，放置された口腔内の歯周炎や，う蝕といった慢性感染病巣が抗がん薬投与のたびに急性化したり，清掃不良な箇所（歯頸部歯肉や智歯周囲など）や，口腔粘膜炎の潰瘍部位に局所感染が生じやすくなったりする．また，細菌の感染に限らず，カンジダやヘルペスウイルスなどの特異的な感染症も発症リスクが上がることが報告されている．特に免疫抑制状態のがん患者は，口腔カンジダ感染のハイリスク群である．

　また，骨髄抑制期に口腔粘膜炎を併発すると，粘膜炎の潰瘍部からの局所感染が全身感染症に波及するリスクが高まることが知られており，口腔管理による感染制御が重要である．口腔管理は予防的な対応が中心で，「がん治療の開始前，できれば2週間前までに歯科を受診し，感染リスクの高い歯性病巣を可及的に減らしておくこと」，「がん治療中も継続して口腔内を清潔で良好な環境に維持するよう努めること」が推奨されている（表3）．

　治療開始前の歯科前処置は，口腔内の状態だけでなく，がん治療のスケジュールや患者の全身状態を見据え，総合的に判断して歯科前処置の方針を決定する必要がある．目的はあくまで円滑ながん治療の援助であり，口腔内の歯性病巣をすべて治療することではないことを理解しなければならない（表4）．

　がん治療中の口腔管理は，患者自身によるセルフケアが中心となる．あらかじめ各個人の口腔内の状態に応じた適切な口腔清掃方法や，口腔内に合併症が生じた際の対応方法などを指導し，継続した定期的な口腔内チェックを行う．

表3　骨髄抑制期の感染制御のためにがん薬物療法の開始前に行うべき歯科管理

1) 口腔内のスクリーニング
- う歯，歯周炎，根尖病巣の有無および程度の精査
- 義歯の適合などのチェック

2) 口腔清掃・指導
- 縁上歯石の除去
- 口腔清掃法（セルフケア）の指導
- トラブルが起こったときの対応方法の指導

3) 慢性感染病巣への対応
- 患者への情報提示：口内にある感染リスク因子の説明
- 治療スケジュールや全身状態をふまえた歯科処置

表4　がん薬物療法開始前慢性感染病巣への歯科処置判断基準

1) 骨髄抑制など全身的リスクの程度，期間
- 骨髄抑制の程度（好中球 1,000/ml 以下）
- リスクのある期間はどの程度か
  （数週間か数カ月か…それとも永続的か）

2) 感染病巣のリスクの程度
- がん治療の緊急性（歯科治療のためにいつまで待てるか）
- どこまでの歯科治療が可能な全身状態か
  （血球の状態，臓器の状態など）

*あくまでも目的は「円滑ながん治療の援助」であり，口腔内の感染病巣をゼロにすることが目的ではない．上記判断基準を総合的に評価して，がん治療中のリスクのある期間を乗り越えられる範囲の歯科前処置を行う．

3) 顎骨壊死

　がん治療に付随して生じる重篤な副作用の1つに顎骨の壊死が報告されている．発症すると患者の生活の質を著しく下げ，また治療抵抗性で対応に難渋することが多いため，予防的な対応が重要である．

(1) 顎骨壊死の予防的対応

①放射線性顎骨壊死

　放射線治療後の重篤な晩期障害で，発症契機の多くは照射野内にある歯の抜歯処置である．好発部位は下顎の臼歯部で，照射量が50Gyを越えると骨壊死の発症リスクが上がり，60Gyを越えると原則として抜歯は禁忌と考える必要がある．顎骨壊死の発症リスクは半永続的なものといわれており，放射線治療開始前に，予後不良の歯はあらかじめ抜歯しておくこと，治療終了後も定期的に歯科で口腔内のチェックやケアを受け，抜歯を回避するよう注意することが重要である．

②薬物に関連する骨壊死

　がんの骨転移のある患者の骨折予防，症状緩和に使用されるビスフォスフォネート製剤や抗ランクル抗体といった骨修飾薬の長期使用や，血管新生抑制作用をもつ分子標的薬の使用により，顎骨壊死の発症が報告されている．ビスフォスフォネート製剤による骨壊死は，薬剤の累積使用量に比例して発症リスクが上がり，単回〜少数回投与（高カルシウム血症への投与など）の場合はリスクは低いが，継続使用が6カ月を越えたあたりから発症頻度は上がっていき，最終的には1〜2％程度と報告されている．抗ランクル抗体による発症頻度はビスフォスフォネート製剤と同等か，やや高い．

　口腔内の衛生状態の不良，歯性感染病巣の存在，不適合義歯の使用，骨修飾薬使用中の抜歯処置が発症の強いリスク因子である．治療開始前に口腔内のリスク因子をできるだけ減らしておき，治療中も継続して口腔内を良好な状態に管理するなど，こちらも予防的な対応が重要である[70]．

(2) 顎骨壊死発症後の対応

　顎骨壊死が発症した場合は，感染管理が重要となる．発赤や腫脹，疼痛や排膿などの強い感染症状がなくても，粘膜が破綻し不衛生な口腔内に腐骨が露出している時点で局所の慢性感染が成立していることが多い．口腔管理を行い局所の感染の増悪や周囲への

拡大・波及を予防する対策を取り，抗菌薬の投与を検討する．

骨の感染は慢性化しやすく，抗菌薬投与は適切な治療期間を確保しないと何度も再燃を繰り返す傾向がある．不必要な抗菌薬を漫然と使用しないよう留意する必要はあるが，抗菌薬の終了は疼痛など急性症状だけでは判断せず，総合的な臨床症状で判断することが重要である．

ビスフォスフォネート製剤を中止することで骨壊死の治癒が促進するエビデンスはまだないため，投与の中止は原病の状態を鑑みて総合的に判断する．

4) 口腔乾燥

治療による唾液腺への直接的ダメージ，使用される各種薬剤の副作用（モルヒネなどの医療用麻薬や，抗不安薬，睡眠導入薬など，がん患者は唾液分泌を減少させる薬剤の使用頻度が高い）などにより，進行がん患者の多くは口腔乾燥を自覚し，それを苦痛に感じている．また，口腔乾燥は，その他の口腔内有害事象のリスクを上げ，増悪させる悪影響因子であり，その点からも対応が必要である．

口腔乾燥に適用のある薬剤もあるが，内服薬が増えてしまうという問題から積極的な使用が難しいことが多い．口腔乾燥への対応は保湿を中心とした対症療法が主体となる．

5) 味覚の異常

唾液分泌減少による味覚物質の運搬能低下，治療による化学受容細胞（味蕾など）や神経細胞の損傷，口腔内細菌や全身の栄養不良による味覚感受性の低下などの複合的要因により，味覚や嗅覚といった化学受容器の異常が生じる．味覚の異常は食思不振に直結し，栄養状態の悪化を招く，軽視できない有害事象である．

有効な対策が少なく，食事の形態や味付けの工夫などの対症療法が主体となる．口腔内の乾燥や不衛生，感染（特にカンジダ）などが味覚異常の一因となることが考えられており，少しでも味覚の感受性が改善するよう，口腔内を清潔で湿潤した良好な環境に維持するよう指導する．

味覚障害のあるがん患者に血中の微量元素である亜鉛の欠乏が認められることが多いが，亜鉛の補充が味覚異常の改善に効果があるという明確なエビデンスはまだない．

6) 末梢神経障害に起因する知覚の異常

白金（シスプラチン，オキサリプラチン）系や微小管阻害薬（パクリタキセル，ドセタキセル，ビンクリスチン）系の抗がん薬の有害事象である末梢神経障害の症状が，ときに口腔やその周辺に現れることがある．

歯の知覚過敏様の強い冷水痛が持続したり，口腔周辺の皮膚の知覚鈍麻や，こわばるような違和感などの症状として現れたりするが，知覚過敏様症状に通常の薬物塗布やコーティングの処置を施しても効果が薄いことが多い．症状が強くなると急性歯髄炎様の強い痛みを呈することもあるが，抜髄処置は行ってはならない．非可逆的な治療は行わず，抗がん薬の一時的な影響であることを説明し，極端に熱いもの，冷たいものは避けるようにして緩解を待つ．

冷刺激は神経障害を増悪させる可能性があるため，口腔粘膜炎の疼痛緩和目的の氷片

によるクーリングは行わない．慢性化した症状にはリリカ®（プレガバリン）などの神経因性疼痛に対する薬剤が有効なことがある．

がん患者の口腔管理

1) 外科手術と口腔管理

手術前に口腔内の不衛生を改善することで周術期の呼吸器合併症のリスクを低下させるという貢献も証明されつつある．がんに限らず，全身麻酔時の気管内挿管（人工呼吸器のチューブが口から喉を通して気管の中に挿入される）の手技により口腔内の細菌が術後の呼吸器感染（肺炎）のリスクとなる．手術を受ける前にあらかじめ口腔の衛生状態を改善しておくことで，術後の肺炎を予防する意義が注目されている．

また頭頸部がん，食道がんなどにおいては，術前に口腔内の不衛生を改善することによって，周術期合併症（創部感染や誤嚥性肺炎など）の頻度を低下させるという，がん治療成果そのものへの貢献も証明されつつある．

2) がん治療後の口腔内環境の変化への対応

頭頸部放射線治療後の重度の放射線性口腔乾燥症や造血幹細胞移植後の口腔のGVHD（graft versus host disease：移植片対宿主病；移植された造血幹細胞が，免疫応答によって宿主の臓器を攻撃する病態）など，がん治療を終えた後も治療の副作用による口腔内環境の変化（唾液分泌の減少，粘膜の脆弱化や肥厚，味覚の変化，感覚の鋭敏化など）が遷延し，患者のQOLを下げることがある．

このような口腔内環境の変化は時に半永久的なものもあり，定期的な歯科のチェック・管理（口腔清掃，指導やフッ化物塗布など）により，可能な限り口腔内環境を良好に維持するよう努める必要がある．

3) がんの療養中〜がん終末期の口腔管理

積極的ながん治療ではなく，苦痛を軽減する緩和医療に比重がおかれた時期や，がん終末期にも病状の変化に伴ってさまざまな口腔の問題が現れる．このような時期は全身状態の悪化，セルフケア困難などにより口腔内環境が悪化しやすいうえ，身体的・精神的なさまざまな苦痛や苦悩があることが多いため，口腔の問題に対する対応が後手に回りやすい．

口腔の不快症状は，がん患者の療養生活の質を悪化させる．歯科が介入することで口腔の不快症状を和らげ，会話や食事を支えることで，最後までその人らしい生き方を全うできるよう支援する．

> **One Point Advice**
> 口腔内を良好な環境に維持し，感染リスクを軽減し，不快症状を取り除き，経口摂取を支援することは，すべてのがん患者のあらゆる時期で重要である．がん患者が口腔管理を日常的なケアとして積極的に導入できるよう支援してほしい．

References ●成人期

1) 深井穫博：歯科医院力を高める保健指導実践ガイド．医歯薬出版，東京，2013．
2) 深井穫博：健康長寿社会に寄与する歯科医療・口腔保健のエビデンス．日本歯科医師会雑誌，66(10)：25〜34，2014．
3) World Health Organization：Life course perspectives on coronary heart disease, stroke and diabetes. The evidence and implications for policy and research. 2002.
4) 深井穫博ほか：過去50年間の日本人成人の年齢階級別現在歯数の分布および最適回帰式からみた歯の喪失パターン．厚生労働科学研修班歯科疾患の需要予測および患者などの需要に基づく適正な歯科医師数に関する研究．平成22年度総括分担報告書，2011年3月．
5) Hanioka,T.et al.：Causal assessment of smoking and tooth loss：a systematic review of observational studies. *BMC Public Health*, 11：221, 2011.
6) 日本糖尿病学会：糖尿病治療ガイド2010-2011．弘堂，東京，2010．
7) Khader, Y. S. et al.：Periodontal status of diabetics compared with nondiabetics：a meta-analysis. *J. Diabetes Complications*, 20：59〜68, 2006.
8) Fukai, K. et al.：Functional tooth number and 15-year mortality in a cohort of community-residing older people. *Geriatr. Gerontol. Int.*, 7：341〜347, 2007.
9) Fukai, K. et al.：Dental Health and longevity. *Geriatr. Gerontol. Int.*, 10：275〜276, 2010.
10) Fukai, T. et al.：Critical tooth number without subjective dysphagia. *Geriatr. Gerontol. Int.*, 11：482〜487, 2011.
11) Morita, T. et al.：A cohort study on the association between periodontal desease and the development of metabolic syndrome. *J. Periodontol.*, 81(4)：512〜519, 2010.
12) Aida, J. et al.：Association between dental status and incident disability in an older Japanese population. *JAGS*, 60：338〜343, 2012.
13) Yamamoto, T. et al.：Association between self-reported dental health status and onset of dementia：a 4-year prospective cohort study of older Japanese adults from the Aichi Gerontological Evaluation Study (AGES) Project. *Psychosom. Med.*, 74(3)：241〜248, 2012.
14) Yamamoto, T. et al.：Dental status and incident falls among older Japanese：a prospective cohort study. *BMJ Open*, 2：2012.
15) Yoneyama, T. et al.：Oral care reduces pneumonia in older patients in nursing homes. *J. Am. Geriater. Soc.*, 50：430〜433, 2002.
16) Hart, J. T.：The inverse care law. *Lancet*, 297(7696)：405〜412, 1971.
17) 日本歯科医師会：標準的な成人歯科健診プログラム・保健指導マニュアル（2009年7月）．https://www.jda.or.jp/program/（2014年5月1日アクセス）．
18) （公財）8020推進財団（武見敬三主任研究者）：歯科口腔保健法に基づく「保健と医療のベストミックス」に関する政策提言と今後の優先順位の高い研究課題．8020推進財団指定研究・研究報告書（2013年3月）．http://www.8020zaidan.or.jp/pdf/jigyo/kenkyuuh25_bestmix.pdf（2014年5月1日アクセス）．
19) 深井穫博：健康教育・ヘルスプロモーションにおける口腔保健の評価．日健教誌，21(1)：55〜61，2013．
20) 安藤雄一ほか：Web調査による定期歯科受診の全国的概況．口腔衛生会誌，62(1)：41〜52，2012．
21) 安藤雄一ほか：わが国における歯科診療所の受療率と現在歯数の推移の関連—患者調査と歯科疾患実態調査の公表データを用いた分析．ヘルスサイエンス・ヘルスケア，10(2)：85〜90，2010．
22) 安藤雄一ほか：検証 定期歯科受診像を探る—Web調査結果から見えてくる実態と要因．歯界展望，120(5)：780〜784，2012．
23) 小林秀人ほか：成人を対象とした歯科疾患予防管理による喪失歯抑制効果．口腔衛生学会雑誌，48(1)：95〜105，1998．
24) 岡本 浩ほか：平成5・6年度厚生省・健康政策調査研究事業 成人歯科保健事業長期実施市町村調査研究報告集（Ⅱ）．厚生省，東京，42〜57，1995．
25) 安藤雄一ほか：歯科受診および治療中止・転医の要因—平成11年保健福祉動向調査と国民生活基礎調査のリンケージデータによる分析．厚生労働科学研究費補助金地域医療基盤開発推進研究事業「歯科疾患等の需要予測および患者等の需要に基づく適正な歯科医師数に関する研究」（研究代表者：安藤雄一）平成22年度研究報告書．55〜69，2011．
26) 石川裕子ほか：リスク発見・保健指導重視型の成人歯科健診プログラムの保健指導における行動目標の設定と達成度．口腔衛生会誌，62(5)：462〜472，2012．
27) NPO法人ウェルビーイング編：明日からできる 診療室での予防歯科．医歯薬出版，東京，1998．
28) 康本征史編：未来型歯科医院をつくろう コンセプト・デザイン・プロセス・人財．医学情報社，東京，2010．
29) 山本未陶，沼口千佳：歯科衛生士の必修科目！ 健康格差の次は「ヘルスプロモーション型支援の手法」を学ぼう．歯科衛生士，37(10)：79〜93，2013．
30) 武井典子ほか：就業者の食習慣と生活習慣病のリスク要因について．口腔衛生学会誌，51(4)：702〜703，2001．
31) 福田真紀ほか：職域成人における咀嚼力判定ガムで評価した咀嚼力と口腔状態の関連について．口腔衛生学会雑誌，195，2014．
32) 石井拓男ほか：咀嚼と肥満の関連性に関する研究 咀嚼方法の違いによる食後の生化学検査の比較．平成14年度厚生労働科学研究費補助金（医療技術評価総合研究事業 H13-医療-001）報告書．353〜356，2003．
33) 石井拓男ほか：平成16年度厚生労働省科学研究 地域住民の口腔保健と全身的な健康状態の関係についての総合研究「咀嚼と肥満の関連性に関する研究」肥満を防止する咀嚼方法の検討．平成16年度総括・分担研究報告書．75〜81，2005．
34) 大川由一ほか：咀嚼方法の違いが食後血液生化学検査値に及ぼす影響 —第1報 同一食物摂取量に基づく「よくかむ」と「早食い」との比較．日歯医療管理誌，46(4)：197〜202，2012．
35) 大川由一ほか：咀嚼方法の違いが血液生化学検査値に及ぼす影響 —第2報 満腹感に基づく「多咀嚼」と「通常咀嚼」との比較—．日歯医療管理誌，47(1)：57〜61，2012．
36) 渋谷耕司ほか：就業者の食習慣と肥満に関する研究—肥満予防のためのセミナーの効果．平成14年度8020公募研究

References ●成人期

事業研究報告書．財団法人8020推進財団，142〜148，2002．
37) 北迫勇一：各種飲食物の酸性度と酸蝕歯の関係．日本歯科医師会雑誌，63(9)：19〜27，2012．
38) Bartlett, D. and Smith, B. G. N.：Definition, classification and clinical assessment of attrition, erosion and abrasion of enamel and dentine, Tooth Wear and Sensitivity. Martin Dunitz, U. K., 87〜92, 2000.
39) Smith, B. G. N. and Knight, J. K.：A comparison of patterns of tooth wear with aetiological factors. *Br. Dent. J.*, **157**：16〜19, 1984.
40) Milosevic, A. et al.：Risk factors associated with tooth wear in teenagers：a case control study. *Community Dent. Health*, **14**：143〜147, 1997.
41) O'Brien, M.：Children's Dental Health in the United Kingdom. OPCS, London, 1〜130, 1993.
42) Milosevic, A.：Toothwear：aetiology and presentation. *Dent. Update*, **25**：6〜11, 1998.
43) 眞木吉信：成人および老年者における歯根面齲蝕の病因と疫学．日本歯科医師会誌，**45**：205〜217，1992．
44) 眞木吉信ほか：歯根う蝕の診断・治療・予防．医学情報社，東京，9〜31，2004．
45) 眞木吉信：根面齲蝕の予防．歯科医療，**14**(4)：53〜63，2000．
46) Baysan, A. et al.：Reversal of primary root caries using dentifrices containing 5,000 and 1,100 ppm fluoride. *Caries Res.*, **35**：41〜46, 2001.
47) 日本糖尿病学会：科学的根拠に基づく糖尿病診断ガイドライン2013．
48) Nelson, R. G.：Periodontal disease and NIDDM in Pima Indians. *Diabetes Care*, **13**(8)：836〜840, 1990.
49) U. S. Department of Health and Human Service, 1996.
50) Saremi, A.：Periodontal disease and mortality in type 2 diabetes. *Diabetes Care*, **28**(1)：27〜32, 2005.
51) Janket, S. J. et al.：Does periodontal therapy improve glycemic control in diabetic patients？ A meta-analysis of intervention studies. *J. Dent. Res.*, **84**：1154〜1159, 2005.
52) Iwamoto, Y.：The effect of antimicrobial periodontal treatment on circulating tumor necrosis factor-alpha and glycated hemoglobin level in patients with type 2 diabetes. *J. Periodontol*, **72**(6)：774〜778, 2001.
53) Faggion, C. M. Jr.：Prognostic model for tooth survival in patients treated for periodontitis. *J. Clin. Periodontol*, **34**(3)：226〜231, 2007.
54) 安藤雄一：歯科疾患と栄養．Progress in Medicine, **30**(11)：2847〜2852，2010．
55) 平成23年人口動態統計月報年計(概数)の概況．http://www.mhlw.go.jp/toukei/saikin/hw/jinkou/geppo/nengai11/kekka03.html)
56) 2. ICD-10の分類の構成(基本分類表)(「一 疾病，傷害及び死因の統計分類基本分類表」参照)(http://www.mhlw.go.jp/toukei/sippei/)
57) 日本呼吸器学会 肺生理専門委員会，日本呼吸管理学会 酸素療法ガイドライン作成委員会編：第Ⅳ章 酸素療法の実際 A. 酸素吸入に関する基礎知識(酸素療法ガイドライン)．メディカルレビュー社，東京，26〜28，2009．
58) Shleder, B. et al.：The effect of a comprehensive oral care protocol on patients at risk for ventilator-associated pneumonia. *J. Advocate Health Care*, **4**：27〜30, 2002.
59) 大野友久：脳卒中と口腔ケア．5疾病の口腔ケア．医歯薬出版，東京，69〜79，2013．
60) 医療情報科学研究所：病気がみえる7 脳・神経．メディックメディア，東京，16〜49，136〜143，160〜249，2011．
61) 馬場元毅：絵で見る脳と神経 第3版．医学書院，東京，22〜50，137〜202，2009．
62) 藤島一郎：口から食べるQ&A 第3版．中央法規，東京，144〜145，2002．
63) 舘村 卓：口蓋帆・咽頭閉鎖不全 その病理・診断・治療．医歯薬出版，東京，27〜28，2012．
64) 三谷琴絵：開口障害を呈し橋まで病変が及んだ延髄空洞症の一例．臨床神経学，**40**(11)：1153，2000．
65) 若林秀隆：リハビリテーション栄養アセスメント．Medical Rehabilitation, **143**：9〜13．2012．
66) 国立がん研究センターがん対策情報センター：がん統計情報 (http://ganjoho.jp/public/statistics/index.html)．
67) 国立がん研究センターがん対策情報センター編：全国共通がん医科歯科連携講習会テキスト (http://ganjoho.jp/professional/med_info/koshukai_text.html)．2013．
68) National Cancer Institute HomePage (http://www.cancer.gov/).
69) Lalla, R. V. et al.：MASCC/ISOO clinical practice guidelines for the management of mucositis secondary to cancer therapy. *Cancer*, **120**(10)：1453〜1461, 2014.
70) American Assosiation of Oral and Maxillofacial Surgeons Position Paper on Bisphosphonate-Related Osteonecrosis of the Jaws. *J. Oral Maxillofac. Surg.*, **65**：369〜376, 2007.

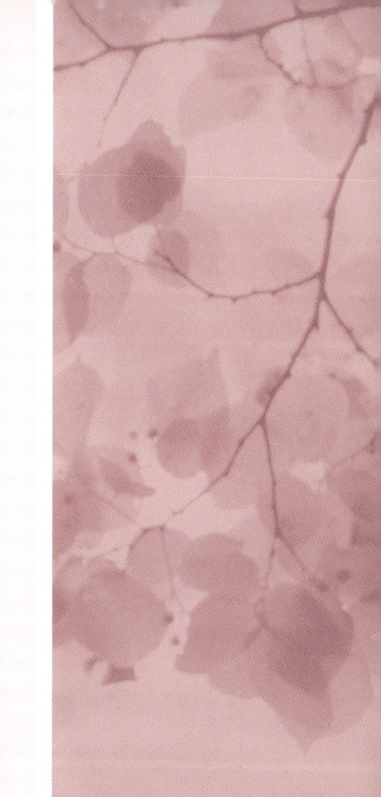

各ライフステージにおける
口腔機能への気づきと支援

高齢期

1 高齢期における口腔機能への支援

1）高齢者への支援の考え方

(1) 高齢者に対する健康支援

Summary

活力ある超高齢社会の実現には，心身ともに健康であれという健康観とは別に，新たな健康観の構築が必要とされよう．健康長寿を達成するために，歯科はう蝕，歯周病の治療や予防はもとより，摂食機能における口腔相の専門職としての着眼点をもつ．摂食機能が維持できている限り，健康の維持・増進，あるいは要介護状態の重度化予防が図れる．患者が診療所に通院しているうちから"かかりつけ歯科医"としての在宅支援は始まっている．

気づきと支援の場　歯科診療室，口腔機能訓練の評価・実施・指導

気づきのポイント　診療室に通院している患者の中にも，口腔機能低下あるいは摂食機能障害（口腔相障害）の患者は通院しているはずである．それらに対する着眼点をもち，健康の維持・増進，あるいは摂食機能障害の重度化予防が大切である．

支援のポイント　健康高齢者あるいは口腔相障害患者に対して，口腔機能に関する評価を行い，それに基づいて口腔機能訓練を実施する．これらは普段の歯科診療室で，歯科治療の延長線上に実施が可能である．

Keyword　「健康長寿」「口腔機能」「摂食機能」「在宅支援」「かかりつけ歯科医」

超高齢化社会における歯科のあり方

高齢化比率が21％を越え，超高齢社会に突入した日本は，今もなお高齢化のピークに向かっている．総人口が減少していく中で，2050年には65歳以上の人口は40％に迫ると予想されており，過去に類のない社会情勢を迎えることになる．

年齢別人口は逆ピラミッドの形態をなし，熟年者の健康状態は同じ年齢であってもかなりの個体差があることから，若い世代が高齢世代を支援するという年齢区分による社会の仕組みは，おのずと行き詰まるだろう．

介護予防の基本理念である「活力ある高齢社会の構築」に向けて，われわれ歯科医療従事者は，健康な人の健康を維持・増進し，期せずして病気や障害をもったとしても重度化を予防していく，また人生の終末の状態にあっても快適な療養生活を支援する役割が求められる．年齢に関係なく健康な人が不健康な人を支援する，あたたかい息の通った社会を構築するために，歯科診療所は地域住民の健康サポーターを育成し，地域の健康発信の核となる存在でありたい．

平均寿命と健康寿命～新たな健康観の構築

平均寿命と健康寿命の差は，平成22〈2010〉年で，男性が9.1年，女性が12.7年である．国立社会保障・人口問題研究所の日本の将来推計人口（平成24〈2012〉年1月推計）

によると平成25〈2013〉年から平成34〈2022〉年にかけて，平均寿命は男性では80.1年から81.2年へ，また女性では86.8年から87.9年へとさらに延びるとされている．健康寿命よりも平均寿命の延伸年数のほうが多いため，介護や医療を受ける期間はその分増加する．健康寿命の延伸を目指し，高齢者の健康の維持・増進，疾病予防，あるいは介護予防といった施策をこれからも展開すべきである．

一方，人生90年の時代になって，五体満足に90年間生活できること自体が，むしろ不自然なのかもしれない．WHOの提唱する肉体的・精神的・社会的な健康を健康とする定義とは別に，杖歩行や車椅子利用になったとしても，楽しみや喜びのある生活を営むことこそ健康である，といった新たな健康観の構築も必要と思われる．

健康長寿のための歯科的着眼点

口腔衛生管理が行き届いている者ほど，その1人にかかる総医療費は減少傾向にあることが示されている（図1）[1]．歯科診療所は，まさに健康長寿の登竜門であり，歯科的健康は，全身の健康を左右する因子の1つである．口腔内状態は生活習慣を反映しているものとして，口腔衛生指導においても「口腔を通じての生活指導」という視点をもつ——このことは，ひいては糖尿病，がん，脳卒中などの予防につながることと思う．

そこで，う蝕，歯周病，歯の欠損など口腔内形態のみならず，口腔機能に対する診断，評価を行う．平成18〈2006〉年度介護保険改訂および地域支援事業の実施において具体的な介護予防事業が展開されるにあたり，要介護状態になるおそれのある者を未然に抽出するための全国統一データシート『基本チェックリスト』（図2）が作成された．

チェック事項は，①運動機能，②栄養，③口腔機能を柱に盛り込まれており，口腔機能に関する問診項目は，

「半年前に比べて固いものが食べにくくなりましたか（咀嚼機能を問う）」
「水や汁などでむせやすいですか（嚥下機能を問う）」
「口の渇きが気になりますか（肺炎リスクの目安）」

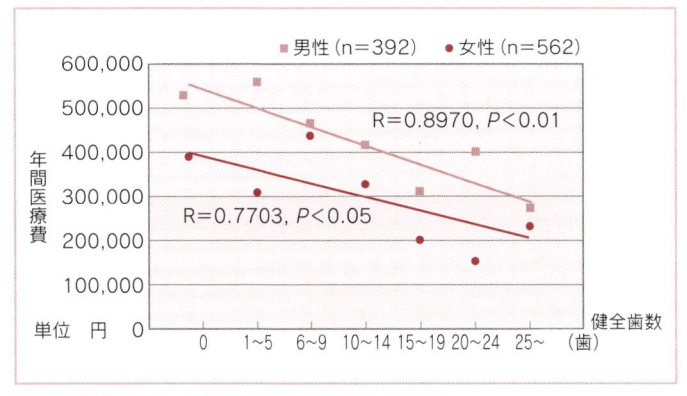

図1 健全歯数と1人平均年間医療費との関係
対象：全国国民健康保険歯科診療施設のある26市町村に在住する80歳．
男女とも健全歯数が多いほど，1人平均の年間医療費が低いデータが得られ，口腔保健に対する若年時の先行投資（教育・啓発活動）によって，高齢期の医療費総額を相当抑制できる可能性が示唆された．

分類	No	質問項目	回答	得点
暮らしぶりその1	1	バスや電車で1人で外出していますか	0. はい　1. いいえ	
	2	日用品の買い物をしていますか	0. はい　1. いいえ	
	3	預貯金の出し入れをしていますか	0. はい　1. いいえ	
	4	友人の家を訪ねていますか	0. はい　1. いいえ	
	5	家族や友人の相談にのっていますか	0. はい　1. いいえ	
		No. 1～5 の合計		
運動器関係	6	階段を手すりや壁をつたわらずに昇っていますか	0. はい　1. いいえ	
	7	椅子に座った状態から何もつかまらずに立ち上がってますか	0. はい　1. いいえ	
	8	15分間位続けて歩いていますか	0. はい　1. いいえ	
	9	この1年間に転んだことがありますか	1. はい　0. いいえ	
	10	転倒に対する不安は大きいですか	1. はい　0. いいえ	
		No. 6～10 の合計		→3点以上
栄養・口腔機能等の関係	11	6カ月間で2～3kg以上の体重減少はありましたか	1. はい　0. いいえ	
	12	身長（　　cm）体重（　　kg）（*BMI18.5未満なら該当）*BMI＝(体重(kg)÷身長(m)÷身長(m))	1. はい　0. いいえ	
		No. 11～12 の合計		→2点以上
	13	半年前に比べて固いものが食べにくくなりましたか	1. はい　0. いいえ	
	14	お茶や汁物等でむせることがありますか	1. はい　0. いいえ	
	15	口の渇きが気になりますか	1. はい　0. いいえ	
		No. 13～15 の合計		→2点以上
暮らしぶりその2	16	週に1回以上は外出していますか	0. はい　1. いいえ	
	17	昨年と比べて外出の回数が減っていますか	1. はい　0. いいえ	
	18	周りの人から「いつも同じ事を聞く」などの物忘れがあると言われますか	1. はい　0. いいえ	
	19	自分で電話番号を調べて，電話をかけることをしていますか	0. はい　1. いいえ	
	20	今日が何月何日かわからない時がありますか	1. はい　0. いいえ	
		No. 18～20 の合計		
		No. 1～20 までの合計		→10点以上
こころ	21	(ここ2週間)毎日の生活に充実感がない	1. はい　0. いいえ	
	22	(ここ2週間)これまで楽しんでやれていたことが楽しめなくなった	1. はい　0. いいえ	
	23	(ここ2週間)以前は楽にできていたことが今ではおっくうに感じられる	1. はい　0. いいえ	
	24	(ここ2週間)自分が役に立つ人間だと思えない	1. はい　0. いいえ	
	25	(ここ2週間)わけもなく疲れたような感じがする	1. はい　0. いいえ	
		No. 21～25 の合計		

図2　基本チェックリスト〔厚生労働省作成〕

の3つである．これらの訴えをする者は現在病人ではないが，このまま放置すると，近い将来口腔機能低下を伴い，要介護状態になる可能性がある．歯科通院している患者の中でよく遭遇する訴えでもあろう．う蝕，歯周病などの処置に加えて，口腔機能低下を予防し，口腔機能の維持・向上のための手法を施すことにより，歯科は健康長寿支援の一役を担う．

維持期（生活期）の摂食機能の問題

期せずして，要介護状態になった場合，病態は発病直後の急性期から始まり，回復期，そして維持期（生活期）へと移行する．診療所の歯科医師は，集中治療室などの急性期や毎日集中してリハビリテーションが施される回復期というよりも，維持期（生活期）を担当することになる．

摂食機能（摂食・嚥下）は，表1のとおり5つの時期に区分される．摂食機能障害は，

表1 摂食・嚥下（摂食機能）の5期

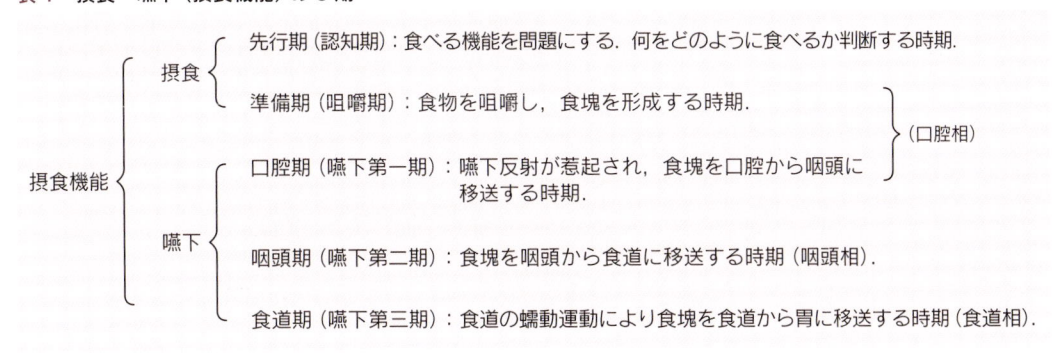

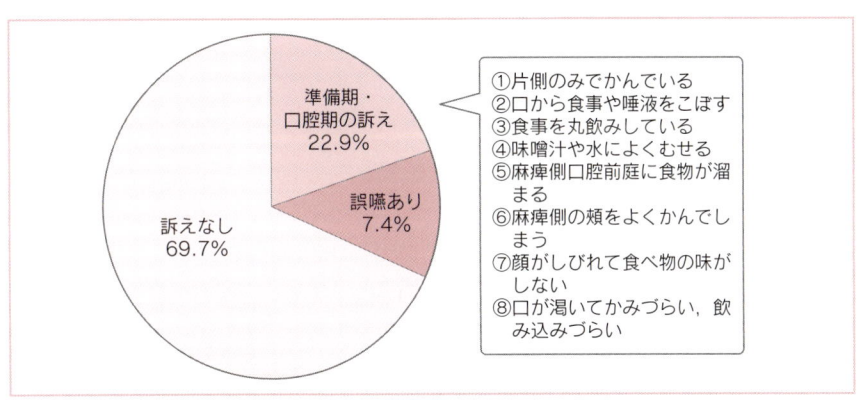

摂食機能
- 摂食
  - 先行期（認知期）：食べる機能を問題にする．何をどのように食べるか判断する時期．
  - 準備期（咀嚼期）：食物を咀嚼し，食塊を形成する時期．
- 嚥下
  - 口腔期（嚥下第一期）：嚥下反射が惹起され，食塊を口腔から咽頭に移送する時期．（口腔相）
  - 咽頭期（嚥下第二期）：食塊を咽頭から食道に移送する時期（咽頭相）．
  - 食道期（嚥下第三期）：食道の蠕動運動により食塊を食道から胃に移送する時期（食道相）．

図3 咀嚼期・口腔期障害の割合（対象：維持期の脳卒中患者533名）

- 訴えなし 69.7%
- 準備期・口腔期の訴え 22.9%
- 誤嚥あり 7.4%

①片側のみでかんでいる
②口から食事や唾液をこぼす
③食事を丸飲みしている
④味噌汁や水によくむせる
⑤麻痺側口腔前庭に食物が溜まる
⑥麻痺側の頬をよくかんでしまう
⑦顔がしびれて食べ物の味がしない
⑧口が渇いてかみづらい，飲み込みづらい

その論点が誤嚥，経管栄養といった医療管理が必要な"咽頭期"に向かいがちである．たとえば脳卒中の場合，急性期を脱して，回復期，維持期（生活期）に至ると，誤嚥を有する咽頭期障害は全体の6〜7%になる．一方，「かみづらい」「むせやすい」「こぼす」「時間がかかる」といった"準備期"および"口腔期"の障害は，維持期に至っても高率で残る（図3）．すなわち，摂食機能障害の実態は，維持期において圧倒的に口腔相の障害なのである．

そこで歯科は，「食事はできているけれども，思うようにはできない」という口腔相障害を専門に担当するべきである．なぜなら歯科医療従事者は，口腔に直接触れることへの違和感はなく，口腔機能向上に対しては，他の職種に比較して最も積極的にアプローチができる立場のはずだからである．一般医科スタッフは，全身リスク管理，経管や点滴などによる栄養・水分管理ということへの対応が主であるために，もし歯科が口腔相をみなければ，これら療養者や患者は，いつまでもミキサー食，きざみ食を強いられながらの生活になるだろう．

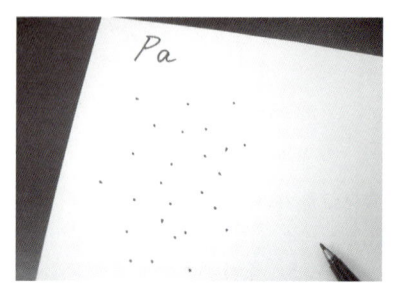

図4 オーラルディアドコキネシス（口腔機能の巧緻性の評価）

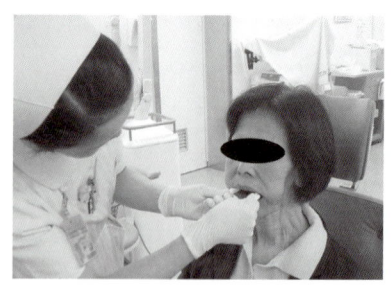

図5 歯科診療所における口腔機能訓練用器具を用いた頬のストレッチ運動

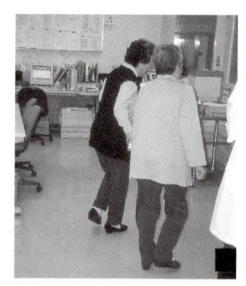

図6 家族（妻）に伴われた通院患者

口腔機能に関する評価と訓練

1) 口腔機能評価法

　　特別な器具や装置を必要としない口腔機能評価法を3つ紹介する．う蝕や歯周病の診断に並行して，歯科における標準的な検査法として今後臨床活用されていくことを望む．

　① **オーラルディアドコキネシス（図4）**……「ラ（舌尖部の運動）」を10秒間に何度発声できるかを数える．術者は，発声の数を点で表記し，10秒後に点の数を数えて評価とする．ほかにも「パ」「タ」「カ」など，同様に行う．唇，舌，頬といった口腔器官の巧緻性（咀嚼機能）の評価となる．本検査専用の計測器機やアプリを入手できる．

　② **反復唾液嚥下テスト（RSST）**……30秒間に何度，空嚥下ができるかを数える．3回以上嚥下ができれば正常で，2回以下であると咽頭機能（嚥下機能）が低下傾向であると推測される．

　③ **ブローイング**……コップの中の水をストローで吹き，泡立たせることでその持続時間を計測する．1回の嚥下で腰から上の筋肉を解剖学的に36通り機能させているといわれている．ブローイングは呼吸筋である腹筋，胸筋など嚥下に導入される諸器官の総合評価になる．

2) 口腔機能訓練

　　肩部，頸部，口唇，舌，頬，軟口蓋などに着目しながら口腔機能訓練を施す．具体的な口腔機能維持・向上プログラムについては別項にて紹介するが，いずれも歯科診療室で，また歯科診療用ユニット上で実施可能である（図5）．プログラム実施前後で上記の機能評価をすると，その場で口腔機能向上の結果が出るだろう．

通院している摂食機能障害患者への支援〜地域の歯科診療所は健康長寿のゲートキーパー

　　たとえば，少し足を引きずっているので尋ねると「昨年，脳梗塞で倒れました」であるとか，手が震えているので尋ねてみると「パーキンソン病の診断を受けており，薬を

飲んでいます」といった患者の歯科診療所への来院は，今の時代にあっては決して珍しくない．

このような人たちは，全身的機能に障害がある以上，口腔機能にも何らかの不具合があるはずである．それは，きっと先述した「かみづらい」「こぼしやすい」「むせやすい」といった口腔相の問題である．う蝕，歯周炎，歯の欠損病名と同等に，「摂食機能障害（準備期あるいは口腔期障害）」として歯科疾患病名を表記し，摂食機能療法（診療報酬185点）を施すことになる．口腔相障害の摂食機能療法は，これも先述したように，口唇，舌，頬などに施す機能訓練の所作にほかならない[2]．

介護保険を受給していない健康な高齢者であっても，基本チェックリストにチェックが入った者であれば，この状態を放置すると近い将来に要介護状態になるおそれがある．そこで，市町村行政と歯科診療所とが連携して地域支援事業（制度の詳細は168頁〜を参照）にて口腔機能向上支援を施すことにより，要介護状態にならないよう努める．一方，脳卒中，パーキンソン病など疾患を携えながらも，歯科診療所に通院している人には，要介護状態がこれ以上重度化しないよう，摂食機能療法を施す．

歯科は，健康長寿のゲートキーパーとして地域医療に貢献すべき責務がある．

かかりつけ歯科医が実施する在宅支援の方向性

子息に連れてこられたり，妻が同伴したり（図6），あるいは車椅子を使用して歯科診療室に来院する患者にもたびたび遭遇する．このような人においては，将来，全身的機能状態が低下して，通院が困難になることは予想されるところである．そこで通院可能なときから，以下のようなことを話し，在宅支援としての口腔衛生管理や訪問診療が可能であることを知っておいてもらう．

① 口腔衛生管理と同様に，口腔機能管理も大事であること
② 脳卒中などに罹患すると，後遺症は口腔にも残るので，途端に口腔衛生状態が低下し，う蝕や歯周病が進行してしまうこと
③ 期せずして通院が困難になったときには，必ず連絡してほしいこと．その際はまず，口腔ケア目的で訪問診療の実施が可能であること．

「もし不測の事態が生じて，通院が難しくなったときこそ連絡してください」と話しておくことで，診療室に通院しているときから動機づけが図れるはずである．

そして，通院が困難になったと家族から連絡を受けたときには，「以前から申し上げていたように，差し支えなければ訪問いたしますがよろしいでしょうか」と折り返す．家族にとっても，それまでに口腔ケアの重要性は認識させられてきたので，「お手数でしょうが，よろしくお願いいたします」といった流れになっていくことだろう．

> **One Point Advice**
> 患者本人が健康であった頃を知る歯科医師が，引き続き担当してくれることへの喜びと安心は，患者や家族にとってかけがえのないものである．すなわち，在宅支援とは，患者が歯科診療所に通院しているときから始まっている．

1 高齢期における口腔機能への支援

1) 高齢者への支援の考え方

(2) 高齢者の口腔機能への気づきと支援

Summary

　高齢期は，「食べ方」で活力を維持するステージであり，加齢や障害により減退する口腔機能の維持・向上を通した食べ方の支援が重要である．しかし高齢者は，自身の口腔機能の減退に気づかないことも多く，誤嚥や窒息事故が多発する要因となっている．そこで，高齢者が自分の口腔機能の減退に気づき，減退した機能を高めるプログラムを実践し，そして口腔機能の変化を体験できるシステムの提供が大切である．

気づきと支援の場　介護予防事業における口腔機能向上サービス，歯科診療室での歯科保健指導など

気づきのポイント　口腔を4つのカテゴリー，①口腔の外（口腔周囲の力），②入り口（かむ力），③奥（飲み込む力），④口腔全体の清潔力に分けて，客観的で平易な検査を通して口腔全体の状態に自らが気づけるようにする．

支援のポイント　自身の減退している機能に気づき，改善するためのプログラムを学び，さらに自身として実践するプログラムを決定して，実践後に最初と同じ検査を通して口腔機能が高まったことを実感できるようにすることが大切である．

Keyword　「高齢期」「口腔機能評価」「口腔機能向上プログラム」「自己決定」「口腔機能向上の共有」

高齢期の口腔機能の維持・向上の重要性

　高齢期では加齢とともに口腔機能が低下し，さまざまな変化が歯・口に現れてくる．このため，加齢による機能減退が原因となる誤嚥・窒息の予防，バランスのとれた栄養状態の維持，安全で活力を維持する高齢期の食育の推進が大切である．高齢期の口腔の健康は，「Ⅰ．口腔清掃」のみでなく「Ⅱ．口腔機能の維持・向上」も重要であり，それらの推進が，「Ⅲ．栄養の改善・構築」，「Ⅳ．健康生活」，「Ⅴ．QOLの向上」へとつながると考えられる（図1）．

高齢期の口腔機能の減退への気づきと支援

1) 口腔機能の減退への気づきと支援の考え方

　口腔機能は，本人が気づかないうちに加齢とともに減退するため，介護の必要がない早い時期から口腔機能の低下に気づく機会を作ることが大切である．平成18〈2006〉年度より，介護予防事業において，『基本チェックリスト』（160頁の図2参照）が作成され，口腔機能に関する「半年前に比べて固いものが食べにくくなりましたか（咀嚼機能）」「水や汁などでむせやすいですか（嚥下機能）」「口の渇きが気になりますか（肺炎リスクの目安）」の3項目により未然に要介護状態になるおそれのある者を抽出している．

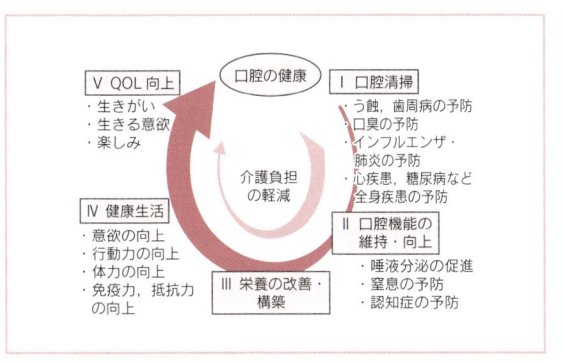

図1　高齢期の口腔の健康とQOLの関係サイクル

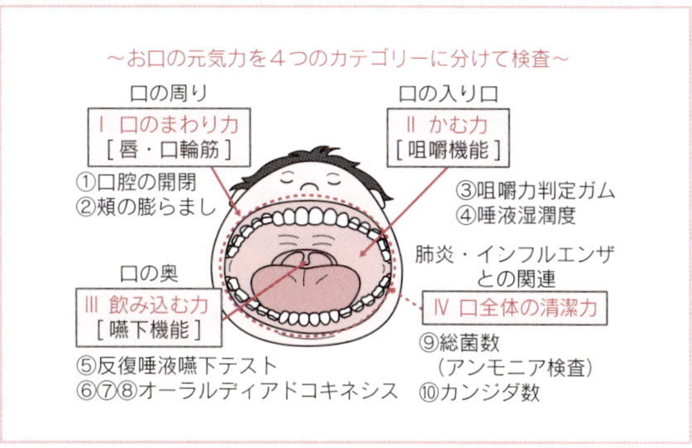

図2　口腔機能減退への気づきの「見える化」

こうした状況をふまえ，「高齢者が口腔機能の減退に気づき，自らその改善に取り組む」ことを支援するプログラムがシステムとして提案されている[3]．その考え方と具体的な内容は以下のとおりである．

① **口腔機能の減退への気づき**……これまでバラバラに実践されてきたアセスメントを体系的にまとめて，口腔機能を総合的に評価できる．

② **口腔機能の減退の「見える化」**……アセスメントは可能な限り「安易」で「簡便」かつ「客観的」な指標を用いて「お口の元気力」として点数化しているため，自分の口腔機能の状態を容易に理解できる．

③ **口腔機能向上の実践プログラム**……口腔機能のカテゴリーごとに向上プログラムがあり，高齢者自身が実施プログラムを決定できるようにしている．

④ **口腔機能の改善の「見える化」と実践意欲の継続**……口腔機能向上プログラムを実践した効果を体験できるように工夫されている．

2) 口腔機能の減退への気づき

口腔機能の減退への「気づき」が容易になるよう，口腔を4つのカテゴリーに分け，カテゴリーごとに状態を評価するための検査を対応させている．カテゴリーⅠは「口の周りの力(口唇や口腔周囲筋)」，Ⅱは口腔の入り口で「かむ力(咀嚼機能)」，Ⅲは口腔の奥で「飲み込む力(嚥下機能)」，Ⅳは「口全体の清潔力」である(図2)．

カテゴリーごとの検査法として，できるだけ簡便な方法を選択している．

カテゴリーⅠの評価は，「①口腔の開閉」および「②頰の膨らまし」検査である．

カテゴリーⅡの評価は，「③咀嚼力判定ガム(ロッテ社)」および「④唾液湿潤度検査(Kiso-wet，KISOサイエンス社)」である．咀嚼力判定ガムは，通常の方法である2分間(義歯装着者は3分間)の咀嚼では，高齢者においても多数の人の咀嚼力が良好と判定される濃いピンク色に変化するため(予備テスト結果)，口腔機能向上プログラム実施後の咀嚼力の変化がわかりやすいよう，咀嚼時間を1分間とする．唾液湿潤度検査は，舌に垂直に検査紙を接触させて10秒後に湿潤した部分の長さを測定する．

カテゴリーⅢについては，「⑤反復唾液嚥下テスト(RSST)」および「オーラルディアドコキネシス(⑥：pa音，⑦：ta音，⑧：ka音)」で評価する．

カテゴリーⅣでは，「⑨アンモニア検査」および「⑩カンジダ検査」を行う．口腔細菌

数については，これまでの先行研究から，総菌数とアンモニア濃度との間に高い相関が認められることから[4]，より簡便なアンモニア検査（ポケットケム BA，アークレイ社）を用いている．カンジダ検査は，舌を滅菌綿棒で10回ぬぐって得られた試料を BBL CHROMagar™ Candida 培地（BD Biosciences 社）に塗沫し，37℃で48時間，好気培養後に発生したコロニー数を調べる．

3) 口腔機能の減退の「見える化」

　口腔機能の検査結果を個々人にわかりやすく説明（見える化）することがその後の気づきにつながることから，『「お口の元気力」検査結果のお知らせ』を作成する（図3）．検査結果の合計が100点になるよう，①〜⑩の検査項目ごとに10点，5点，0点を配点し，個々人に100点満点中の何点であるかわかるよう工夫する．配点は，厚生労働省研究班マニュアル[5]を基本とする．

　「①口腔の開閉」は，「2横指以上」を10点，「1横指以上，2横指未満」を5点，「1横指未満」を0点と配点する．同様に，「②頬の膨らまし」は，「左右ともに上手に膨らませることができる」を10点，「やや不十分」を5点，「不十分」を0点と配点する．また「③咀嚼力判定ガム」は，「濃いピンク色に変化」「ピンク色に変化」を10点，「薄いピンク色に変化」「黄色に変化」を5点，「緑のまま」を0点と配点する．「④唾液湿潤度検査」は，10秒間の湿潤スピードが「3mm 以上」を10点，「1mm 以上 3mm 未満」を5点，「1mm 未満」を0点とする．さらに「⑤反復唾液嚥下テスト（RSST）」は，「3回以上」を10点，「1回以上〜3回未満」を5点，「1回未満」を0点とする．オーラルディアドコキネシス[6]は，「⑥pa 音」「⑦ta 音」は，1秒間で「6.5回以上」を10点，「5.7回以上〜6.5回未満」を5点，「5.7回未満」を0点，また「⑧ka 音」は，1秒間で「6.2回以上」を10点，「5.4回以上〜6.2回未満」を5点，「5.4回未満」を0点とする．「⑨アンモニア検査」は，「1,000 μg/dL 未満」を10点，「1,000 μg/dL〜2,200 μg/dL 未満」を5点，「2,200 μg/dL 以上」を0点とする．「⑩カンジダ検査」は，「10^2 未満」を10点，「10^2 以上〜10^3 未満」を5点，「10^3 以上」を0点とする．

4) カテゴリー別の口腔機能の維持・向上プログラム

　口腔機能検査結果が「5点」「0点」であったカテゴリーについては，口腔機能向上プログラムとして『お口の元気力アップ法』を提案する（図4）．プログラムのねらいとして，カテゴリーⅠ（口の周り）に対しては口腔周囲筋の活用，カテゴリーⅡ（口の入り口）に対しては咀嚼機能の向上と唾液分泌の促進（唾液腺マッサージ），またカテゴリーⅢ（口の奥）では嚥下機能の向上，そしてカテゴリーⅣ（口全体の清潔）では口腔清掃レベルの向上がポイントである．カテゴリーⅡの咀嚼機能の向上のための施策としては，日常生活に自然に取り入れやすいことを念頭に置き，硬い食材を積極的に取り入れること，また小野塚らの fMRI を用いた研究において脳の小脳や前頭連合野の活動の活発化に関する報告があるガムの咀嚼（可能な高齢者に限局）[7,8]などを提案する．カテゴリーⅢの嚥下機能向上のための施策としては，頭部挙上訓練（シャキア訓練：head raising exercise）と舌突出嚥下訓練（舌保持嚥下訓練：tongue holding maneuver）を提案する．

　また，プログラムを提案・説明した後，高齢者自身にどのプログラムを実践するかを

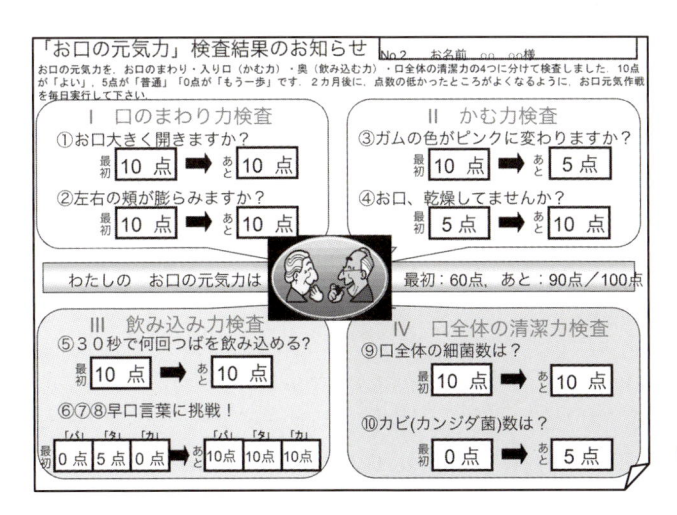

図3 『「お口の元気力」検査結果のお知らせ』の例

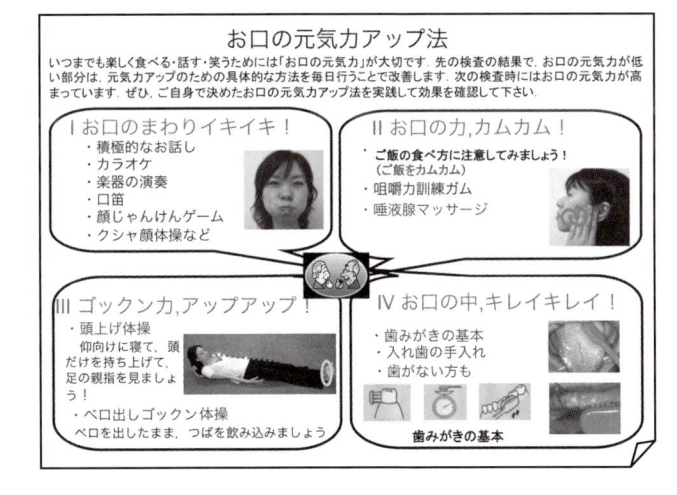

図4 カテゴリー別の『お口の元気力アップ』法

決めてもらうことが大切である．さらに，お口の元気力アップ実践カレンダーを用意し，これから実践すると決めたプログラムに○をつけるとともに，毎日の実践状況の記入を依頼することも効果的である．

5) 口腔機能の改善の「見える化」と実践意欲の継続のポイント

数カ月後に，実践したプログラムの効果を確認することを目的に，再度の検査の機会を設けることはきわめて重要である．その際，最初に行った検査結果の見える化のための資料『「お口の元気力」検査結果のお知らせ』(図3)に数カ月後の同様の検査結果を比較しながら記載できるようにすることで，口腔機能向上プログラムの効果を理解しやすくなる．検査結果で改善が示された項目を確認して，高齢者に達成感をもたせることが，長期間にわたりプログラムを継続実践してもらうポイントとなる．

One Point Advice

口腔機能の向上には毎日のプログラムの実践が不可欠である．そのためには，自分の口腔機能の減退に気づき，減退した機能を高めるプログラムを実践し，本当に口腔機能が高まったことを体験できる機会を共有することが大切である．

1 高齢期における口腔機能への支援

1）高齢者への支援の考え方

(3) 地域支援事業としての介護予防
──口腔機能向上を目指して

Summary

　介護予防特定高齢者施策における口腔機能の向上プログラムに参加した特定高齢者と一般高齢者との口腔機能および口腔環境の比較，プログラムの実施による特定高齢者の口腔機能改善効果とそれに伴う口腔環境の変化，特定高齢者の口腔機能の経時的変化に関する評価，将来に向けての問題点の検討などから，口腔機能の維持・向上のためには，健口体操や発音訓練のようなトレーニングを毎日のブラッシングと同様に習慣化することが重要であり，そのための施策が強く望まれる．

気づきと支援の場： 在宅，地域支援事業

気づきのポイント　口腔機能の向上プログラム（健口体操，わらべうたを利用したトレーニングなど）が在宅高齢者を対象とした介護予防に効果的である．

支援のポイント　在宅高齢者の口腔機能の改善状態を維持・増進するには，健口体操，わらべうたを利用したプログラムに基づくトレーニングの継続が支援のポイントである．

Keyword「介護予防」「口腔機能の向上」「地域支援事業」

介護保険と介護予防

　介護保険制度が始まった2000年に218万2千人であった要支援・要介護高齢者が2005年には410万8千人と大幅に増加した．しかし，その多くが要支援あるいは要介護1であった[9]ことから，2006年に「要介護状態の発生をできる限り防ぐ（遅らせる）こと，そして要介護状態にあってもその悪化をできる限り防ぐこと」を目的とした介護予防事業の創設に至った[10]．この介護予防事業は，要支援・要介護状態に至るリスクが高い高齢者を対象として，①地域支援事業，②予防給付の2つの流れで実施されることとなった[11]．ここでは①の地域支援事業における『口腔機能の向上プログラム』を特定高齢者の口腔機能への支援と位置づけて記している．

　地域支援事業における介護予防特定高齢者（現在の2次予防事業対象者）施策は，図1に示すように質問紙（基本チェックリスト）により特定高齢者（2次予防事業対象者）の候補を選定し，その後，医師による生活機能評価を行い生活機能の低下が認められた者を特定高齢者として選定し，介護予防プログラムを実施するものである[12]．

　介護予防事業の評価に関する研究報告は，事業の開始から数年経過後の現時点では多くはないが，口腔機能向上プログラム実施後の評価として「特定高齢者の96.5％に維持改善が認められた」とする報告[13]や，嚥下機能，構音機能，口唇閉鎖力，舌の可動性などに統計学的に有意な改善効果が認められたとする項目ごとの評価報告[14〜16]がある．その一方で嚥下機能の改善効果に対する問題点[17]や，事業への参加者数やプログラムの実施期間についての課題[17]を指摘する報告もある．

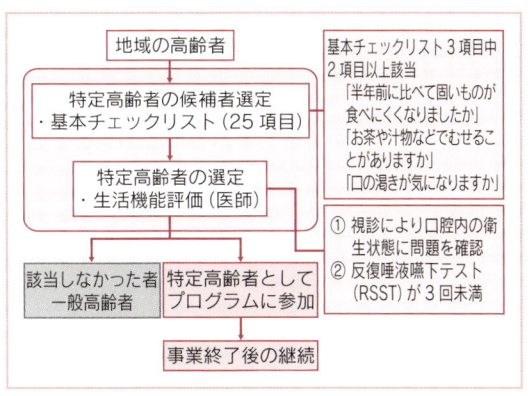

図1 特定高齢者の選定方法

表1 口腔機能の向上プログラム
健口体操
　嚥下機能の改善：お口元気に歯つらつ体操
　　＊舌体操，顔面体操，ゴックン体操
　発音機能の改善：
　　＊ゴックン体操，ちばはっきりことばエクササイズ，
　　　わらべうたを利用したトレーニング
ブラッシング・義歯の清掃
　教室において→歯科医師，歯科衛生士による集団指導
　家庭において
　　→健口体操およびブラッシング・義歯の清掃を1日3回
　　　（朝・昼・就寝前）実施
　　→実施状況を確認するためカレンダーを配布
　　→プログラム終了後も継続して実施

　ここでは，2008年から2010年に千葉県鴨川市で実施された介護予防特定高齢者施策における口腔機能の向上プログラムに参加した，①特定高齢者と一般高齢者とのプログラム実施前の口腔機能および口腔環境の比較，②特定高齢者のプログラム実施による口腔機能改善効果とそれに伴う口腔環境の変化，③特定高齢者の口腔機能の経時的変化に関する評価，について評価内容とその結果を紹介する[18]．

(1) 口腔機能の評価

　プログラム実施前後および1年後の口腔機能の評価は次の4つの方法で行っている．
　①反復唾液嚥下テスト（repetitive saliva swallowing test；RSST）
　②オーラルディアドコキネシス…/pa/，/ta/，/ka/をそれぞれ5秒間発語．
　③フードテスト…約4gの粥を介助により食させ，嚥下の状況と嚥下後の口腔内の粥の残留状況を観察．
　④質問紙法による摂食・嚥下障害のスクリーニング…大熊らの摂食・嚥下障害の質問紙．

(2) 口腔機能向上のプログラム

　口腔機能の向上を主としたプログラムは，表1の内容を，3カ月間に約2～3週間おきに5回または6回行っている．プログラムでは『お口元気に歯つらつ体操』[19]および『ちばはっきりことばエクササイズ』（千葉県健康福祉部，千葉県歯科衛生士会）をテキストとした健口体操，「わらべうた」を利用したトレーニングを実施し，あわせてブラッシングおよび義歯の清掃法などを組み合わせ，毎回13：30～15：30の120分間行っている．
　教室開催日には歯科医師および歯科衛生士による集団指導が行われ，家庭において健口体操およびブラッシングと義歯の清掃を1日3回（朝・昼・就寝前）実践するように指導されている．また，実践したことを確認するためにカレンダーを作成し参加者に配布している．

(3) 一般高齢者と特定高齢者の比較

　一般高齢者と特定高齢者のプログラム実施前における評価の比較で有意差が認められた項目は，現在歯数，DMFT，20歯以上自分の歯を有する者，義歯の使用の有無，安静唾液分泌量，およびカンジダコロニー数であり，RSST，オーラルディアドコキネシス，

表2 特定高齢者の介入前後の比較

口腔機能の評価		平均±SD 介入前	平均±SD 介入後	有意確率
RSST（回）		3.29±1.79	3.58±1.82	0.084
オーラルディアドコキネシス（回/秒）	/pa/	6.15±1.03	6.97±0.89	0.002*
	/ta/	6.25±1.25	7.11±0.90	0.001**
	/ka/	6.07±1.12	6.82±0.79	0.001**

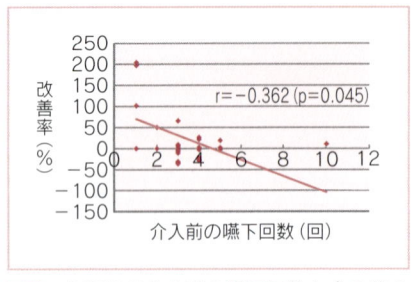

図2 RSSTの介入前の嚥下回数と介入後の改善率の相関

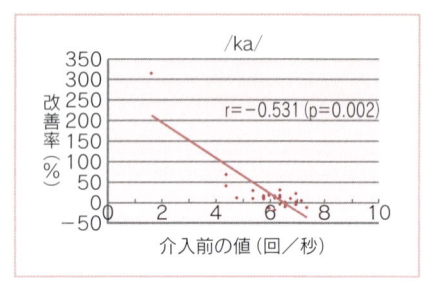

図3 介入前の値と介入後の改善率の相関（オーラルディアドコキネシス/Ka/）

フードテストなどの口腔機能には，両者の間に有意差は認められていない．

(4) 特定高齢者のプログラム実施による効果

- RSST…実施前後の平均回数は有意な差はなかった（表2）が，RSSTの実施前の回数と実施後の改善率（｜(介入後の値−介入前の値)/介入前の値｜×100（％））の相関（図2）では，介入前の嚥下回数と介入後の改善率に有意な相関が認められている．このように，RSSTに関して平均値では実施前後の差は有意なものではなかったが，実施前の値が低い者ほど大きな改善傾向を示したことも事実であり，口腔機能の向上プログラムで行った健口体操による舌や頸部の運動，また唾液腺マッサージによる影響がRSSTの回数増加に反映されたことが推測され，口腔機能の向上プログラムとして有効といえる．

- オーラルディアドコキネシス…音節反復運動を評価したオーラルディアドコキネシスについては，これまでの報告[14,15]と同様に，プログラム実施による明らかな効果が認められている．本研究においても実施前後の平均回数において/pa/，/ta/，/ka/のすべての音節で有意な回数の増加がみられている（表2）．さらに，本研究では実施前の回数と実施後の改善率の相関（図3）において，すべての音節で実施前の反復回数が少ない者ほど実施後の改善率が高く有意な相関が認められ，実施前の発音回数が低い者ほど口腔機能のトレーニング効果が高いことが示されている（図3）．

機能の向上に対するプログラムのメニューとしては，本報告では『ちばはっきりことばエクササイズ』による発声訓練や「わらべうた」を利用したトレーニングが有効と考え

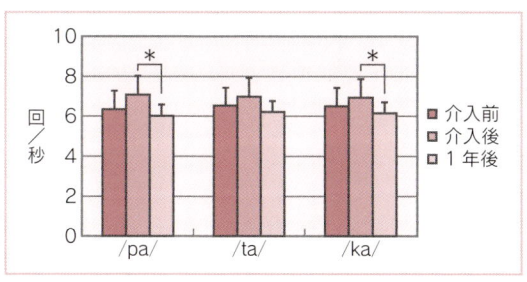

図4 介入前後と1年後のオーラルディアドコキネシスの変化

表3 教室で指導された内容の1年間の実施状況

	毎日 n (%)	ときどき n (%)	ほとんど行っていない n (%)
健口体操	1 (7.1)	7 (50.0)	6 (42.9)
ブラッシング・義歯の清掃	13 (92.9)	1 (7.1)	0 (0)

られるが，地域に特徴的な同様のトレーニング法もあることから，状況に応じて，適宜口腔機能向上への支援に適用することが望まれる．

本報告も含めて，一般的に口腔機能の低い者ほどトレーニングを必要としており，改善効果も高いことが示唆されており，Tsujiら[20]が報告した高齢者の運動訓練におけるトレーニング前の最大酸素摂取量とトレーニング前後の改善率との関係に類似した結果となっている．

(5) 特定高齢者のプログラム実施前後および1年後の口腔機能の変化

特定高齢者におけるプログラム介入前後のRSSTの平均回数は増加傾向を示したが（表2），1年後には有意差はみられなかったものの，回数が減少していたと報告されている．

また，オーラルディアドコキネシスではすべての音節において，実施後に比べ，1年後には回数が減少しており，/pa/および/ka/においては有意な差が認められている（図4）．

教室で指導された内容の実施終了から1年間の実施状況は，健口体操では，「ときどき行っている」，「ほとんど行っていない」が大半であるのに対して，ブラッシング・義歯の清掃ではほとんどが「毎日行っている」であり（表3），機能支援策を生活習慣として継続することの困難さがうかがえる．

本報告のように，プログラム実施後には口腔機能が向上する傾向がみられるものの，1年後にはすべての項目が低下することは多い．口腔機能向上プログラムの実施担当者に対する調査[17]では，すでに生活に組み込まれているもの以外の習慣化は難しいと報告されている．したがって，口腔機能向上のための「健口体操」を，生活習慣化できるようにするためには，導入のタイミングを考慮することや，繰り返し伝えることが重要との考えもある[13]．また，通常，本事業の期間は3〜4カ月間に限定されているので，地域によっては特定高齢者のプログラムが終了した後でも，自治体が独自にフォローアップを行っている例も報告されている．

口腔機能向上を目指した地域支援事業においては，健口体操や発音訓練のような口腔機能の維持・向上のためのトレーニングを，毎日のブラッシングと同様に習慣化するような施策が強く望まれる．

> **One Point Advice**
> 口腔機能の向上のための「健口体操」を，生活習慣化できるような導入のタイミングを考慮することや，繰り返し伝えることが重要である．

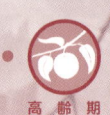

1 高齢期における口腔機能への支援

2）軽度の要介護者への支援の考え方

(1) 通所施設（通所事業所）における支援

Summary

通所施設には障害や加齢に伴う口腔機能が低下した在宅高齢者が多く集う．介護保険給付の口腔機能向上サービスを行う事業所もある．ここに歯科職が参画するには，介護保険のルールなどを学び，アセスメントとモチベーションを軸に関係職種と連携して，計画・実施・評価といった口腔機能のマネジメントを行う必要がある．多職種チームでの自立支援の中に，効果的な口腔プログラムを組み込められれば，多くの利用者に効率的な支援ができる．

気づきと支援の場　通所福祉施設での口腔機能向上プログラム，介護保険給付の加算サービス

気づきのポイント　口腔機能のアセスメントに，本人が自覚できるような参加型の動議づけの工夫ができれば，利用者の行動化・習慣化への引き金となる．肯定的動議づけの繰り返しは，高齢者から常に新鮮な気づきを引き出せる．

支援のポイント　通所職員が利用者の口腔機能低下に気づき，口腔関連の介助に生かせる支援をする．習慣化・継続化には利用者相互の関係性や集団特性を活用する．認知症者など，困難事例は他職種とケース検討し組織的な対応の利点を生かす．

Keyword　「通所介護」「通所リハビリテーション」「口腔機能向上サービス」「口腔機能向上プログラム」「介護予防」「自立支援」

通所施設における口腔機能向上サービス

デイサービスやデイケアなどの通所事業は，在宅の要介護状態などの高齢者を施設に集めて，食事・入浴・機能訓練を提供するサービスである．介護保険制度スタート後，通所事業所は大幅に増えた．また，平成18〈2006〉年度から予防重視型メニューとして，「口腔機能向上サービス」*も選択的給付（加算）に盛り込まれ，その実施職種に歯科衛生士らの医療職も明記された[21, 22]．平成23〈2011〉年度からは運動や栄養のプログラムとあわせて実施する複合プログラムが推奨されている[23]．

*介護保険用語の使い分け
・「口腔機能向上事業」：地域支援事業として実施する事業
・「口腔機能向上サービス」：保険給付の対象となるサービス
・「口腔機能向上プログラム」：事業やサービスに含まれる内容．

(1) 通所施設での口腔支援の意義

通所施設での口腔支援には以下のような意義がある．
・口腔機能の減退期にある多数の在宅高齢者が集う．
・集団特性を活用したアプローチができる．
・口腔関連の介護・援助などと連動した自立支援がしやすい．
・看護職・栄養士らと連携し健康面全体の相乗効果も図れる．

(2) 介護保険通所サービスとしての基本的事項

歯科職が通所事業所で口腔機能向上サービスに参画するには，次のような介護保険のルール[24]などを学び，事業所スタッフの理解を取りつけ実施することになる．

① **どんな場？**……口腔機能向上サービスを実施する通所施設（介護保険指定事業所）．

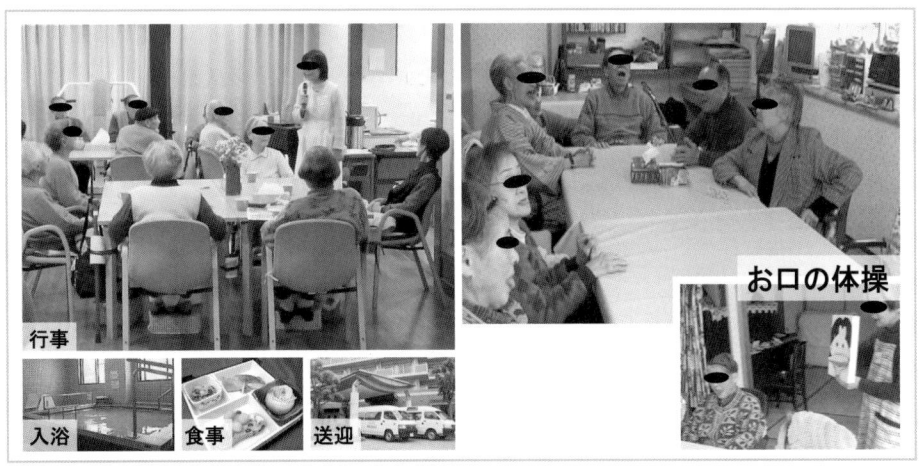

図1 通所事業所での口腔機能向上サービス風景

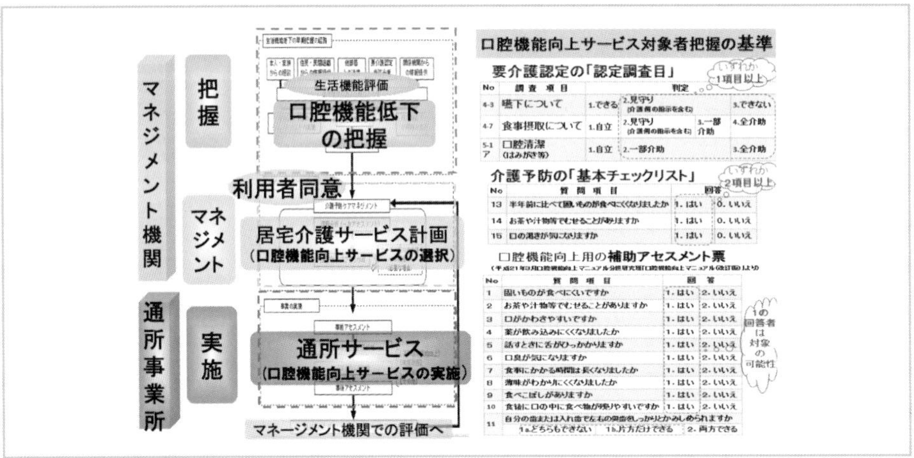

図2 口腔機能向上サービス実施まで

　　・指定通所介護事業所，指定通所リハビリテーション事業所．
　　・指定介護予防通所介護事業所，指定介護予防通所リハビリテーション事業所(図1)．
② どんなスタッフ？……通所事業所の主な配置スタッフ．
　　・事業所管理者，事務員，介護職員，生活相談員，看護職員，栄養士(管理栄養士)，機能訓練指導員(理学療法士，機能療法士，言語聴覚士)ほか．
③ どんな対象？……口腔機能向上サービスの給付対象．
　　・介護認定調査の3項目(嚥下・食事摂取・口腔清潔)や介護予防の基本チェックリストの3項目(咀嚼・むせ・口渇)などでニーズ把握した「口腔機能の低下している者またはそのおそれのある者」[22]．
④ どんな内容？……主な口腔機能向上プログラム．
　　・お口体操(健口体操)の実技指導・集団実施，口腔清掃の指導・実施，摂食嚥下機能向上訓練の指導・実施，その個別相談など．また，介護職などの関係職種による口腔関連の援助，お口体操の集団実施など．

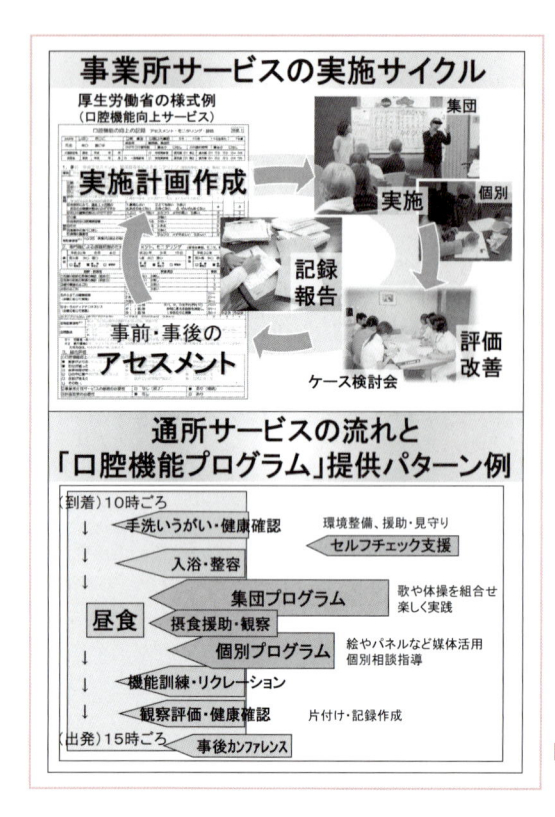

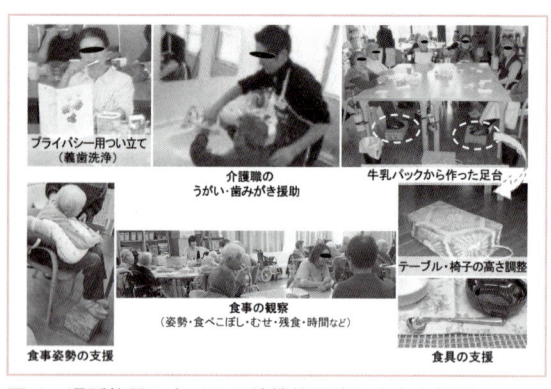

図4 通所施設における口腔機能関連の自立支援例

図3 通所事業所サービスの実施と口腔機能向上プログラムの提供パターン

(3) 口腔機能向上サービス実施までの流れ

　実施にあたっては，マネジメント機関〜居宅介護支援事業所（要介護者）か地域包括支援センター（要支援者）〜で利用者の口腔のニーズをアセスメントし，居宅介護サービス計画（ケアプランや介護予防ケアプラン）に口腔機能向上サービスを盛り込む．実際は通所事業所や医療機関などからの情報提供でニーズが明らかになるケースが多い．サービス計画に盛り込まれれば，通所事業所が厚生労働省の様式例に従った実施計画（口腔機能向上改善管理指導計画）を作成して支援を開始し，その記録を残し一定期間の評価結果をマネジメント機関に報告する仕組みとなっている（図2）．

(4) 通所サービスの流れに沿った口腔機能向上の提供例（図3,4）

- 施設到着後の手洗い・うがい ⇒ 援助や見守り（口腔機能の観察）
- 開始時間前の健康チェック ⇒ 口腔機能自己チェック支援
- 午前のプログラム（入浴やレクリエーションなど）⇒ 昼食前に健口体操などの集団プログラム（5〜10分程度）
- 昼食中 ⇒ 摂食状況の観察と援助（姿勢・むせ・食べこぼし・残食量など）
- 食事後の歯みがき ⇒ 援助や見守り
- 午後のプログラム（レクリエーションやリハビリテーション訓練など）⇒ 個別の口腔機能訓練・歯科相談指導など．

重要なのは評価と動議づけ〜参加型評価での気づき支援

　加齢による機能低下は気づかずに進行する．口腔機能向上の給付対象となった者も，

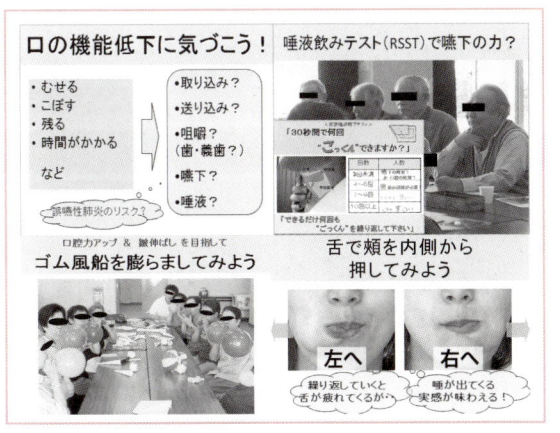

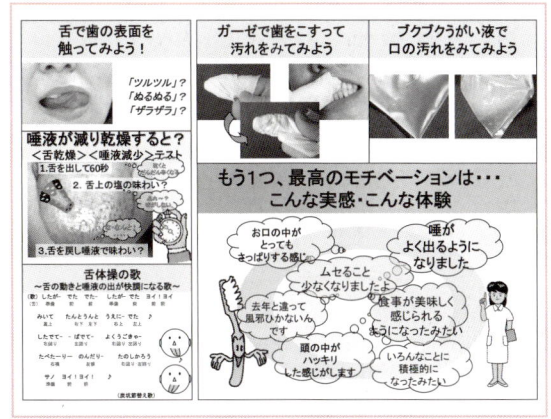

図5, 6　口腔機能の維持・向上に目覚める参加型評価などの学習支援例

　本人の自覚は乏しい場合も多い．利用と継続の鍵は本人や家族の必要性と効果の実感に尽きる．食事提供もある通所サービスの場は，利用者の機能低下を自然な形で発見できる場である．担当専門職に課せられる定期的なアセスメントやモニタリングは，一方的な機能評価の作業とせず，気づきを与える参加型の学習支援の工夫ができる（図5, 6）．

(1) 参加型評価の共有
　アセスメント項目（言葉は親しみやすくして）では，反復唾液嚥下テスト（RSST）やオーラルディアドコキネシスを「ごっくん力」，歯や義歯の汚れ（歯・舌・粘膜などチェック）で「きれい力」，唾液分泌量や口腔乾燥味覚実験で「うるおい力」，咬筋触診や食品咀嚼片のふるい分けで「かみかみ力」などと，本人や家族に実感できるよう工夫して評価を共有できる．測定値も必要に応じグラフ化などで示す．

(2) 五感に訴える実感
　プログラム実施効果を含めた評価共有は，言葉だけでの理解では不十分となる．視力低下者も多いので視覚に訴えるだけなく，舌で触ってみる，匂いを嗅いでみる，味わってみるなど，五感に訴え，実感をもてるよう工夫をする．

(3) 繰り返しの共有
　舌運動で唾液が出た，嚥下テストの回数が増えたなど個別の訓練効果を1つ1つ実感してもらい，よい結果は仲間とも共有し体験や感想を語り合う．特に自己効力感や安心感を与える内容は，高齢者には何度繰り返しても常に新鮮で，繰り返すことで学習強化に通じることも多い．

(4) 認知症や困難事例はケース検討
　すべてのサービスはあたたかい眼差しや態度と共感的な会話で，利用者の気分・態度を察しての支援が基本となる．認知症や頑固な利用者などの支援困難事例は，ケース検討会で話し合い，実施計画を見直すことになる．スタッフとの相性があったり，歌で行動が変わったりなど多職種の視点も交え，一人一人に効果的なアプローチを探るとよい．

> **One Point Advice**
> 　事業所に馴染みの薄い歯科職参入なので，口腔機能への理解と連携等を広げるには，通所職員の実施している業務も口腔の視点からさりげなく手伝うとよい．利用者の満足と効果を他の職員自身も実感する一歩一歩が大事である．

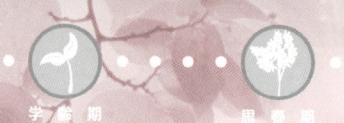

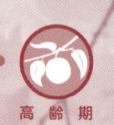

1 高齢期における口腔機能への支援
2）軽度の要介護者への支援の考え方
(2) 地域における支援

Summary

　地域の高齢者は，元気で活動的な者から要介護の者までさまざまである．いずれも加齢とともに口腔機能の廃用的な減退が進行しやすいが，高齢期における口腔機能面への実効的な地域活動（ポピュレーションアプローチ）は少ない．ここでは，当事者たる住民の主体的な口腔機能の維持改善活動を推進した事例から，その持続性・発展性ある支援の要点を紹介する．今後，ソーシャルキャピタルの側面からも求められる地域保健活動である．

気づきと支援の場　地域での高齢者口腔機能向上啓発活動，介護予防ボランティア人材育成講座，地域づくり型口腔保健活動推進支援などの事業

気づきのポイント　加齢に伴う生活機能低下に口腔機能もあり，その改善の意義と効果を学んだ地域住民が健口体操の普及に立ち上がり，住民目線でその意義と方法を伝える活動は，専門職にはない浸透性，波及性そして継続発展性を生む．

支援のポイント　住民主体の活動には，単に意義や知識技術の付与だけでなく，実習や活動を通じた楽しさ，仲間との役割づくり，自分や地域の健康に貢献する実感，そして活動しやすい環境の確保など，幅広い支援体制構築が必要となる．

Keyword「地域」「口腔機能向上啓発活動」「健口体操」「住民主体」「ボランティア育成」

　口腔機能向上プログラムの1つ「健口体操」[25]（お口の体操）は，高齢者らが誰でもどこでも簡単で安全に実施でき，その効果もすぐに実感しうる．しかも，住民ボランティアが，地域で口腔機能の維持向上の意義と方法を楽しくわかりやすく伝える手段として大いに活用できる．口腔機能は高齢期の生活に密着しているため，住民目線でその意義を伝える活動が地域社会の中に浸透することは，専門職にはない波及性と継続発展性がある．

　今日，ボランティア人材が生み出す地域の支え合いなど，いわば「ソーシャルキャピタル（社会関係資本）」の側面が，保健活動に強く高く求められている[26]．そこで，住民

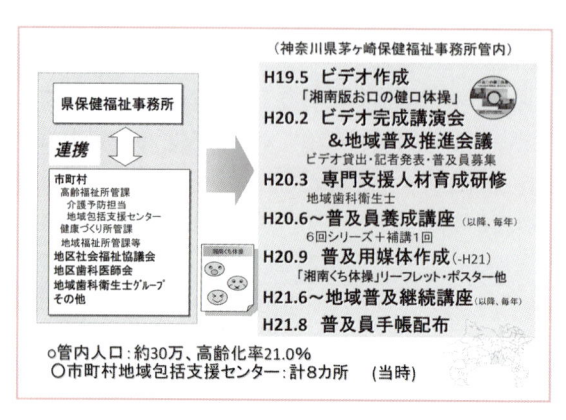

図1　口腔機能向上普及人材育成活動の経緯（神奈川県下での事例から）

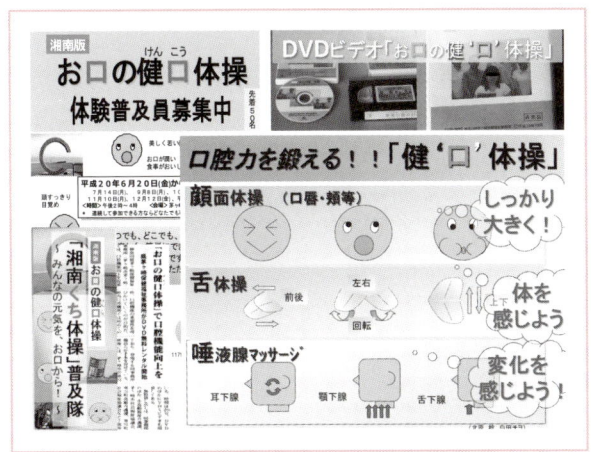

図2 健口体操とその映像媒体および普及員募集記事

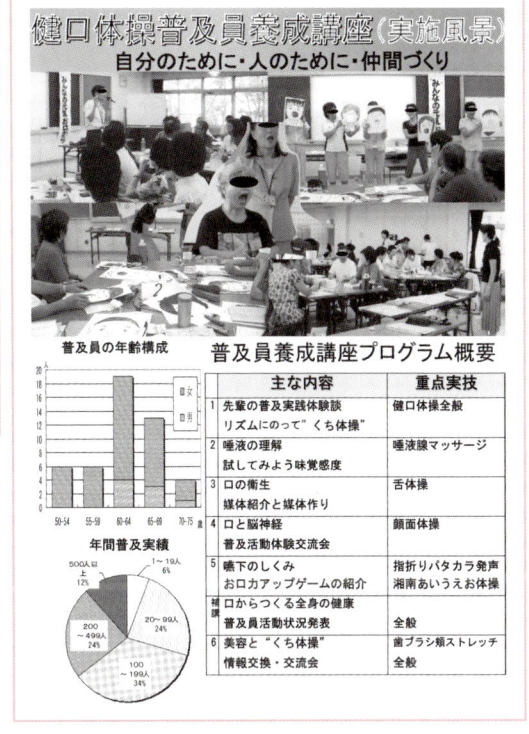

図3 普及員の養成講座，年齢構成，そして活動実績の状況

主体型で持続可能な口腔機能の予防啓発活動体制を地域で構築した事例をベースに，地域における口腔機能への支援の工夫と成果を紹介する．

住民主体型の口腔機能の啓発普及活動

(1) お口の体操の映像媒体作成と地域普及推進会議から始まった啓発普及活動

　実践モデルとなった口腔機能支援のボランティア人材育成活動の経緯を図1に整理した．地域の介護予防高齢者施策として口腔機能向上の啓発教材となる地域版『健口体操』ビデオ作成の構想からスタートした．完成したビデオは本数が限られ，市町村や地域包括支援センターなどの関係機関中心に貸出し活用するためビデオ完成記念講演会と地域普及推進会議を開催した．このビデオ視聴後の会議でボランティア人材育成の要望を受け，普及員養成講座を開設することとなった．

(2) 映像媒体の貸出と養成講座の開催

　養成講座は，関係機関でのビデオ貸出の開始と同時に，広報やタウン誌などで広く人材募集を行った．修了者にビデオ進呈の特典もあり，貸出しに訪れた個人や機関への啓発もあって応募は増えた．養成講座は年6回コース，応募者は60歳代が半数を占め，残りは50歳代と70歳代で女性が多く，もともとなんらかの地域活動に関与している者が多く集まった．講座の企画運営は，保健福祉事務所の歯科職と保健師・栄養士・事務職員（介護保険担当など）で多職種チームを組織し，「暮らしの中での口の機能から生活機能を向上」を共通理念にして実施した（図2, 3）．

　講座内容は健口体操（顔面体操・舌体操・唾液腺マッサージからなる）の実技の繰り

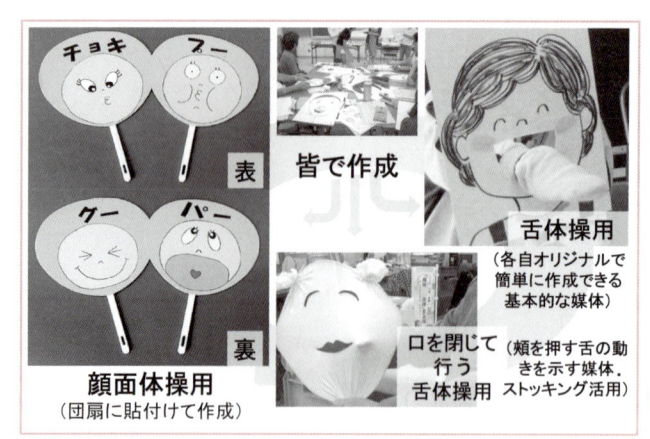

図4 普及員が作成した手づくり媒体のいろいろ

返し演習がベースにある．ここに，歯や口の機能に関連する基礎知識の学習と普及員間の仲間づくりを促す交流型の実習を盛り込んだ．企画側が苦心したのが，個々の普及員をいかにエンパワーメントするか？である．個人およびグループのモチベーションを高め，種々の地域資源も生かす力を引き出すため，次の5点を重視し運営した．

① 班編成の方法・内容……つながりある仲間同士のグループ化，交流/学び合い．
② 自己チェックの毎回実施……自らの口腔機能の確認と実施効果のモニター．
③ グループワーク内容の工夫……情報交換・媒体作成・対抗ゲームなど．
④ 職員や専門職と知り合う体制……市町村などの各種担当者，地域の歯科衛生士，歯科医師会役員が各グループ員としてゲスト参加．
⑤ 普及員用の自己媒体の作成支援……体操普及時に用いる簡単な各自の手づくり媒体（図4）．

(3) 普及員の活動実績と自らの口腔機能の改善

初年度，普及員となる養成講座の修了者は応募時参加者の約8割であった．翌年度以降は，普及員の活動が維持発展できるよう連絡網を作り，募集や講座企画にも普及員と協力して開催するなどの運営も心がけた．また普及員の要望や多職種スタッフの着想に沿って，媒体や活動グッズなどの充実を年々図っていった（図5）．特に，普及員手帳には体操の要点，関連機関の連絡先，活動記録欄などを盛り込み，後の活動実績報告にも役立っている．

こうして，普及員は地域や出身母体などにより数グループに分かれ，あるいは個人で，なかには介護施設の介護職として雇用されるなど，さまざまな活動形態となっている．活動の場も種々の高齢者の集まり，保健福祉関連のイベントでの実演，一般の体操活動での定期的実施などさまざまであった．これらの活動のうち記録を明確に残せた普及員23名による普及実績は，年間合計で延べ4,000名以上に及び，管内高齢者人口の6%以上に匹敵する啓発事業として高実績を残した[27]．

また，率先して健口体操を実践する普及員の口腔機能の追跡調査結果（1年後）でも，「口渇が減った，薄味がわかる，むせが減る」など9割以上に主観的な改善があり，さらに客観的にも簡易唾液分泌量測定[28]で約8割に改善が認められた（図6）[27]．

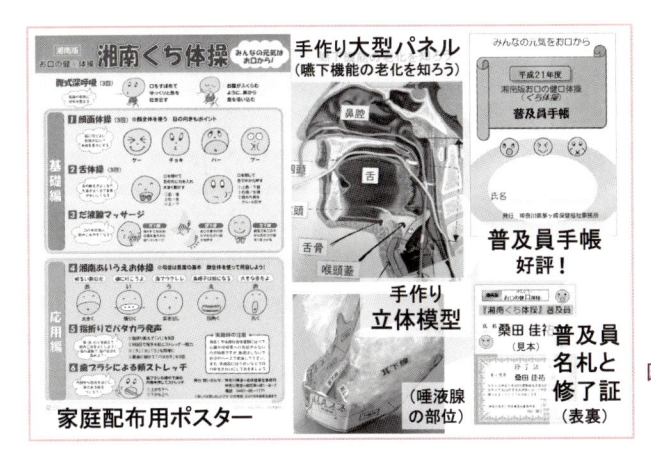

図5 普及員の養成と活動支援のために作成したリーフレットや手づくり媒体など

図6 普及員の1年後の唾液分泌量の変化（簡易唾液分泌測）

持続可能な啓発普及活動体制の構築には

　今回の事例からも，住民主体の普及人材育成事業は地域の高齢者の口腔機能向上の持続的・発展的な啓発普及に寄与できる可能性が示唆された．その実現のためには，普及現場で使える教材の提供や媒体づくりの支援，継続研修への参加・参画と合わせて，普及員の組織化などへ支援が必要となる．

　さらに，普及員からは，自治体や歯科医師会などの窓口体制，つまり専門的な相談や助言のほか，活動場所の斡旋，会員相互の連絡の支援，ほかの関連行政との仲介などの幅広い相談に乗れる支援体制が強く望まれている．特に自治体や歯科医師会などの歯科衛生士や保健師らの専門職員が窓口担当職員を担当し，普及員との信頼関係を構築することが，活動の継続性を支える環境面でのきわめて重要な要素と思われた[29]．

　超高齢社会が本格化する今日，このような高齢期の暮らしに密着した口腔機能の住民主体の予防啓発活動の果たす地域づくり・まちづくりの側面にも着目し，身近な地域ごとの体制構築が望まれる[26]．

One Point Advice

　普及員は実習を通じ口腔機能向上の意義を実感し，活動を通じて地域からの感謝の声を得ながら，地域貢献への「意欲」と「誇り」をもつ．この気持ちに応える専門職や行政の後押しと信頼関係が活動発展の鍵となる．

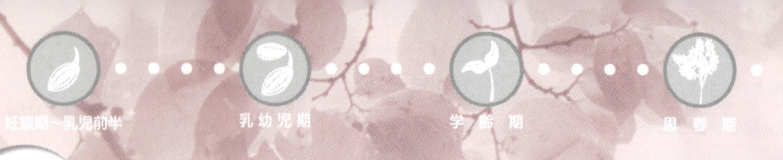

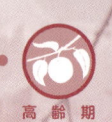

妊娠期〜乳児前半　乳幼児期　学齢期　思春期　成人期　**高齢期**

1 高齢期における口腔機能への支援

3) 重度の要介護者への支援

(1) 在宅歯科医療における支援

Summary

在宅歯科医療において口腔機能への支援を行おうとしたときに、正しく本人の機能を評価し、機能改善へのアプローチを行わなければならないことはいうまでもない。一方、本人が安全に十分な量の食事を摂り続けるためには、療養環境などに大きく左右されることから、環境への働きかけが重要である。これには、多職種による連携は必須である。

気づきと支援の場　患者宅，サービス担当者会議

気づきのポイント　われわれが医療を行う場が、患者宅であることを忘れてはならない。長くその家に住み、生活をしてきた患者が、生活することにとって最も重要な一部である「食べること」に支援を求めてきている。患者や患者家族を支援するとき、生活の視点を忘れてはならない。

支援のポイント　患者のリスクを回避することを至上とし、押しつけの医療になってはいけない。在宅において提案される医療は、患者や家族の思いを尊重し、決して普遍性のみを求めない個別の医療となる。

Keyword　「在宅歯科医療」「多職種連携」「NBM (narrative-based medicine：物語に基づく医療)」

本来、食べることは人にとって最も楽しいことであるにもかかわらず、残念ながら、その一口が命がけであったり、食べることで精いっぱいだったりといった場面がある。また、胃ろう患者数は約26万人と推計され、そのうち約3万人が在宅で暮らしているとされる。これらの重度に摂食嚥下機能が障害された患者に対する摂食嚥下機能支援について解説する。

何を評価し，何をするのか？

*藤島の摂食嚥下能力グレード
Ⅰ　重度　経口不可
・Gr.1：嚥下困難または不能、嚥下訓練適応なし。
・Gr.2：基礎的嚥下訓練のみの適応あり。
・Gr.3：条件が整えば誤嚥は減り、摂食訓練可能。
Ⅱ　中等度　経口と代替栄養
・Gr.4：楽しみとしての摂食は可能。
・Gr.5：一部（1〜2食）経口摂取が可能。
・Gr.6：3食経口摂取が可能だが、代替栄養が必要。
Ⅲ　軽度　経口のみ
・Gr.7：嚥下食で3食

患者の摂食嚥下能力を評価する際には、2つの視点が必要となる。1つは、"できるADL"というべきもので、「われわれの評価に基づいてこの程度はできるであろう」という推奨レベルである。一方、"しているADL"ともいうべきものは、実際の摂食状況を表すものであり、これは、本人の意欲や環境によって大きく影響を受けるものである。

摂食嚥下の能力を知る指標に藤島の摂食嚥下能力グレード[*,30,31]はよく使われるものであるが、これを摂食状況でみたものに、FILS (food intake level scale)[**,32]がある。筆者らのクリニックで在宅訪問診療を行っている患者64名について初診時の状態を評価したグラフを**図1**に示す。2つの指標が大きく乖離しているのがわかり、多くの者において、推奨レベルに比べて実際の摂食状況を示すレベルが下回っているのがわかる。環境がさまざまである在宅においては、頻繁に認められる現象といってよい。在宅訪問における摂食嚥下リハビリテーション（以下、摂食嚥下リハ）においては、この乖離を

180

とも経口摂取可能
・Gr. 8：特別嚥下しにくい食品を除き3食経口摂取可能
・Gr. 9：常食の経口摂取可能，臨床的観察と指導を要する．

Ⅳ 正常
・Gr. 10：正常の摂食・嚥下能力

**FILS
経口摂取なし
・level 1：嚥下訓練を行っていない．
・level 2：食物を用いない嚥下訓練を行っている．
・level 3：ごく少量の食物を用いた嚥下訓練を行っている．

経口と代替栄養
・level 4：1食分未満の嚥下食を経口摂取しているが，代替栄養が主体（楽しみレベル）
・level 5：1～2食の嚥下食を経口摂取しているが，代替栄養が主体
・level 6：3食の嚥下食経口摂取が主体で，不足分の代替栄養を行っている．

経口摂取のみ
・level 7：3食の摂食・嚥下能力
・level 8：特別食べにくいものを除いて3食経口摂取している．
・level 9：食物の制限はなく，3食を経口摂取している．

正常
・level 10：正常の摂食・嚥下能力

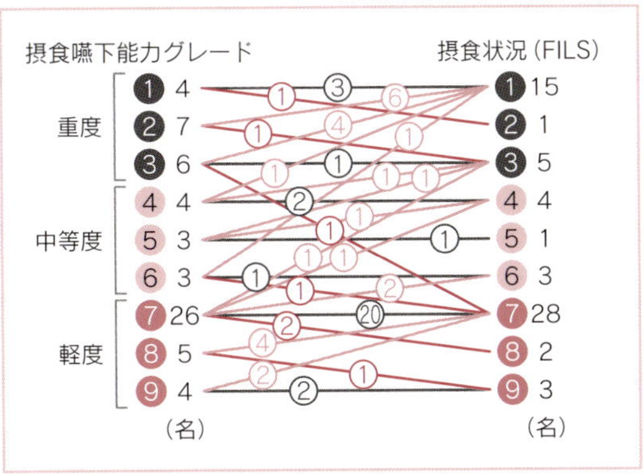

図1 摂食嚥下能力の評価例 (摂食嚥下能力グレードとFILSによる)
2013年4月から2014年3月までに当院を受診し，在宅訪問診療にて対応した成人64名（男性44名，女性20名，平均年齢73.6歳）を対象とした．

いかに少なくするかが求められ，その実現のためには，環境への働きかけが重要となる．

在宅医療においてわれわれが行う評価は，本人の摂食嚥下機能にとどまらず，患者や患者家族の介護力，そして，患者を支えるフォーマル・インフォーマルなサービスの質と量にまで及ぶ．すなわち，患者の咀嚼機能や嚥下機能が大きく障害されていても，患者の機能に適した食形態を提供できる体制であれば，さらには，食事の介助場面においても適正な食事姿勢をとることができ，十分な見守りのもと介助できる環境であれば，患者は安全に食べることができる．一方，患者の咀嚼機能や嚥下機能がたとえ十分に備わっていたとしても，患者を支える体制がとれない環境においては，いつ何時，窒息事故や誤嚥事故が発生してもおかしくはない．在宅における摂食嚥下リハにおいては，この環境整備に最も労力を要する[33]．

在宅摂食嚥下リハにおいては，主治医や訪問看護師，そして，言語聴覚士など訪問リハスタッフとの連携はもとより，介護関連職種との連携は欠かせない．そこで，介護支援専門員が招集する「サービス担当者会議」がこのリハビリテーションにおける情報共有のための重要な連携機会となり，患者を支える環境に対する強い働きかけの機会になる．

在宅支援における心得（表1）

1）治療の場と多職種連携

私たちが，在宅診療において，摂食嚥下リハを実施する際に，歯科医療を提供する場所は，病院やクリニック内でなく患者の「家」であることを忘れてはいけない．長くその家に住み生活をしてきた患者が，生活することにとって最も重要な一部である「食べること」に支援を求めてきている．この場においては，患者のリスクを回避することを至上とし，「あれをやってはいけない」，「こうするべき」といった医療は成り立たない．患者や患者家族の「こうありたい」という思いを受け止め，それを医療的に支援する立ち位置を忘れてはいけない．

一方で，本人の想いを尊重しつつも，家族の介護負担を増すような場面も避けなければならない．たとえ誤嚥をしていても食べられる環境を作り，たとえ経口摂取が原因で発熱したという事態に陥っても，支えることができるチームの形成が必要となってくる．

表 1　在宅患者における食べることへの支援

- 食べることは生きる力を与える．
- 食べることは介護に力を与える．
- 協働すべき多職種が別々の事業所であり，連携に苦労を要する．
- 多職種が連携できる場の設定が必要．
- 家族の介護力に目標や予後が左右される．
- 普遍性よりも個別性を志向する．

2) EBM と EBN[34]

摂食嚥下機能の診断は，エビデンスに基づき冷静に判断される．キュア志向の診療室におけるそれと何ら変わりはない．診療室においてはこの診断結果に基づき，EBM (evidence-based medicine) に基づく普遍的な医療が行われる．一方，ケア志向の在宅医療においては，診断までは同様にエビデンスに基づくものだが，医療の実践となると，NBM (narrative-based medicine：物語に基づく医療) に基づいて行われる場合が多い．

診断と，提供される医療との間には，個々の患者や患者家族の想いや環境の違いが存在する．提案される医療は，決して普遍性のみを求めない個別の医療となる．

胃ろう患者と家族の実態

患者は，嚥下機能の低下により経口摂取にリスクを伴う場合や，認知症や高次脳機能障害により安定した経口摂取ができない場合などにおいて，胃ろうによる栄養管理を余儀なくされる．一方，胃ろう患者を抱える家族は，食べることができない家族を気遣って，匂いを出さないように，音を出さないように調理し，患者に隠れて食事をしているといった実態がある．しかし，胃ろう設置後，嚥下機能の回復や認知機能の安定などにより，すべての栄養摂取を経口で行うことができなくても，一部経口摂取が可能な患者も多く，たとえ少量でも経口摂取が可能となると，患者と患者家族の QOL は著しく向上する．

胃ろう患者が安全に経口摂取を楽しむためには，本人の摂食嚥下機能の確実な評価が必要となる．さらに，機能評価に基づき，患者に適した食形態，食介助法，姿勢などの調整を行い，経口摂取に導く．一方，患者の食べることの可否や，どの程度まで安全に食べることができるかということについては，患者本人の摂食機能にのみ左右されるものではない．適した食形態に調理が可能な介護力，適切な食事介助を行える環境，姿勢調整が可能な車椅子やベッドなど，患者を支える環境因子こそがこれを決定する際に大きな影響を与える．すなわち，患者の摂食機能は，それを決定する 1 つの指標にすぎないともいえる (次頁の *Column* 参照)．

在宅における食べることへの支援の実例

事例 1

脳出血で倒れた 60 代前半の男性．3 カ月間の意識不明の状況から脱し，目が覚めた

ときに，動かない体，食べることができない口に気づいた．自分の状況を自覚したとき，なぜ，そのまま死なせてくれなかったのだといって家族を困らせていた．全身状況が改善し，自宅に帰ったが，生きる目標をもてないでいた．

最近，筆者らとともに食べることの練習が始まり，コーヒーゼリーを口にすることができた．食べることで，生きる力を取り戻した男性は，3歳の孫のかけ声のもとで，大好きだった晩酌を目標に，日々練習を続けている．

事例2

交通事故で食べる力をなくした20代の女性．両親は，少しでも力を取り戻せないかと，すべての生活を彼女への介護に費やしている．自分たちができることは何でもやりたいと訴えた．大好きだったお店のプリンを食べることができるようになったとき，母は，毎日の買い物が楽しくなったといって喜んだ．

*

たとえ，以前のように食べられなかったとしても，本人にも，家族にも力を与えてくれる．これが，「食べる」ことと感じている．

One Point Advice

「一口でもいいから食べてもらいたい」── その想いは，重く，複雑なものである．残念ながら，すべてのケースにおいて患者や患者家族の想いが叶うとは限らない．

「できることは何でもやります」そんな想いに，たとえ，障害が重度で医学的に根拠を示すことができなくても，家族の負担にならない程度のいくつかの"訓練"を提示することもよい．たとえ食べることができないまま逝ってしまったケースにおいても，家族はできるだけのことはやったと思うことができる．

Column

胃ろう患者に対する摂食嚥下リハビリテーション

平成25〈2013〉年4月から12月までの間に当院から訪問診療を行った在宅療養中の患者45名のうち，胃ろうにて主な栄養摂取を行っていた患者22名（男性16名，女性5名，平均年齢75.6歳）を対象とし摂食嚥下リハを行った．

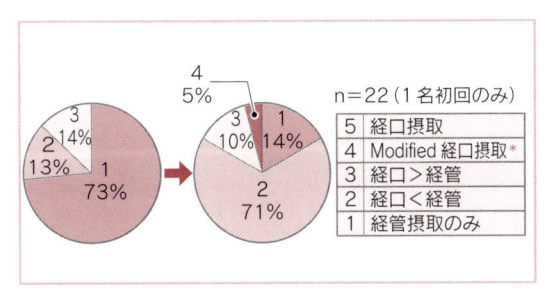

① 摂食状況の推移

初回訪問時には16名が経口摂取を全く行っていなかった．介入によって，13名が経口摂取が可能になった．しかし，経口からの栄養摂取が経管栄養を上回れた者は少なかった．

*経口摂取で食形態の調整や代償法が必要．

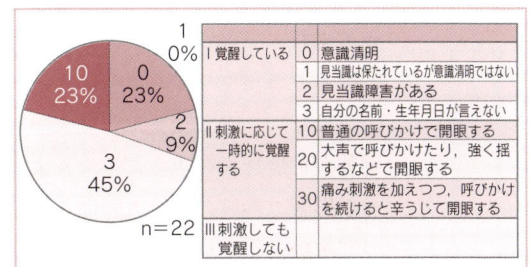

凡例：
5 経口摂取
4 Modified 経口摂取*
3 経口＞経管
2 経口＜経管
1 経管摂取のみ

n=22（1名初回のみ）

初回：1: 73%, 2: 13%, 3: 14%
介入後：1: 14%, 2: 71%, 3: 10%, 4: 5%

② 対象者の意識レベル（Japan Coma Scale）

意識清明であった者は5名にすぎず，環境改善的アプローチの重要性が強調される．

I 覚醒している	0	意識清明
	1	見当識は保たれているが意識清明ではない
	2	見当識障害がある
	3	自分の名前・生年月日が言えない
II 刺激に応じて一時的に覚醒する	10	普通の呼びかけで開眼する
	20	大声で呼びかけたり，強く揺するなどで開眼する
	30	痛み刺激を加えつつ，呼びかけを続けると辛うじて開眼する
III 刺激しても覚醒しない		

0: 23%, 1: 0%, 2: 9%, 3: 45%, 10: 23%

n=22

1 高齢期における口腔機能への支援

3）重度の要介護者への支援

（2）施設における支援

Summary

　特別養護老人ホームや老人保健施設，介護病棟などに入所している重度要介護者の多くにおいて，口腔衛生状態の悪化をはじめ，口腔機能の低下がみられ，QOL（生活の質）の維持が何より求められる．その大きな理由は，自分自身では口腔の管理が十分できないうえに加齢などによる廃用性変化が進んでいること，さらに歯科医療機関へのアクセスが困難であることからである．このため，施設職員と歯科専門職のチームワークが非常に重要になる．

気づきと支援の場　介護老人福祉施設，介護老人保健施設における日々の介護や療養の場

気づきのポイント　口腔衛生状態や口腔機能の客観的な状態把握を通して，日々のケア担当者との情報交換が必要であり，定期的な（再）評価が口腔機能の維持，向上の目安となる．特に，食事の前後，食事中における口腔の機能の観察と評価は大切である．

支援のポイント　観察眼を養うことが重要である．口腔をよく観察する．また，食事の場面で安全に食事が食べられているかを観察する．定期的に関連スタッフと研修の場を設けることが施設内における連携を深めることにつながる．

Keyword　「重度要介護者」「口腔管理」「口腔機能」「口腔機能訓練」「栄養」

施設，病院における入所者の口腔管理の実態

　施設に入所している重度要介護者の多くが自分で口腔内を十分に清掃できない．そのため，介護職や看護職の口腔ケアに対する取り組みいかんによっては，劣悪な口腔衛生状態を呈していることがある．特に，残根状態になった歯の周囲や臼歯部の歯間部に多量の食渣や歯垢をみることがある．このため歯の辺縁歯肉は出血しやすく，著しい口臭を伴う．長期にわたってこのような状態下にある重度要介護者の多くが，発熱したり，肺炎のリスクが高くなったりしている．

　一方，脳血管障害の後遺症などで口腔内や口腔周囲筋に運動障害や口腔内の感覚の低下がみられることがある．さらに，高齢者においては廃用症候群とよばれる不活動状態によって生じる2次障害が生じることが多い．口腔領域における廃用症候群には，口腔内や顔面の感覚の低下，顔面表情筋の萎縮，舌などの咀嚼・嚥下関連筋の萎縮，唾液腺の萎縮（分泌低下），顎関節の拘縮などがみられる[35]．加えて歯科保存治療や補綴治療がなされていない場合，咀嚼効率の著しい低下が起こっている．

　そのため，歯科衛生士が施設の介護職，看護職と連携をとりながら，口腔環境と口腔機能の維持・向上のためのチームワークを形成することが，超高齢社会の中で求められる姿である．

施設における口腔機能への支援

1) 口腔の機能運動の訓練

　口腔機能に関わる運動には，運動の範囲，協調性および速度，運動の力などの要素がある．運動機能に対する口腔リハビリテーション（機能的口腔ケア）を行う際には，運動機能の評価が必要で，低下している部分について機能回復訓練を行う．運動機能訓練は上記に示した運動の要素を考慮し，筋力の可動域訓練，増強訓練，持久力訓練，巧緻性訓練として行う．運動訓練に活用する運動方法は，他動運動と自動運動に分けられる．

(1) 他動運動

　他動運動は，訓練を行う人の手や器具と本人の力によって運動を行う方法である．この運動は，筋の随意運動が全くない場合にも使える．

(2) 自動運動

　自動運動は，筋の随意的なコントロールによる運動で，筋力のレベルによって介助自動運動，自由自動運動，抵抗自動運動に分けられる．

①介助自動運動

　介助自動運動は，筋力低下があり十分な運動が行えない場合，また，筋力があっても疼痛などで筋力が発揮できない場合などに運動の一部について訓練を行う人などが介助する方法である．可能な範囲まで自動運動を行い，その後，介助しながら行う．

　筋力の回復，運動可動域の改善，運動感覚の刺激，末梢血管循環の改善などが目的となる．介助量は筋力の回復によって加減し，疲労に配慮する．

②自由自動運動

　自由自動運動は，筋力がある程度ある場合，重力に抵抗して行う随意運動のことをいう．目的は，筋力の維持・強化，耐久力の向上，可動性の改善，協調運動，血液循環の改善などとなる．

③抵抗自動運動

　抵抗自動運動は，さらに積極的な抵抗（負荷）に対して行う自動運動である．筋力の維持・強化，耐久力の向上，血液循環の改善が目的としてあげられる．具体的な負荷は訓練者や本人の徒手によるもの，各種の器具によるものがある．

2) 口腔機能の改善と栄養改善

　口腔機能が低下し粥などの調整食を食べている高齢者は唾液の分泌も少なく，舌上のカンジダが多く存在する[36]という報告があるが，口腔機能の改善と食形態の改善が口腔細菌叢の正常化に寄与すると推察される．

　一方，要介護高齢者において，低栄養の発現率が高いことが知られている．低栄養は，要介護状態の重症化を招くともいわれ，肺炎をはじめとした感染症の要因にもなる．そこで，食環境整備や食事の介助技術の向上を中心とした低栄養改善の試みを行い，これにより得られた栄養状態の改善と口腔機能との関連を検討した．

　6カ月にわたる器質的・機能的口腔ケアに加え，食環境の改善などの介入の結果，対象者全体の血清アルブミン，HDLコレステロール，ヘモグロビンが食環境の改善だけ

の群に比べ有意に上昇を示した．また，血清アルブミンにおいて「義歯使用者」は，介入によって顕著に上昇を示した．義歯を装着せず，咬合支持が失われている者より義歯を使用している者が口腔機能の向上を図った場合のほうが，栄養状態の改善がより顕著に認められた．このことより口腔機能を高め，義歯の使用能力を高めることは，咬合支持の回復という口腔内の物理的な変化のみならず，食事の介護の効果をより引き出すためにも重要であることが示唆された[37]．

また2年間にわたる口腔ケアの介入によって特別養護老人ホーム入所者の肺炎発症率を有意に減少することが報告されているが，その中で義歯を使用し続けた者のほうが，肺炎の発症率が有意に低いという結果[38]も出ており，しっかりした補綴物と口腔機能の維持・向上，口腔衛生状態の維持改善が肺炎予防にとって重要であることを示唆している．

施設における支援のための心得

1) 口腔状態に関する情報収集と多職種連携の重要性

口腔の機能を向上させ，口腔衛生状態の改善を図るためには，まず口腔内の実態を評価（アセスメント）することが大切である．アセスメントにはさまざまな項目があるが，施設内の多職種で共通の様式を使用し，客観性のある情報を共有することが大切であり，これによって共通認識が図られ，スムーズなチームワークがスタートする（図1，2）．

医療・福祉の現場で口腔ケアの最前線にいるのは，看護師と介護者である．このような日常的口腔ケア（一般的口腔ケア）に対して，より専門的立場から，口腔内の細菌性バイオフィルムを徹底的に取り除き，口腔機能の向上という役割を担うのが歯科衛生士である．また歯科治療へとつなげるという役割も担う．今後はさらに施設や病院内で全入所者の口腔の管理という役割を歯科医師とともに果たすことが求められる．

2) 命のワンスプーンの重要性

介助者の日常の口腔清掃に加え，週に1度の専門的口腔清掃と，たとえ一口であっても「命のワンスプーン」ともよべるゼラチンゼリー摂取により，肺炎の罹患率を減少させたという報告[39]は，清掃だけでなく摂食機能を働かせることが肺炎予防のうえで重要であることを示唆している．

施設ではどうしても安全を第一に考えることから，食形態を普通食から介護食に比較的容易に変更することが多いが，食形態の維持・向上と口腔機能の維持・向上によってむしろ肺炎を予防したりQOLを向上させることをわれわれは忘れてはならない（図3）．

3) 口腔機能を最大限に発揮させるために基本的歯科治療が大切

安全な嚥下を促すには上下顎の咬合の安定が何よりも大切であるにもかかわらず，施設などにおいては，多数歯欠損に対して適切な補綴治療がなされていない者が多い．どんなに栄養価の高い食事を提供しても，摂食嚥下リハビリテーションを試みても，口腔

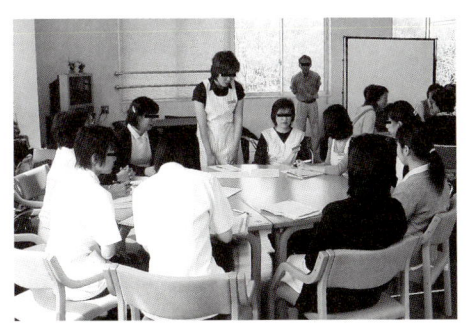

各ライフステージにおける口腔機能への気づきと支援 ● 高齢期

図1　多職種によるカンファレンス
　特別養護老人ホームに食に対する口腔機能を高めるために，多職種が集まり，課題を抱えた利用者さんのケースに対しカンファレンスを行う．

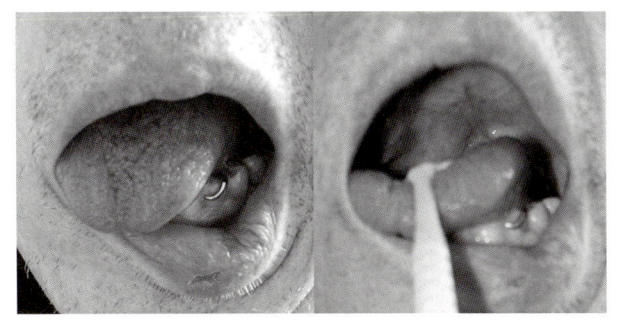

図2　利用者の口腔機能・口腔衛生のアセスメント
　口腔内に麻痺があり，食べこぼし，飲み込みの障害がある利用者を多職種で拝見し，対応を練る．このときの中心的役割は歯科衛生士が担う．

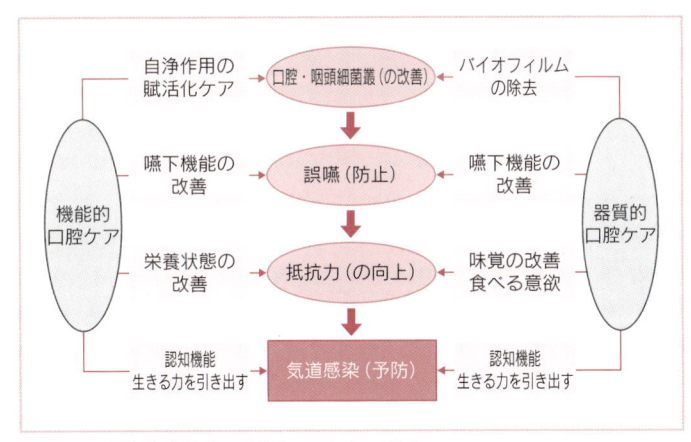

図3　誤嚥性肺炎発症の予測モデルと口腔ケア

　機能が正しく機能できない環境下では，安全で栄養改善につながる条件は達成できない．
　口腔機能を最大限発揮させるような器質（形態）面での対応が整って初めて，口腔機能への支援が形づくられる．このことについて，施設管理者をはじめ施設内の関係者間においてコンセンサスを得ることが何より大切である．

One Point Advice
　高齢期，特に重度要介護者においては，口腔衛生状態の悪化だけでなく，口腔機能の低下が進み，安全に食事が摂れない人が多く見受けられる．基本的歯科治療としての介入だけでなく，口腔機能の向上に主眼をおいたリハビリテーションが重要になる．

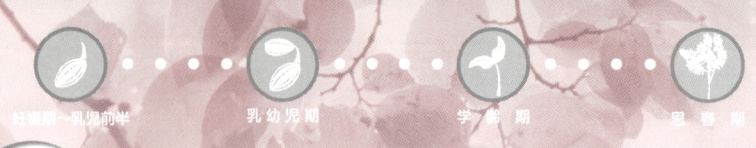

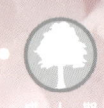

1 高齢期における口腔機能への支援

3）重度の要介護者への支援

(3) エンドオブライフ期における支援
——最期まで生活に寄り添い，生きる力を支援するために

Summary

がん，非がん疾患を問わず，エンドオブライフ (end of life) 期における口腔機能への支援は，さまざまな口腔領域の苦痛や有害事象，口腔機能低下への緩和医療・緩和ケアとしての対応でもある．最期まで患者と家族に寄り添う歯科医療と口腔のケアを，意思決定のプロセスを尊重しながら，臨床倫理的な配慮のもとに提供し，口腔機能の維持と食への支援を通じて，患者，家族の「人生物語」と「よりよく生きる」ことを支える支援である．

気づきと支援の場　歯科診療室，地域医療機関（病院，在宅支援診療所，在宅療養支援診療所），療養の場（在宅，介護福祉施設）

気づきのポイント　エンドオブライフ期における口腔機能への支援は，その人らしく，尊厳ある「口から食べること」を支える支援であり，生活に寄り添い，最期までよりよく生きることへの支援であり，家族に対する支援でもある．

支援のポイント　在宅などでの療養のステージや終末期の軌道を理解し，治療や療養の場の変化にも対応したステージアプローチとして，適切な口腔機能の評価と支援方法を考えることである．

Keyword　「在宅歯科医療」「口腔機能支援」「口から食べること」「終末期の軌道」「ステージアプローチ」「臨床倫理的配慮」「終末期リハビリテーション」

看取りを前提とした在宅医療の展開とエンドオブライフ期[*]における口腔機能への支援

[*]**エンドオブライフ期**
一般に，終末期とは，医師によって不治の病であると診断がされ，数週間ないし数カ月（およそ6カ月以内）のうちに死亡するだろうと予期される状態になった時期をいい，医療では，終末期医療またはターミナルケアという言葉が使われる．「人生の最終段階のケア」が必要となるステージであることから，がん，非がんに限らず，「緩和期」や「end of life 期」という言葉が使われる．

日本の超高齢化は今後，大都市圏を中心に進むことになり，75歳以上の高齢者が急増し，死亡者数も増加する．約60％以上の国民は，可能な限り，住み慣れた自宅での療養を望んでおり[40]，地域包括ケアとして，患者の療養生活や家族を支え，さらに自宅で最期を迎え，看取りを可能にする在宅医療や介護体制の整備が展開されている．

がんだけではなく，非がん疾患に対しても，患者と家族に対する緩和のための医療とケアが，チームで取り組まれることが求められている．

口腔機能支援は，緩和医療・緩和ケアとしても位置づけられ，最期までその人らしく，尊厳ある「口から食べること」の支援である．今後，在宅歯科医療の現場では在宅主治医や訪問看護師，介護職などと歯科専門職が連携協働し，家族を支えながら，最期まで口腔領域のさまざまな苦痛の軽減や口腔機能支援への要望が多くなると推察される．

事例 1
・75歳女性，肺がん，肝，骨転移，がん性胸膜炎でエンドオブライフ期．
・がん性疼痛，食欲不振，体力低下を認め，徐々にADLが低下し，最近，口腔内に疼痛，開口障害が認められるようになり，水分以外は経口摂取が困難となる．全身衰弱，傾眠

188

傾向にあるが，声かけには反応がある．嚥下障害はなく呼吸状態は落ちついている．
・服薬など：MSコンチン®，ラキソベン®，ボルタレン®，ソリタT3®（DIV）．
・在宅主治医，家族から，残された時間を少しでも快適にするため，口腔内の疼痛，違和感の緩和ができないかという依頼があり，歯科として訪問を開始．
・口腔内状態：著しい口腔乾燥，口臭，義歯未装着で残存歯がすれ違い咬合であり，顎堤に対合歯による褥瘡性潰瘍．
・口腔内処置：残存歯の鋭縁部の削合，保湿剤，含嗽剤を使用した口腔のケアの方法について，ヘルパー，訪問看護師，家族に指導を行う．
・口腔のケア終了直後から発語がみられ，その後，自身から水が飲みたい，ジュースが飲みたいという意思表示があり，家族が驚き喜んでいた．その後，3日後に痛みもなく穏やかなお顔で永眠された．
・家族から「あのような状態で，まさか歯医者さんが来てくれるとは夢にも思っていなかった．最期まで，見捨てないで本当にありがとうございました．」とのコメントをいただいた．

事例2

・81歳女性，甲状腺がん，脊髄骨転移，下肢麻痺，左無気肺，誤嚥性肺炎，在宅酸素療法，在宅緩和ケア．
・服薬など：MSコンチン®，デュロテップMTパッチ®，プレドニゾロン®など．
・家族，訪問看護師から，「口の中に大きな口内炎が多数あり，痛くて食べること・水を飲むこともできないので，なんとかならないでしょうか？」との依頼により訪問．在宅主治医から皮下への輸液などによる水分補給が図られていた．
・口腔内所見：左側頬粘膜，下顎局部床義歯の辺縁部に小指頭大の褥瘡性潰瘍が認められ，下顎義歯辺縁を削合．舌にも潰瘍（カンジダ症）．
・口腔ケアにより，口腔内の湿潤と保清を行い，潰瘍には，抗真菌薬とHe-Neソフトレーザー治療を行い，口腔内の疼痛の軽減を目指す．
・訪問看護師と連携しながら口腔のケアを続けることで，潰瘍の縮小と疼痛が軽減し，経口から濃厚流動食の摂取が可能となる．好きなプリンなどを摂取していただき，家族に口腔ケアと経口摂取介助の継続をお願いする．その後，2週間後の早朝，静かに永眠される．

事例3

・87歳女性，要介護5．脳梗塞，慢性心不全，大腿骨頸部骨折．
・慢性心不全症状が強くなるが，本人および家族は積極的な延命処置を希望せず，在宅での看取りの意思決定となる．
・口腔乾燥への対応と口腔内の清潔保持，安楽で苦痛のない口腔のケアを目指す．
・家族や在宅医（在宅療養支援診療所）と訪問看護師との連携を強化し，最期まで少しでも口から食べることができるような支援を行う．また，家族へのグリーフケア**に向けての支援として，家族に最期まで介護を続け，経口摂取を維持し，自宅で看取ったという達成感をもっていただくような配慮もあわせて行う．その後，10日後に穏やかに永眠される．

**グリーフケア
　人は愛する家族などを失うことにより，大きな悲しみ「悲嘆（GRIEF）」を感じることになる．その悲嘆は，長期にわたる精神の状態変化を経て，遺族が乗り越えていくことになる．その悲嘆のプロセスを「グリーフワーク」といい，悲嘆の表現として現れるさまざまな感情や行動などを，正常なものとして，ともに受けとめ「グリーフワーク」のプロセスを支えて見守ることを「グリーフケア」という．

在宅療養のステージと終末期の軌道の理解

　在宅療養にはステージとして，病院などからの退院後，介護サービスや在宅医療の導

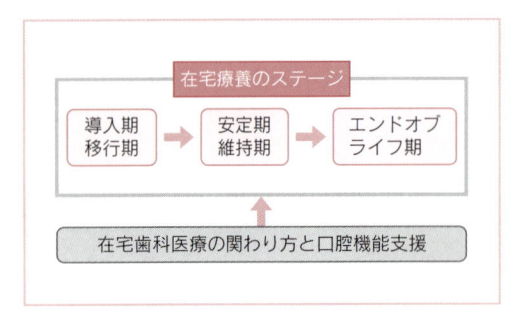

図1　在宅療養のステージと在宅歯科医療の関わり
　　在宅療養のステージに沿ったステージアプローチとして，在宅歯科医療，口腔機能支援を考えることが必要である．

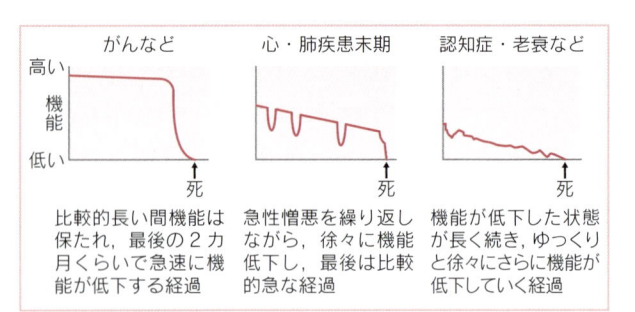

図2　終末期の軌道〔文献41)より〕
　　口腔機能支援においても，がん，非がんの終末期の軌道を理解しておくことが大切である．

　入など生活の場における療養が始まる導入・移行期，療養生活を支える介護サービスなどを利用しながら安定した療養生活を送る維持期，そしてエンドオブライフ期がある（図1）．関わる対象者がどのステージであるかを理解することが大切である．

　正確な予後予測は在宅医でも困難な面があるが，一般的に，終末期にたどる軌道はがん疾患と非がん疾患では異なるので，疾患による身体の機能低下の軌道特性を理解しておくことが大切である（図2）．

　在宅医や訪問看護師などとの連携を強化し，医療・ケアチームの中で，歯科としてのステージアプローチを考えながら，その場で結果を出せる支援が必要である．

エンドオブライフ期の患者の口腔領域の問題や苦痛，精神面への対応と臨床倫理的配慮

　エンドオブライフ期では，口腔内乾燥や口腔粘膜炎による不快感，疼痛や口臭増加などがあり，義歯装着が困難になることも多い．必要に応じて，低侵襲な歯科治療とともに，安楽で爽快感を得られるような口腔のケアを目指したい．

　エンドオブライフ期を迎えた患者，家族は，戸惑い，迷い，揺れ動く．患者，家族への精神的な支援も考慮し，患者と家族の心の葛藤までも丸ごと受け入れることが必要となる．症状緩和だけではなく，選択肢のある具体的な口腔機能支援方法について提示することが大切である．患者がエンドオブライフ期を迎え，意思疎通が困難となった場合，必要な医療やケアについての意思決定のプロセスが重要であり[42,43]，歯科治療や口腔のケアについても，臨床倫理的な配慮が必要である．そのうえで，歯科専門職が口腔機能の終末期リハビリテーション（全人的復権）の視点をもち，口腔のケアと食の支援を最期まで提供することが必要である．

　エンドオブライフ期の口腔機能支援は，最期まで，患者と家族に寄り添う歯科医療と口腔のケアを提供し，口腔機能の維持と食への支援を通じ，患者，家族の「人生物語」の最期を支え，そのときまで「よりよく生きる」ことを支える支援である．

One Point Advice

エンドオブライフ期における口腔機能支援が，人生最期のときにも重要であることに気づき，最期まで「よりよく生きるため」の患者，家族への継続した支援であることを理解することが大切である．

2 急性期から慢性期への連携

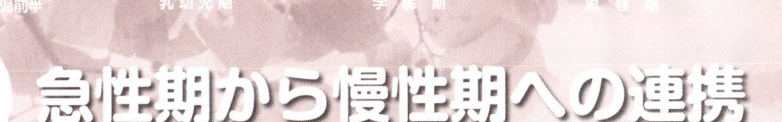

Summary

急性期では救命や手術などによる原疾患の治療が最優先されるため，口腔機能管理は後回しにされがちである．しかし，廃用などによって口腔機能が低下すると，QOL が損なわれるだけでなく，サルコペニアの進行などもあいまって，誤嚥性肺炎のリスクも高まる．一般に，急性期病院では多職種が勤務しており，検査機器など医療資源も豊富なので，慢性期へ連携することを意識して，口腔機能の向上に努める「チーム医療」の実践が期待される．

気づきと支援の場：看護師によるベッドサイドでの口腔アセスメント，栄養サポートチームや嚥下チームなど多職種によるカンファレンス

気づきのポイント：明らかな器質的および機能的な咀嚼・嚥下障害を認める場合だけでなく，「歯や義歯に問題はないか？」，むせなどの症状がなくても「不顕性誤嚥があるのでは？」というように，疑ってみる姿勢が気づきにつながる．

支援のポイント：急性期・慢性期にかかわらず，口腔機能の廃用を少しでも予防できるよう，口腔の清掃やリハビリに努める．急性期と慢性期の施設間における情報交換を密にし，それぞれにおける強みと弱みを補えるように連携する．

Keyword：「廃用予防」「リハビリテーション」「誤嚥」「サルコペニア」「COACH」

本稿では（少々乱暴ではあるが），がん診療連携拠点病院（以下，「がん拠点病院」と略）や災害拠点病院などに指定されている病院での医療を「急性期」，急性期の病院を退院後に，口腔に関連した何らかの後遺障害がある状況を「慢性期」として筆を進めたい（「慢性期」でも回復期病院や施設，在宅などさまざまな状況がある）．

「がん医療の均てん化」という目標設定があることからわかるように，がん拠点病院クラスでも，同じ医療を受けられるわけではない．ベッド数 20 以上の病院（19 以下は有床の診療所）は全国に 9,000 弱あり，そのうち歯科を併設するのは約 20％である．筆者らの調査では，全国で約 400 の国指定のがん拠点病院で歯科医師が勤務しているのは約 70％であり，病院全体での 20％と比較すればはるかに高いものの，歯科を併設していない病院も多いことがわかる．歯科の併設の有無によって，がん治療の支持療法としての口腔管理の質に差を生じることは想像に難くない．

急性期の患者における口腔機能の低下

急性期においては，脳梗塞や心筋梗塞，重度の外傷では救命のための治療が，また，がんなどでは手術や化学療法などによる原疾患の治療が最優先される．したがって，口腔機能管理は後回しにされがちである．

しかしながら，すべての患者で咀嚼や嚥下，発語や味覚などの口腔機能が低下するわ

表1 サルコペニア（筋減弱症）

原発性（＝狭義のサルコペニア）
・加齢以外に明らかな原因なし
二次性
・活動に関連…寝たきりなどによる廃用，無重力状態など ・疾患に関連…手術や疾患，炎症などによる侵襲，悪液質，神経・筋疾患など ・栄養に関連…エネルギー・タンパク質の摂取不足，飢餓など

けではなく，低下するかどうかをおおむね予測することが可能である．

1）口腔機能の低下の分類

（1）器質的障害

舌がんで舌を半側切除した，上顎がんの切除で口腔から鼻腔・上顎洞へ交通している，というような解剖学的構造に変化を生じる状況では，咀嚼・嚥下障害，また発音の障害も生じる．

（2）機能的障害

脳血管障害で，咀嚼・嚥下に関わる運動・知覚神経が障害された状況が典型的である．また，口腔・咽頭がんに対する放射線治療においては，唾液の分泌が障害され，味覚の低下，潤滑作用の低下による咀嚼・嚥下困難などを生じる．

（3）自浄作用の低下と廃用性変化

経口摂取が何らかの理由（意識障害，人工呼吸，消化管の治療など）で制限されると，① 食物と歯・粘膜との摩擦が消失すること，② 唾液の分泌が減少すること，の２つが重なり，口腔の自浄作用が著明に低下する．経口摂取の制限が短期間であれば通常は問題にならないが，長期に及ぶと廃用性変化も加わって口腔環境が悪化してくる．

特に，経口気管挿管の場合には，自浄作用の低下にチューブの存在による口腔清掃の技術的困難さが加わり，口腔，さらには咽頭の清浄度が悪化しやすく，人工呼吸器関連肺炎（VAP）[*]を発症するリスクが高まる．また，義歯の非装着が長期化し，残存歯の移動などによって使用困難となると，咀嚼・嚥下機能が低下する．

2）機能低下の予測に基づく慢性期への連携

上記の(1)と(2)での障害は目立ちやすく，患者自身も自覚できる場合が多いが，(3)での機能低下は症状が顕在化するまで見逃されるリスクがある．また，(2)の脳血管障害による嚥下障害は，一過性で短期間のうちに自然回復する例が多いにもかかわらず，四肢の麻痺などに目を奪われ漫然と経口摂取が制限された結果，(3)の廃用に陥り，これに栄養の低下を伴ってサルコペニア[**]（筋減弱症；表1）[44]が進行し，自然回復した（orしつつあった）嚥下障害が再び悪化する場合もある．サルコペニアは高齢期の転倒・骨折・寝たきりなどの一番の原因になっていると考えられており，嚥下障害の原因としても注目されている[45]．

いずれにしても，口腔機能が低下すると，QOLが損なわれるだけでなく，誤嚥性肺炎のリスクも高まるため，急性期から低下するか否かを予測し，途切れのないように慢性期へ連携することが大切である．

---

[*] **VAP**
VAPを含めた誤嚥性肺炎には，むせなどの症状のない「不顕性誤嚥（silent aspiration）」の関与が大きい．不顕性誤嚥の背景には「咳反射の低下」があるが，これは脳血管障害によるものだけではなく，気管チューブの留置による反射閾値の上昇も忘れてはならない．

[**] **サルコペニア**
進行性かつ全身性の筋肉量と筋力の減少によって特徴づけられる症候群で，身体機能障害，QOLの低下，死のリスクを伴うものである．診断基準は，「筋肉量の低下」を前提としたうえで，「筋力」（握力など）あるいは「身体能力」（歩行速度など）のいずれかの低下がある状態とされる．

急性期と慢性期の病院それぞれの長所・短所を意識

　一般に，急性期病院は規模が大きく，言語聴覚士や理学療法士などのセラピストをはじめ多職種が勤務している．また，手術や放射線などの治療機器や，CTやMRIなどの検査機器も最新鋭のものが装備されていることが多い．つまり，人的にも機器の面でも，医療資源が豊富であるので，慢性期へ連携することを意識すれば，急性期に可能な限り貯金をするイメージ（＝慢性期では難しいことを急性期ですませておく）で口腔機能の向上に努めるチーム医療の実践が期待される．

　しかしながら，冒頭に述べたように，歯科を併設しない施設も少なくない．また，病院における歯科の併設の有無と口腔機能管理の充実度は必ずしも一致しない．つまり，歯科があっても口腔外科治療がメインで，口腔機能管理まで手が及んでいない病院もあれば，歯科がなくても外部の歯科との連携で充実している場合もある．

　一方，口腔機能管理の面で慢性期が不利もしくは遅れているとは限らず，むしろ歯科を併設し口腔機能管理を含めたリハビリテーション（以下，リハ）が充実している病院もあるし，分散した医療資源の「地域包括」や「在宅医療」が充実しつつある地域もある．

　したがって，口腔機能管理に関して急性期と慢性期のどちらが充実しているか，現状ではさまざまな組み合わせが考えられる．急性期から慢性期という順序があるので，できる限りよい条件で急性期から慢性期へバトンを渡す，と考えれば，急性期での廃用を最小限にするための「気づき」が重要である．

　そのためには，口腔機能の低下を見逃さないように，患者に最も近い看護職が口腔のバイタルサインである「清浄度」と「湿潤度」を常にモニターし，問題があれば口腔の専門職へのコンサルテーションを検討する．その目的で，筆者らはCOACH（Clinical Oral Assessment Chart；臨床的口腔アセスメントチャート；表2）を使用している．このCOACHでは，「歯や義歯に問題はないか？」も含めてアセスメントし，潜在的な歯科ニーズの掘り起こしも意図している．嚥下障害の有無にかかわらず，経口摂取に何らかの制限がある患者や，高齢者で，これまで誤嚥性肺炎を繰り返す患者では，むせなど

表2　COACH（口腔アセスメントチャート；Clinical Oral Assessment CHart）

	開口	口臭	流涎	口腔乾燥度・唾液	歯・義歯	粘膜		
						舌	口唇	歯肉
○問題なし 現状のケア方法を継続	・ケア時に容易に開口する．	・なし	・なし	・（グローブを付けた）手指での粘膜の触診で抵抗なく滑る． ・唾液あり	・きれいで歯垢・食物残渣なし． ・動揺する歯がない．	・ピンクで潤いがある． ・汚染なし	・適度な糸状乳頭がある．	・平滑（亀裂なし）	・引き締まっている（スティップリング）
△要注意 改善がなければ専門職へのアセスメントの依頼を検討	・開口には応じないが，徒手的に二横指程度開口可．	・口腔に近づくと口臭を感じる．	・嚥下反応の低下を疑うが流涎なし．	・摩擦抵抗が少し増すが，粘膜にくっつきそうにはならない． ・唾液が少なく，ネバネバ．	・部分的に歯垢や食物残渣がある． ・動揺歯があるが，ケアの妨げにならない程度．	・乾燥気味で発赤など色調の変化あり．	・糸状乳頭の延長（舌苔），消失（平滑舌）	・亀裂あり，口角炎．	・腫脹，ブラッシング時に出血．
×問題あり 治療，専門的介入が必要	・くいしばりや顎関節の拘縮のため開口量が一横指以下．	・室内に口臭由来の臭いを感じる．	・あり（嚥下反射の低下による）	・明らかに抵抗が増して，粘膜にくっつきそうになる． ・唾液が少なく，カラカラ．	・歯垢や歯石が多量に付着． ・抜けそうな歯がある．	・自然出血・潰瘍・カンジダを認める． ・気道分泌物・剝離上皮・凝血塊などが目立って強固に付着．			

〔岸本裕充編著：口腔アセスメントカード．学研メディカル秀潤社，東京，2014．より〕

の症状がなくても「不顕性誤嚥があるのでは？」というように，特に重点的にアセスメントの対象とすべきであろう．明らかな器質的および機能的な咀嚼・嚥下障害を認めなくても，疑ってみる姿勢が気づきにつながる．

さらに，栄養サポートチームや嚥下チームなど，多職種が参加するカンファレンスでの情報共有の場を活用すべきである．もし「急性期での口腔機能管理が不十分」という状況であれば，退院に向けた調整の時期に，慢性期で挽回できるような施設と連携する，というような配慮が大切である．

急性期と慢性期の連携，という観点では，関係者が一堂に会する地域連携パス利用者会議などでの情報交換もきわめて重要である．

*

急性期・慢性期にかかわらず，口腔機能の廃用を少しでも予防できるよう，口腔の清掃やリハビリに努めることが重要で，サルコペニアについての理解も必要である．急性期と慢性期の施設間における情報交換を密にし，それぞれにおける強みと弱みを補えるように連携できる体制の構築を期待したい．

One Point Advice

嚥下に関連する筋群のサルコペニアの確認には，1) 舌の厚さ（舌筋の筋肉量を推測），2) 呈舌の強さ（≒舌圧；舌筋群の筋力），3) 頭部挙上の可否（舌骨上筋群の筋力にも関連）を確認する．

Column

「急性期」と「慢性期」の用語について

歯科医療従事者にとって身近である「急性歯髄炎」と「慢性歯髄炎」を例にすれば，「急性」では痛みなどの症状が強く，抜髄処置などの迅速な治療を要するのに対し，「慢性」では症状がないか軽微で，治療の緊急性は高くない，という「病態」を指す，というのが一般的であろう．

この急性・慢性という「病態」に「期」という「時間」の概念を加味する必要があるが，日数に関して明確な定義はない．

急性期をさらに時間で区分し，超急性期（救命を要する重度外傷，心筋梗塞・脳梗塞の発症直後）や亜急性期（急性期の状態を脱してから慢性期に移行するまでの期間）という用語も使用される．

また，慢性期は急性期のように症候の変化は激しくないが，治癒することが困難な状態が長期間にわたって持続し，その中に，がんや神経難病など，病気が治癒する可能性がなく，近い将来（およそ3～6カ月）に死を迎える時期として「ターミナル期（終末期）」を含む場合もある．

一方，リハ領域では，「急性期」，「回復期」，「維持期」という用語がよく使用される．

「急性期」は，通常は発症より2週間から1カ月，「回復期」は，急性期を過ぎた2週目くらいから3カ月間，長くても6カ月間で，これは発症から3カ月間くらいは十分なリハ効果があり，その後の改善は少なくなることに基づく．「維持期」は回復期を経た後であり，何らかの後遺障害があり，急性期・回復期でのリハによって獲得された機能や能力が低下することをできる限り防ぐ目的でリハが行われる．

急性期と回復期のリハは主に病院に入院して，維持期は自宅や施設など生活の場でのリハになり，外来リハや訪問リハなどが実践されている．

3 アドバンス・ケア・プランニングと口腔機能の管理

Summary

いくら医療者が頑張っても，患者の寿命を変えることはできない．過剰でも過少でもない医療，そして患者さんがいい人生だったと振り返られる医療やケアを提供したい．そんな考えがアドバンス・ケア・プランニング（ACP）の基本にある．療養者は，病をもちつつ1日でも長く生き生きと生活できることこそが大切である．終末までの関わりとして，歯科は歯の修復だけの修理屋ではない．食を通じて医療・ケアサービスを家族や医療連携チーム，ケアスタッフとともに，生活を看ることが歯科医療の本丸である．

気づきのポイント 長く生きる選択肢をどのように選ぶのか，質を高くし延命を希望しない生活を選ぶのか，訪問歯科診療の際に早い時期から家族や身近な人と話しあう中で支援方法に気づくことがポイントである．

支援のポイント ACPに際して栄養をどのような方法で確保していくか，包括的ケアにおける口腔のケアをプランにどのように活かすか，多職種のチーム医療における役割が支援のポイントである．

Keyword「アドバンス・ケア・プランニング」「意思決定能力」「アドバンスディレクティブ」「口腔機能管理」「胃ろう」

アドバンス・ケア・プランニングとは

アドバンス・ケア・プランニング（advance care planning：ACP）は，病気により意思決定能力が低下した際に，今後の治療の進め方や最期の迎え方などの目標を定めた，ケア全体の取り組みを指している．つまり，意思決定能力低下に備えての対応プロセス全体を指しており，患者の価値をはっきりさせ，個々の治療の選択だけでなく，全体的な目標をはっきりさせることを目標にしたケアの取り組み全体である[46]．

医療機関では，ACPに基づいた治療方針（アドバンスディレクティブ：事前指示；advance directive）を作成するケースが増えているが，インフォームドコンセントが同意書をとることだけでないように，単にアドバンスディレクティブの文書を作成することがACPではない．患者が，治療を受けながら，将来もし自分に意思決定能力がなくなっても，自分が語ったことや，書き残したものから自分の意思を尊重して，医療スタッフや家族が，自分にとって最善の医療を選択してくれるだろうと思えるようなケアを提供することである[47]．

最期をどう迎えたいかなどを残すエンディングノートもこのACPの1つであり，特に終末期医療において近年注目されている．家族や大切な人のことを考え，「自分らしい最期」を迎えたいという人の思いは，超高齢社会の日本において新たな潮流になりつつある．

表 1　ACP への歯科医療の関わり

・食べ方，話し方における現在の気がかり
・ケア全体の目標における口腔のケアの関わり
・治療や療養の選択肢に対応した摂食方法
・病状の進行と口腔状態への対応
・アドバンスディレクティブ

胃ろう（腸ろう）について考える

　胃ろうや腸ろうは何らかの理由で口から食べ物を食べることが困難な人に対して，胃や腸に外側から管を通し，管を通して栄養分や水分を注入する方法である．同じ栄養を人工的に送る方法でも，静脈への点滴と比較して食べ物を直接胃に入れる形となるので，胃や腸を活性化させ，免疫機能の維持につながるといった利点があるものの，問題点も指摘されている．胃ろう，腸ろうを病状が回復するまでの栄養補給に用い，回復したら再び口から食べるという方法での利用が望ましいが，現実的には回復が見込めにくい高齢者にも用いられている．胃ろうなどであっても，本人が満足した生活を送れるなら有意義とされるが，衰弱し意識のない高齢者が延命される例も目立ち始めた．

　介護の現場からも，本人にとっては苦痛なのでは，という声も上がるようになった．本人に意識がある場合には希望を尋ねることができるが，意識が十分でないときや，家族の心情もあり，判断が難しい．

　一方において医療の現場にも悩みがある．終末期医療に関しては，医師の判断だけではなく，医療チームや患者の家族と話しあい，判断するとの指針を厚生労働省が出しているが，延命治療を中止することにより，罪に問われないかとの不安も多くある．また，患者に苦痛を与えたり，穏やかな最期を妨げたりする場合があるとして，医療関係者らから疑問の声が出ていた．長く生きる選択肢をどのように選ぶのか，質を高くし延命を希望しない生活を選ぶのか，早い時期から家族や身近な人と話しあうことも大切なのではないだろうか．

　2012 年 6 月，日本老年医学会は口から食事を取ることが困難な高齢者への胃ろうなどによる人工的水分・栄養補給について，差し控えや中止の判断ができる指針を決定した．この指針は医療・介護関係者向けに作成されたもので，胃ろうなどを作る前に口からの食事が可能かどうかを十分検討するよう求めている[48, 49]．さらに，胃ろうなどの処置で延命が期待できたとしても，本人の意向などにそぐわない場合，再度話しあって合意すれば，栄養分の減量や中止もできるとした．

歯科医療におけるアドバンス・ケア・プランニング

　ACP における歯科医療の関わりは大切である（表 1）．口から食事を摂ることが困難であるかの摂食嚥下の機能評価には，口腔内の歯列咬合状態や口腔のケア状態の評価はその第 1 である．摂取食物の調理形態によって経口摂取が可能となる場合には，口から食べる満足度を考慮した咀嚼嚥下状態を営むことが可能な歯列咬合状態や舌機能などの評価は欠かせない．

ACPに基づいたアドバンスディレクティブを作成するに際しても，将来の状態変化に備えて，患者・家族とケア全体の目標や具体的な治療・療養の方法を話しあううえで，栄養をどのような方法で確保していくか，そのためのケアをどのようにプランに生かすかはケア全体の目標にとって核となる1つである．

療養している人にとっては，病をもちつつ1日1日を生き生きと生活できることこそが大切である．終末までの関わりとして，歯科医師は歯の修復だけの修理屋ではない．食を通じて生活をみることが，歯科医療の本丸である．包括的ケアにおいて口腔のケアを担う歯科関連職種がACPに関わる意義は大きい．

One Point Advice
将来の状態変化に備えて，患者・家族と病状や予後を考慮しながら，摂食機能やほかの口腔機能に対する現在の気がかりを基にして，ケア全体の目標や具体的な治療・療養の方法を話しあうことが大切である．

Column

認知症高齢者のケアメソッド「ユマニチュード」

日本が超高齢社会を迎える中で，認知機能などの機能低下のある高齢者に対する「ユマニチュード（Humanitude）」というフランス発のケアメソッドが注目されている．「ユマニチュード」という言葉は，「人間らしさの回復」といった意味をもつ．ユマニチュードは，知覚・感情・言語に基づく包括的コミュニケーション法を軸とした高齢者ケア技術で，イブ・ジネスト，ロゼット・マレスコッティの両氏によって1979年に誕生した．その特徴は，150を越える具体的な技術が，「人（human）とは何か」という哲学に基づいて体系化されていることである[50,51]．

ユマニチュードの基本となる4つの柱は，見つめること，話しかけること，触れること，立つことにあり，その4つの柱の具体的な内容は，参考図書に以下のように簡潔に記されている．

> **見る**……認知症の人の正面で，目の高さを同じにして，近い距離から長い時間見つめます．斜めや横から視線を注ぐのではなくまっすぐに見つめ合うことで，「お互いの存在」を確認することができます．
> 目の高さを同じにすることで，見下ろされているような威圧感を与えず，対等な関係であることを感じてもらいます．近くから見つめると，視野が狭くなりがちな認知症の人を驚かすことなく接することができます．
> **話しかける**……やさしく，前向きな言葉を使って，繰り返し話しかけます．介助をするために体に触れる場合も，いきなり触れるのではなく，触れる部分を先に言葉で伝えて安心感を与えてあげます．
> たとえば，洗髪を行う場合に「とてもきれいな髪ですね．これから，髪に温かいお湯をかけますね．気持ちがいいですよ」などと話しかけます．しかも，できる限り目と目を合わせながら行うようにするといいようです．
> **触れる**……認知症の人の体に触れて，スキンシップを図ります．決して腕を上からつかむような感じではなく，やさしく背中をさすったり，歩くときにそっと手を添えてあげるなど，認知症の人が安心できるように工夫します．
> **立つ**……寝たきりにならないよう，認知症の人が自力で立つことを大切にします．歯みがきや体を拭くようなときでも，座ったままではなくできるだけ立ってもらいます．立つことで筋力の低下を少しでも防ぐことができますし，座ったり寝たりしているときよりも視界が広くなって，頭に入る情報量を増やすことができます．

さらに，心をつかむ5つのステップとして，第1のステップ-出会いの準備，第2のステップ-ケアの準備，第3のステップ-知覚の連結，第4のステップ-感情の固定，第5のステップ-再会の約束がある．

認知症ケアの新しい技法として注目を集める「ユマニチュード」．攻撃的になったり，徘徊するお年寄りを"こちらの世界"に戻す様子を指して「魔法のような」とも称されているケアメソッドである．

References ●高齢期

1) 有川量崇ほか：高齢者における口腔状態と医療費の関連性―口腔保健向上による総医療費の低減効果について―．日本歯科医療管理学会雑誌，**38**(2)：118～125，2003．
2) 植田耕一郎：脳卒中患者の口腔ケア．医歯薬出版，東京，1999．
3) 武井典子ほか：高齢者の口腔機能の評価と管理のシステム化に関する研究 第1報 自立者の総合的な検査法，改善法，効果の評価法について．老年歯科医学，**23**(4)：384～396，2009．
4) 石川正夫ほか：唾液中アンモニアの高齢者における口腔内細菌数評価への応用．日老医誌，**25**：367～374，2010．
5) 厚生労働省「口腔機能の向上についてのマニュアル研究班」(主任研究者：植田耕一郎)：口腔機能の向上マニュアル．75～96，2006．
6) 日本歯科医師会：介護予防モデル事業報告書．2006．
7) Onozuka, M. et al.：Agerelated changes in brain regional activity during chewing：a functional magnetic resonance imaging study. *J. Dent. Res.*, **82**(8)：657～660, 2003.
8) Hirano, Y. et al.：Effects of chewing in working memory processing. *Neurosci. Lett.*, **436**(2)：189～192, 2008.
9) 厚生統計協会編：国民衛生の動向 2010/2011．厚生の指標増刊，**57**(9)：245～246，2010．
10) 介護予防マニュアルの改訂に関する研究班：介護予防マニュアル概要版．2010．
11) 厚生労働省告示第316号：介護予防の円滑な実施を図るための指針．2006．
12) 厚生労働省老健局：地域支援事業実施要綱．2007．
13) 植田耕一郎：介護予防―3年間の検証から．介護予防施策としての口腔ケア―その現状，問題点，今後の展望．公衆衛生，**73**(4)：272～275，2009．
14) Kaneko, M. et al.：The effect of an oral health care program for improving oral function in community-dwelling elderly. *J. Dent. Hlth.*, **59**：26～33, 2009.
15) Ooka, T. et al.：The effect of daily oral function training in the elderly. *J. Dent. Hlth.*, **58**：88～94, 2008.
16) Tomita, K. et al.：The transition of the effect of oral function training program in the elderly. *J. J. Gerodont.*, **25**：55～63, 2010.
17) 大原里子：厚生労働科学研究費補助金長寿科学総合研究事業 口腔機能の向上の実施体制と評価に関する研究(H18-長寿-一般-020)．総合研究報告書，7～29，2009．
18) Sakayori, T. et al.：Evaluation of a Japanese "Prevention of Long-term Care" project for the improvement in oral function in the high-risk elderly. *Geriatr. Gerontol. Int.*, **13**：451～457, 2013.
19) 眞木吉信監修：お口元気に歯つらつ体操．社会保険出版，東京，2006．
20) Tsuji, I. et al.：Randomized controlled trial of exercise training for older people (Sendai Silber Center Trial：SSCT)：Study design and primary outcome. *J. Epidemiol.*, **10**：55～64, 2000.
21) 植田耕一郎ほか：別冊歯科衛生士/歯科衛生士のための介護予防―入門から実践まで．クインテッセンス出版，東京，2006．
22) 口腔機能向上マニュアル分担研究班：口腔機能向上マニュアル～高齢者が一生おいしく，楽しく，安全な食生活を営むために～(改訂版)．http://www.mhlw.go.jp/topics/2009/05/dl/tp0501-1f.pdf，2009．
23) 介護予防マニュアル改訂委員会：介護予防マニュアル(改訂版)．http://www.mhlw.go.jp/topics/2009/05/tp0501-1.html，2012．
24) 厚生労働省：介護保険報酬の算定基準(通所介護事業,通所リハビリテーション事業関係～介護報酬改定に関する省令及び告示，介護報酬改定に関する通知，介護報酬改定 Q & A)．http://www.mhlw.go.jp/stf/seisakunitsuite/bunya/hukushi_kaigo/kaigo_koureisha/housyu/index.html．
25) 北原 稔，白田千代：健口体操1・2・3～口からはじまる介護予防．一世出版，東京，1984．
26) 北原 稔：平成22-23年度厚生労働科学研究補助金(長寿科学総合研究事業)「介護予防における口腔機能向上・維持管理の推進に関する研究(主任：菊谷 武)」分担研究「口腔機能向上の地域普及に資する住民主体型の啓発活動について」．
27) 北原 稔ほか：住民主体による地域づくり型歯科保健活動の試み～「健口体操」による高齢者の口腔機能向上普及活動から．口腔衛生会誌，**60**(4)：486，2010．
28) 白田千代ほか：簡易型唾液分泌量測定シート開発の試み．口腔衛生会誌，**56**(4)：580，2006．
29) 北原 稔ほか：「健口体操」による住民主体の地域づくり型口腔保健活動の構築～体操普及員の現状から．日本公衛誌，**58**(10)：383，2011．
30) 藤島一郎：脳卒中の摂食・嚥下障害．医歯薬出版，東京，1993．
31) 藤島一郎ほか：「摂食・嚥下状況のレベル評価」簡便な摂食・嚥下評価尺度の開発．リハ医学，**43**：S249，2006．
32) Kunieda, K. et al.：Reliability and validity of a tool to measure the severity of dysphagia：the Food Intake LEVEL Scale. *J. Pain Symptom Manage.*, **46**(2)：201～206, 2013.
33) 菊谷 武：食べる介護がまるごとわかる本．メディカ出版，東京，2012．
34) 中野一司：在宅医療が日本を変える キュアからケアへのパラダイムチェンジ．ドメス出版，東京，2012．
35) 菊谷 武監修：基礎から学ぶ口腔ケア．学研，東京，2～13，2007．
36) 菊谷 武ほか：高齢入院患者における舌背上のカンジダについて 摂取食形態，唾液分泌量との関係．老年歯科医学，**13**：23～28，1998．
37) 菊谷 武ほか：介護老人福祉施設における利用者の口腔機能が栄養改善に与える影響．日老医誌，**41**：396～401，2004．
38) 米山武義ほか：要介護高齢者に対する口腔衛生の誤嚥性肺炎予防効果に関する研究．日歯医学会誌，**20**：58～68，2001．
39) 植田耕一郎：誤嚥性肺炎を防止する口腔ケア．日本医師会雑誌，**138**：1785～1788，2009．
40) 内閣府：高齢者の健康に関する意識調査 平成19年度．

41) Lynn, J.: Perspectives on care at the close of life. Serving patients who may die soon and their families. *JAMA*, **285**: 925～932, 2001.
42) 箕岡真子, 稲葉一人: わかりやすい倫理―日常ケアに潜む倫理的ジレンマを解決するために. ワールドプランニング, 東京, 34～37, 2011.
43) 日本老年歯科医学会: 終末期高齢者に対する歯科医療およびマネジメントニーズに関する調査研究報告書. 平成24年度厚生労働省老人保健健康増進等事業, 3, 2013.
44) Cruz-Jentoft, A.J.et al.: Sarcopenia: European consensus on definition and diagnosis: Report of the European Working Group on Sarcopenia in older People. *Age and Ageing*, **39**(4): 412～423, 2010.
45) 若林秀隆: サルコペニアとは. サルコペニアの摂食・嚥下障害―リハビリテーション栄養の可能性と実践. 医歯薬出版, 東京, 2～7, 2013.
46) 国立長寿医療研究センター在宅連携医療部: アドバンス・ケア・プランニングに関する解説, http://www.ncgg.go.jp/zaitaku1/eol/ad/3acp.html.
47) 池永昌之, 木澤義之編: ギア・チェンジ緩和医療を学ぶ二十一会. 医学書院, 東京, 2004.
48) 鈴木　裕: 胃ろう栄養の適応と問題点. 日本老年医学会雑誌, **49**(2): 126～129, 2012.
49) 日本老年医学会: 高齢者ケアの意思決定プロセスに関するガイドライン. 2012.
50) 本田美和子ほか: 座談会・優しさを, 伝える技術. 高齢者ケアメソッド「ユマニチュード」. 週刊医学界新聞 第3056号-for Nurses (2013年12月16日).
51) 本田美和子, イヴ・ジネスト, ロゼット・マレスコッティ: ユマニチュード入門. 医学書院, 東京, 2014.

Index

あ

愛情関係の発達　58
亜急性期　194
味わい　20, 22
アセスメント　165, 174, 186
遊び食べ　50
遊び飲み　40
圧迫法　142
アドバンス・ケア・プランニング　195, 196
アドバンスディレクティブ　195, 197
アームレスリング　97
アンケート　92
安静唾液分泌量　169
アンモニア検査　165

い

胃液の逆流　133, 134
医科・歯科連携医療　140
医科歯科連携　3, 5
生きる選択肢　196
生きる力　66, 67
「生きる力」をはぐくむ学校での歯・口の健康づくり　66, 95
「生きる力」をはぐくむ歯・口の健康づくり　69
育児サークル　50
維持期　160, 194
意識変容　22
意識レベル　183
意志決定　84
意志決定スキル　130
意思決定能力　195
移植片対宿主病　154
1型糖尿病　136, 138
1歳6カ月児歯科健康診査（1歳6カ月健診）　10, 46
一般的口腔ケア　186
遺伝　109
命のワンスプーン　186
医療機関　77, 80, 108, 115, 120
胃ろう　5, 18, 180, 182, 183, 196
インスリン　135
インスリン抵抗性　138
インスリン分泌量　130
咽頭期　161
咽頭期障害　161
インフォームドコンセント　195
インプラント歯科　2

う

う蝕　8, 68, 110, 140, 151, 159, 160, 163

う蝕傾向　94
う蝕原性菌　29, 42
う蝕の再発　110
う蝕予防　8, 9, 10
薄味　178
うま味　14

え

永久歯列完成　77
永久歯列の安定期　89
栄養　18
栄養サポートチーム　5, 191, 194
栄養士　173, 177
栄養の改善・構築　164
エストロゲン　28
エネルギー　90
エネルギー必要量　90
エピジェネティックス　102, 103
嚥下　32, 37, 39
嚥下機能　47, 159, 164, 168, 181
嚥下障害　192
嚥下チーム　191, 194
嚥下パターン　39
嚥下反射　47
炎症メディエーター　137
エンドオブライフ　188
エンドオブライフ期　188, 190
エンパワーメント　178

お

美味しさ　12, 13, 14, 15
美味しさの数式　15
嘔気　147, 151
嘔吐　133, 134, 147
オーラルクロマ　92, 94
オーラルディアドコキネシス　162, 165, 169, 170, 175
お口元気に歯つらつ体操　169
お口の元気力アップ法　166
お口の元気力検査　166
押し込み食べ　69
押しつぶし機能　48
お乳　40
大人のための早食い改善法　130
お弁当　71

か

開口訓練　147
開口障害　147, 188
介護職（員）　173, 184, 188
介護食　186
介護福祉施設　188
介護負担　181

介護保険　168, 172
介護予防　158, 168, 173
介護予防高齢者施策　177
介護予防事業　159, 164
介護予防通所介護事業所　173
介護予防通所リハビリテーション事業所　173
介護予防特定高齢者　168, 169
介護予防プログラム　168
介護予防ボランティア人材育成講座　176
介護老人福祉施設　184
介護老人保健施設　184
介助自動運動　185
回復期　160, 194
回復期病院　191
下顎側切歯　95
下顎中切歯　95
化学療法　191
かかりつけ歯科医　74, 76, 89, 93, 163
下脚のしびれ　136
学習支援　175
学齢期　24, 82
下肢の障害　147
過食　24, 53, 60, 71
カスタムタイプのマウスガード　96
学校　66, 77, 95, 98
学校給食　71, 73
学校歯科医　76
学校歯科保健活動　67, 69, 73, 82
学校保健安全法　10, 66, 98
顎骨壊死　152
家庭　46, 50, 54, 66, 95, 108, 115, 120, 135
かみ合わせ　97
かみしめ力　97
噛ミング30（カミングサンマル）　21, 66
カルシウム　30, 31, 35, 41, 90
加齢　108, 133, 164, 174
がん　109, 116, 149, 159, 188
がん医療の均てん化　191
環境整備支援型保健指導　119
玩具しゃぶり　40
看護職（員）　173, 184
カンジダ検査　165
カンジダコロニー数　169
患者宅　180
感情の固定　197
間食　60
がん診療連携拠点病院　191
がん性疼痛　188
含嗽　143, 144
含嗽剤　189
がん治療　149, 151

200

カンファレンス　191, 194
甘味欲求　13
顔面神経麻痺　146
顔面体操　177
がん薬物療法　150
管理栄養士　173
緩和医療　188
緩和ケア　188

き

記憶障害　148
気管内挿管　154
気管内チューブ　143, 144
きざみ食　161
義歯　143, 146, 186, 192, 193
器質的口腔ケア　4, 185
器質的障害　192
義歯の清掃　169, 171
義歯の汚れ　175
記述　116
技術指導型保健指導　119
喫煙　89, 111, 149
機能維持期　24
機能獲得　51, 52
機能管理　24
機能減退期　24
機能支援　4, 24
機能歯数　114
機能習熟期　24
機能的口腔ケア　185
機能的障害　192
機能発達　46, 50, 54
機能発達期　23
機能変化　23
機能療法士　173
基本チェックリスト　159, 160, 164, 173
逆転するケアの法則　115
嗅覚　19
給食指導　73, 75
急性期　160, 191, 194
急性の合併症　136
吸啜　37, 38, 39, 40, 47
吸啜窩　37, 38, 40
吸啜反射　32, 38, 39
強化母乳栄養　35
凝固法　142
共食　71
狭心症　140
極低出生体重児　34, 36
虚血性心疾患　140
居宅介護サービス計画　174
禁煙支援　149
筋減弱症　192
筋肉量の減少　101
筋力の可動域訓練　185
筋力の増強訓練　185

く

くさび状欠損　134
口遊び　40
口から食べること　188
くも膜下出血　145
グリーフケア　189

け

ケアの準備　197
経管栄養　161
経口摂取
　5, 150, 181, 182, 188, 189, 192, 196
経鼻経管　5
頸部回旋　49, 52
外科手術　154
月経不順　102
血栓溶解薬　141
血糖コントロール　137, 138
血糖値　129, 130
健康格差の縮小　8, 10
健康教育　91, 114
健康行動　79
健康寿命（の延伸）
　2, 8, 10, 77, 80, 158, 159
健康情報　108
健康生活　164
健康増進法　10
健口体操　169, 170, 171, 173, 176, 178
健康日本21　8, 91
健康日本21（第1次）　8, 10, 114
健康日本21（第2次）　8, 10, 109
健康リスク　108
言語聴覚士　146, 147, 173, 181, 193
現在歯（数）　6, 112, 121, 169
原始反射　32, 41
健全な口腔機能の育成　75

こ

降圧薬　142
構音機能　168
構音障害　146
口渇　136, 142, 173, 178
抗がん薬　150, 151
抗がん薬治療　149
抗凝固薬　141
抗狭心症薬　142
咬筋触診　175
咬筋のかみしめ　97
口腔衛生管理　159, 163
口腔合併症　149
口腔環境　80, 184
口腔乾燥　133, 147, 148, 153, 189
口腔乾燥症　141, 142, 144
口腔乾燥味覚実験　175
口腔管理　3, 41, 149, 154, 191
口腔期　146, 161
口腔期障害　163

口腔機能　2, 4, 6, 8, 16, 24, 46, 50, 54,
　69, 73, 77, 80, 88, 89, 95, 135, 140, 145,
　149, 158, 159, 164, 168, 176, 180, 184
口腔機能管理　5, 24, 163, 191, 193, 195
口腔機能訓練　158, 162
口腔機能向上改善管理指導計画　174
口腔機能向上訓練　143
口腔機能向上サービス　164, 172, 174
口腔機能向上支援　163
口腔機能向上プログラム
　165, 167, 168, 171, 172, 173, 176
口腔機能支援　188
口腔機能の維持・向上
　6, 8, 10, 164, 184, 186
口腔機能の減退　165, 172
口腔機能の低下　110, 192
口腔機能の評価　3
口腔機能評価法　162
口腔ケア　3, 5, 43, 114, 144, 147, 148,
　163, 184, 186, 189
口腔健康維持　139
口腔灼熱感　136
口腔状態　127
口腔清掃　89, 144, 151, 164, 173
口腔相　163
口腔相障害　161
口腔内潰瘍　143
口腔内出血　141
口腔内の疼痛　189
口腔粘膜炎　150
口腔の開閉　165
口腔の感覚障害　146
口腔の健康リスク　108
口腔保健　89, 91, 108
口腔保健支援プログラム　115
口腔リハビリテーション　185
高血圧　113
抗血小板薬　141
抗血栓薬　141
高血糖　135
高血糖性高浸透圧昏睡　136
咬合異常　133
咬合支持の回復　186
咬合状態　111
咬合力測定　80
高次脳機能障害　148, 182
口臭　89, 91, 93, 137, 144, 184, 189
口臭原因物質　92, 94
口臭測定　94
口唇探索反射　32, 38, 39
口唇閉鎖力　168
咬断　51, 52
巧緻性訓練　185
好中球の機能低下　137
口中香　20
抗てんかん薬　142
行動科学　114, 116
高等学校　88

201

行動変容　22, 79, 114, 116, 119, 124
高濃度フッ素　134
咬反射　32, 38
咬耗　132
抗ランクル抗体　152
高齢期　24, 158, 164, 168, 176, 180, 184
高齢者　158, 164, 168
高齢者口腔機能向上啓発活動　176
高齢者歯科健診　132
高齢者施設　132
高齢者保健活動　140
誤嚥　161
誤嚥事故　181
誤嚥性肺炎　3, 5, 148, 150, 189, 192
五感　17, 19, 21, 49, 53, 56, 72, 78, 175
呼吸　37, 39
呼吸器合併症　154
国民皆保険制度　116
国民健康・栄養調査　99, 135, 138
心のケア　61, 62
心の発達　58
個食　60
孤食　60
子育てサークル　38
骨修飾薬　152
骨髄抑制期　151
骨粗鬆症　102
骨密度　41
骨量減少　102
コホート調査　112, 114
コラーゲン代謝阻害　137

さ

サービス担当者会議　181
再会の約束　197
細菌性心内膜炎　140
最終糖化産物（AGEs）による炎症反応の増強　137
再食防止　72
在胎期間別出生時体格値　33, 34
在宅　145, 168
在宅緩和ケア　189
在宅酸素療法　189
在宅支援　163, 181
在宅支援診療所　188
在宅歯科医療　180
在宅主治医　188, 189
在宅訪問診療　180
在宅療養支援診療所　188
作業療法士　147
サルコペニア　148, 192, 194
参加型評価　175
産業歯科保健　132
産業歯科保健活動　125, 128
産業保健活動　120
産後健診　38
3歳児健診　50
3歳児歯科健康診査　10

酸蝕　132, 133
酸性飲食物　133, 134

し

歯科医師　3, 29, 75, 124, 138, 160, 163, 169, 186, 197
歯科衛生士　3, 124, 138, 169, 178, 179, 184, 186, 187
視覚　19
歯科健康診断（歯科検診）　10, 81, 93, 117, 125
歯科検診　2, 10
歯科口腔保健を推進する法律　2
歯科受診　41, 120
歯科受診指導　108
歯科受診率　121
歯牙障害　95
歯科診療室　28, 30, 38, 73, 82, 125, 128, 149, 158, 164, 188
歯科診療所　120, 135, 158
歯科治療の中断　122
自我の発達　59
歯科保健　16
歯科保健医療サービス　3
歯科保健活動　66
歯科保健教育　24
歯科保健行動　91, 92, 93
歯科保健行動の動機づけ因子　92
歯科保健指導　125, 128, 164
歯間部清掃　123
子宮外発育不全　33, 34
持久力訓練　185
嗜好　17, 18, 19, 28
自己効力感　115
自己同一性　89
歯根膜線維芽細胞の機能異常　137
歯根面う蝕　132, 133
脂質異常　113
歯周炎　151
歯周疾患　122
歯周疾患検診　10
歯周組織での微小血管障害　137
歯周病　8, 29, 89, 91, 94, 110, 113, 116, 133, 136, 137, 139, 140, 144, 159, 160, 163
歯周病安定期治療　139
歯周病原菌　111
歯周病検診　110
歯周病原性菌　28
歯周病予防　8, 9, 10
思春期　24, 88, 98, 104
思春期甲状腺腫　89
思春期挫折症候群　89
思春期心身症　89
思春期成長促進減少　103
思春期早発症　89
思春期側弯症　89
思春期遅発症　103

思春期の歯科的特徴　89
思春期の身体的特徴　88
思春期妄想症　89
思春期やせ　98
思春期やせ症　99, 102
自浄作用の低下　192
支持療法　149, 191
歯数　111
システマチックレビュー　111
姿勢　54, 71
歯性感染症　151
歯性病巣　151
施設　145
失語症　148
湿潤度　193
失調　147
疾病指向型歯科検診　11
質問紙法　169
自動運動　185
歯肉炎　68, 89
歯肉切除　142
歯肉増殖作用　142
歯肉退縮　133
歯年齢　73
死の確率　108
歯胚形成　31
歯磨剤　29
社会関係資本　176
社会食べ　57
社会的学習理論　115
社会的要因　109
社会の変化　2
社会保障制度　109
社会保障制度の維持　110
シャキア訓練　166
就学時健康診断　10
自由自動運動　185
周術期合併症　154
周術期の口腔機能管理　2
重心動揺　97
重度要介護者　184
終末期　188, 194
終末期医療　188, 195, 196
終末期の軌道　190
終末期リハビリテーション　190
住民参加型運動　114
住民主体　179
出血　141
出血傾向　141
出産歯　42
出生直後からの積極的栄養管理　35
授乳　41, 58
授乳・離乳の支援ガイド　46
授乳期　38
循環器疾患　109, 116, 139
準備期　161
準備期障害　163
上顎側切歯　95

上顎中切歯　95
小学校高学年　77
小学校中学年　73
小学校低学年　69
上肢の障害　147
少食　60, 71
小児期発症神経性食欲不振症　99, 102
上皮真珠　42
情報共有　194
情報収集　145
情報提供　80
情報の美味しさ　14
職域　115
食育　15, 16, 19, 22, 82, 131, 164
食育基本法　17, 66
食育推進会議　17
食育推進計画　17
触覚　19
食感　19, 62
食環境　60
食具　49, 52, 53, 55, 71, 72
食具食べ　52
食形態　185, 186
食行動　54, 62, 125, 132
食行動の問題　60, 61
食嗜好　15
食事姿勢　51
食事の自立　50, 51, 52
食事のマナー　57, 71, 79
食習慣　14, 19, 54, 56, 82, 91, 104
食生活　57, 72, 89, 104, 132
食生活指導　139
褥瘡性潰瘍　189
食体験　13, 71
食道がん　154
食道期　161
食と健康との関係　68
食と咀嚼に対する実態等の調査委員会
　　報告書　78
職場　98, 108, 120
食品摂取指導　139
食品咀嚼片　175
食文化　13, 14
食を通じた心のケア　58
女子高校生　104
女子高校生文化　91
女子高等学校　91
女性ホルモン　28, 41
食器　55
自律　54, 55, 57, 77
自立　53, 55, 56, 71, 73, 75, 77
自立支援　172, 174
自律的　77
自律的健康づくり　67
自立的健康づくり　67
自律哺乳　60
視力障害　136
歯列矯正　74

歯列咬合状態　196
歯列不正　147
心筋梗塞　136, 140, 191
神経障害　136
神経性食思異常症　90
神経性食欲不振症　90
人工呼吸器関連肺炎　144, 192
人工乳首　37, 40
人工乳　41
心疾患　109, 140
心疾患治療薬　140, 141
腎症　136
新生児歯　42
新生児集中治療室　33
身体的な成長　89
身長・体重成長曲線　101, 102
審美志向　93
審美性の低下　95
心理的問題　89
診療所　120

す

遂行機能障害　148
吸い食べ　69
好き嫌い　15, 60
スケーリング　142
ステージアプローチ　190
スポーツ　95
スポーツパフォーマンス　97
すりつぶし機能　48

せ

生活期　160
生活歯援プログラム　123
生活習慣　82, 89, 104, 109, 125
生活習慣病　9, 18, 19, 24, 82, 89, 91,
　　109, 114, 116, 125, 128, 135, 140, 145,
　　149
生活相談員　173
生活の質　2, 184
制御　116
清浄度　193
成人期　24, 108, 115, 120, 125, 128
成人歯科健診　132
成人病胎児期発症説　102, 103
成人保健活動　140
生命予後　112
生理的な美味しさ　13
石灰化開始　31
石灰化不全　31
舌小帯の切除　43
摂食嚥下機能向上訓練　173
摂食嚥下機能支援　180
摂食嚥下障害　146, 148, 169
摂食嚥下リハビリテーション
　　5, 180, 183, 186
摂食機能　36, 95, 160
摂食機能障害　161, 163

摂食機能療法　5, 163
摂食行動　89
摂食障害　60
摂食中枢　129
舌接触補助床　146
舌苔　144
舌体操　177
舌突出嚥下訓練　166
舌の運動障害　146
舌保持嚥下訓練　166
説明　116
セルフエフィカシー　115
セルフケア　74, 93, 108, 123, 134, 151
セルフチェックシート　79
洗口　144
先行期　161
前歯の交換期　70
全身倦怠感　136
全身疾患　111
全身疾病の発生予防　11
全人的復権　190
全身の健康　89
全身リスク管理　161
先天(性)歯　42

そ

造血幹細胞移植　150
早産　29
早産児　36
痩身傾向児　100
早世の予防　8
相談・カウンセリング重視型保健指導
　　119
ソーシャルキャピタル　176
側切歯　95
塞栓(タンポン)法　142
側方歯群の交換　73, 76
組織破壊促進　137
咀嚼　73, 78, 173
咀嚼回数　131
咀嚼カウンター　131
咀嚼機能　53, 69, 74, 159, 164, 181
咀嚼機能獲得　53
咀嚼指導　139
咀嚼習慣　46, 50, 54, 83
咀嚼方法　128
咀嚼力　127
咀嚼力判定ガム　127, 165

た

ターミナルケア　188
第2次食育推進基本計画　17
第6の合併症　137
第一大臼歯　80
第一大臼歯萌出　69
ダイエット　90, 104
胎児　30
胎児期　30

体重減少　136
第二次性徴　77, 88
第二小臼歯萌出　77
第二大臼歯　78
第二乳臼歯脱落　77
第二反抗期　77
ダイランチン性歯肉増殖症　142
多飲　136
唾液湿潤度検査　165
唾液腺マッサージ　143, 166, 170, 177
唾液の働き　81
唾液分泌量　175
唾液分泌量測定　178
唾液分泌量の低下　136
多職種　119, 172, 177, 180, 187, 191, 193, 194
多職種連携　145
多咀嚼　128, 130
他動運動　185
多尿　136
多発性う蝕　137
食べ方　16, 17, 19, 46, 79, 128, 164
食べ方支援　82, 104, 126, 131
食べ方の支援　16
食べ方の発達　47, 52, 55, 56
食べ方のマナー　55, 68
食べ方を育てる　82
食べすぎ　60
食べ物との関係のもち方　60
他律的　73, 77
男子のやせ体型　103
タンパク質　31, 35, 90

ち

地域　66, 77, 95, 115
地域支援事業　159, 168, 171
地域歯科保健活動　125, 128
地域づくり型口腔保健活動推進支援　176
地域包括ケア　188
地域保健活動　120
チーム医療　2, 5, 193
知覚過敏様症状　153
知覚の連結　197
知識提供・気づき支援型保健指導　119
窒息事故　53, 181
ちばはっきりことばエクササイズ　169, 170
注意障害　148
中学校　77, 88
中心静脈栄養　18
中切歯　80
聴覚　19
超急性期　194
超高齢社会　158, 179, 184
超職種型のチーム　3
超低出生体重児　33
腸ろう　196

つ

通常咀嚼　128, 130
通所介護事業所　173
通所事業所　172
通所施設　172
通所リハビリテーション事業所　173
つわり　28, 31

て

出会いの準備　197
低栄養　185
定期学校健康診断（歯科）　10
定期健康診断（定期健診）　77, 80, 98
定期歯科健診　93
定期歯科受診　120, 122, 123
低血糖症　136, 138
抵抗自動運動　185
低出生体重児　33, 34, 36, 37, 100, 101
低体重児出産　29
鉄　90
手づかみ食べ　49, 50, 51, 53
鉄欠乏性貧血　90
テニス　97
転医　122
デンタルペースト　29
デンタルリンス　29
転倒　113

と

頭頸部がん　154
トゥースウェア　132
糖尿病　109, 111, 113, 116, 135, 159
糖尿病性ケトアシドーシス　136
糖尿病性昏睡　136, 138
頭部挙上訓練　166
動脈硬化　113
動脈硬化性病変　136
特別養護老人ホーム　186
独立行政法人日本スポーツ振興センターの災害共済給付制度　95

な

治す医療　2
軟口蓋挙上装置　146
軟口蓋閉鎖不全　146

に

匂い　14
2型糖尿病　111, 136, 138
日常的口腔ケア　186
日本摂食嚥下リハビリテーション学会　4
乳児健診　38, 46
乳児歯科健診　38
乳汁摂取　41
乳幼児期　23
人間らしさの回復　197

妊娠　28
妊娠期　28, 29, 30
妊娠期の栄養管理　31
妊娠性エプーリス　28, 41
妊娠性歯肉炎　28
妊娠糖尿病　136
認知症　113, 148, 175, 182, 197
認知症ケア　197
妊婦　28
妊婦（マタニティ）教室　28, 30
妊婦歯科健診　28, 30, 38

ね

ネックローテーション　51
年齢階級別国民医療費　109

の

脳血管疾患　109, 140
脳血管障害　145, 192
脳梗塞　136, 145, 191
脳卒中　145, 159, 163
脳内出血　145
のど越し感　83

は

歯・口の外傷　68
歯・口の健康（づくり）　10, 67, 68, 69
歯・口腔の健康の保持・増進　10
パーキンソン病　163
肺炎　109, 184
肺炎リスク　159, 164
媒体　178
バイトブロック　143
廃用症候群　148, 184
廃用性変化　192
ハイリスクアプローチ　18
箸　55, 71
箸の使い方　55
8020運動　6, 24
発音機能　74, 95
発音訓練　171
発酵食品　14
抜歯　152
発熱　184
鼻先香　20
歯並び　89, 93
歯の色　93
歯の外傷　95
歯の欠損　159
歯の喪失　110, 113, 116, 122, 127
歯の喪失防止　9, 10
歯の喪失リスク　111
歯の減形成　31
歯の健康　8
歯の交換　73
歯の交換期　74
歯の障害　95
歯の萌出　53

歯の保健指導　75
歯みがき　29, 68, 72, 93, 132, 134
早食い　24, 53, 56, 71, 89, 125, 128, 131
早食い改善　127
反射吸啜　60
反射哺乳　60
半側空間無視　148
反復唾液嚥下テスト　162, 165, 169, 175

ひ

非がん疾患　188
非感染性疾患　109
ビスフォスフォネート製剤　152
ビタミン　90
ビタミンA　31
ビタミンK　141
ビタミンD　31
ヒダントイン性歯肉増殖症　142
一口量　51, 53, 54, 70
一口量の学習　53
肥満　19, 24, 56, 82, 113, 125, 128
肥満傾向児　100
肥満児　60
肥満度　99
肥満予防　82, 126
肥満予防セミナー　130
病院　120, 135, 145, 188
評価　116
病気行動の自己調節モデル　115
標準的成人歯科健診・保健指導プログラム　117
病的歯周ポケット　113
病的やせ　101, 102
昼休みブラッシング　93

ふ

フードテスト　169
風味　14, 19, 20
フォローアップ　117, 119
フォローアップ外来　33
不快症状　154
普及員　177, 178, 179
不顕性誤嚥　194
藤島の摂食嚥下能力グレード　180
フッ化物歯面塗布　89
フッ化物洗口　134
フッ化物バーニッシュ　134
フッ化物配合歯磨剤　123, 134
フッ素症歯　134
不適合義歯　152
ブドウ糖供給予備能力低下　103
ブラッシング　93, 142, 169, 171
プレアンケート　22
ブローイング　162
プロゲステロン　28
プロフェッショナルケア　134
文化としての美味しさ　13
分子標的薬　152

へ

平均寿命　112, 158
ヘルスビリーフモデル　115
ヘルスプロモーション　114
偏食　57, 60

ほ

保育所　46, 50, 54, 58
包括的ケア　197
放射線療法　150
訪問看護師　181, 188, 189
頰の膨らまし　165
保健行動学　116
保健師　177
保健指導　110, 114, 117
保健情報　114
保健福祉事務所　177
母子健康手帳　29, 46
保湿　144, 151, 153
保湿剤　143, 144, 189
捕食　51, 73
捕食機能　47, 52, 69
ポストアンケート　22
哺乳　32, 38, 39, 58
母乳　41
哺乳期　38
哺乳行動　38
哺乳反射　40, 47
哺乳量　40
哺乳窩　37
ポピュレーションアプローチ　18
ボランティア人材育成　177
ホワイトニング　89

ま

マウスガード　95, 96
マタニティ歯科　2
末梢神経障害　153
魔歯　42
磨耗　132
丸飲み　56
丸飲み込み　52
慢性炎症性疾患　113
慢性合併症　136
慢性期　191, 194
慢性閉塞性肺疾患　109
満腹中枢　129

み

見える化　165, 166, 167
味覚　19, 20, 28, 62, 89
味覚（五感）教育　17, 20
味覚異常　137, 153
味覚障害　147
味覚の五基本味　21
ミキサー食　161
未熟児顔貌　37

未熟児代謝性骨疾患　35
看取り　189
看取る医療　2

む

無月経症　102
むさぼり食い　60
むせ　173, 178
むら食い　50, 53

め

目・手・口の協調運動　51
メタボリックシンドローム　103, 113

も

網膜症　136
戻り香　20
物語に基づく医療　182
問題指向型歯科検診　11

や

野球　97
薬物性歯肉増殖症　141, 142
やせ願望　90
やせ体型　98, 99
やせ体型志向　98
やせの出現率　100
やみつきの美味しさ　13

ゆ

指しゃぶり　40
ユマニチュード　197

よ

要介護者　172, 176, 180, 184, 188
要介護状態　113
要介護状態の予防　112
幼児食指導　62
幼稚園　54, 58, 69
よくかんで食べるための10カ条　84
予測　116
予防啓発活動　179
夜型生活　77, 90

ら

ライフコース疫学　110
ライフスキル教育プログラム　83
ライフステージ　23, 80, 116

り

理学療法士　173, 193
リスクアセスメント　119
リスクスクリーニング　117
離乳　40, 46
離乳移行　47
離乳期　46
離乳食　36, 42, 46, 47, 48
離乳食指導　62

リハビリテーション　24, 146, 193
料理指導　62
リン　30, 31, 35
臨床的口腔アセスメントチャート　193
臨床倫理的配慮　190

ろ

老化　108, 112

わ

わらべうた　169, 170
ワルファリン　141
歯・口の健康と食育〜噛ミング30（カミングサンマル）を目指して〜　16

欧

A

abrasion　132
ACP（advance care planning）　195
adolescence　98
advance directive　195
aging　133
atrition　132

B

behavioral sciences　116
Bichatの脂肪床　39
BMI　127, 128, 130

C

COACH（Clinical Oral Assessment Chart）　193
COPD　109

D

Disease Orientedの歯科検診　11
DMFT　91, 169
DOAD（developmental origin of adult disease）　103
DOHaD（developmental origin of health and disease）　103

E

EAN（early aggressive nutrition）　34
EBM（evidence-based medicine）　182
end of life　188
erosion　132
EUGR（extrauterine growth restriction）　34, 35, 36

F

FGR（fetal growth restriction）　33
FILS（food intake level scale）　180, 181

G

GVHD（graft versus host disease）　154

H

HbA1c　138, 139

J

Japan Coma Scale　183

N

NBM（narrative-based medicine）　182
NCD（non communicable diseases）　109, 116, 128, 135, 140, 145, 149
NICU（neonatal intensive care unit）　33, 35

NSAIDs　141
NST　5

P

PAP（palatal augmentation prosthesis）　146
PDCAサイクル　20
PLP（palatal lift prosthesis）　146
Precede-Proceedモデル　116, 117
Problem Orientedの歯科検診　11
PT-INR　141
puberty　98

Q

QOL　164, 184, 186, 192

R

RDテスト　92
resession　133
Riga-Fede病　42
RSST（repetive saliva swallowing test）　162, 165, 169, 170, 175

S

SGA（small for gestational age）　34, 101
SGA性低身長症　34
SPT　139

T

TNF-α　137, 138

V

VAP（ventilator associated pneumonia）　144, 192

【編著者略歴】(執筆順)

向井美惠（編集代表）
- 1973年　大阪歯科大学卒業
- 1976年　東京医科歯科大学歯学部小児歯科学教室助手
- 1981年　昭和大学歯学部小児歯科学教室講師
- 1997年　昭和大学歯学部口腔衛生学教室教授
- 2013年　昭和大学名誉教授
　　　　　ムカイ口腔機能研究所開設

井上美津子
- 1974年　東京医科歯科大学歯学部卒業
- 1994年　昭和大学歯学部小児歯科学教室助教授
- 2006年　昭和大学歯学部小児成育歯科学講座教授

安井利一
- 1981年　城西歯科大学（現・明海大学歯学部）大学院修了
- 1997年　明海大学歯学部口腔衛生学講座教授
- 2003年　明海大学歯学部長
- 2008年　明海大学学長

眞木吉信
- 1977年　東京歯科大学卒業
- 2002年　東京歯科大学衛生学講座教授
- 2010年　東京歯科大学社会歯科学研究室教授
　　　　　公益財団法人ライオン歯科衛生研究所附属
　　　　　東京デンタルクリニック院長（兼任）

深井穫博
- 1983年　福岡県立九州歯科大学卒業
- 1985年　深井歯科医院開業
- 2001年　深井保健科学研究所所長，
　　　　　『ヘルスサイエンス・ヘルスケア』編集長
- 2013年　公益財団法人8020推進財団専務理事
　　　　　公益社団法人日本歯科医師会理事

植田耕一郎
- 1983年　日本大学歯学部卒業
- 1987年　日本大学大学院歯学研究科修了
- 1990年　東京都リハビリテーション病院医員
- 1999年　新潟大学歯学部加齢歯科学講座（現・新潟大学
　　　　　大学院摂食・嚥下障害学分野）助教授
- 2004年　日本大学歯学部摂食機能療法学講座教授

健康寿命の延伸をめざした
口腔機能への気づきと支援
ライフステージごとの機能を守り育てる

ISBN978-4-263-42198-7

2014年11月1日　第1版第1刷発行

編　著　向井美惠
　　　　井上美津子
　　　　安井利一
　　　　眞木吉信
　　　　深井穫博
　　　　植田耕一郎

編　　　公益財団法人ライオン歯科衛生研究所

発行者　大畑秀穂

発行所　医歯薬出版株式会社
　　　　〒113-8612　東京都文京区本駒込1-7-10
　　　　TEL．(03)5395-7638（編集）・7630（販売）
　　　　FAX．(03)5395-7639（編集）・7633（販売）
　　　　http://www.ishiyaku.co.jp/
　　　　郵便振替番号 00190-5-13816

乱丁，落丁の際はお取り替えいたします．　　印刷・真興社／製本・皆川製本所
© Ishiyaku Publishers, Inc., 2014. Printed in Japan

本書の複製権・翻訳権・翻案権・上映権・譲渡権・貸与権・公衆送信権（送信可能化権を含む）・口述権は，医歯薬出版(株)が保有します．

本書を無断で複製する行為（コピー，スキャン，デジタルデータ化など）は，「私的使用のための複製」などの著作権法上の限られた例外を除き禁じられています．また私的使用に該当する場合であっても，請負業者等の第三者に依頼し上記の行為を行うことは違法となります．

JCOPY　＜ (社)出版者著作権管理機構　委託出版物 ＞

本書を複写される場合は，そのつど事前に（社）出版者著作権管理機構（電話 03-3513-6969，FAX 03-3513-6979，e-mail:info@jcopy.or.jp）の許諾を得てください．